Differentialdiagnose der Herztöne und Herzgeräusche

Professor Dr. D. Michel

Chefarzt der Inneren Abteilung der Stiftsklinik Augustinum München,

apl. Prof. an der Universität München

und

Dr. W. Zimmermann

Oberarzt der Inneren Abteilung der Stiftsklinik Augustinum München

Mit 37 Abbildungen und 12 Tabellen

19 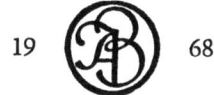 68

Johann Ambrosius Barth · München

Unseren Mitarbeitern gewidmet

ISBN -13:978-3-642-86410-0   e-ISBN-13:978-3-642-86409-4
DOI: 10.1007/978-3-642-86409-4

© Johann Ambrosius Barth, München 1968
Softcover reprint of the hardcover 1st edition 1968

Vorwort

Das Buch entstand aus Erfahrungen und Anregungen, gesammelt in Vorlesungen, bei Fortbildungslehrgängen und im Gespräch mit den eigenen Mitarbeitern. Diese Erfahrungen lehren, welche Schwierigkeiten es nicht nur dem Anfänger bereitet, den akustischen Äußerungen des Herzens jene Bedeutung einzuräumen, die ihnen nicht nur im kardiologischen Speziallabor, sondern im Rahmen einer jeden praktischen, internistischen und pädiatrischen ärztlichen Tätigkeit zufällt. Diese Schwierigkeiten zu vermindern oder zu beseitigen, ist unser Ziel.

Die Aufdeckung der Wurzeln kennzeichnet zugleich den Kreis, an den sich das Buch wendet. Es soll den Studenten und den in Praxis und Klinik arbeitenden Ärzten, zu deren täglicher Aufgabe die Auskultation des Herzens und der Gefäße gehört oder nach abgeschlossenem Studium gehören wird, helfen, den Gehörseindruck zu analysieren und der Diagnose und Differentialdiagnose dienstbar zu machen. Damit wird auch klargestellt, was dieses Buch *nicht* ist. Es will keine Propädeutik der Auskultation und kein Lehrbuch der Phonokardiographie sein, wenn auch auf phonokardiographische Kriterien und Details allenthalben hingewiesen wird. Wer eine Einführung in die Phonokardiographie oder Auskultation sucht, sei auf die einschlägigen Lehrbücher verwiesen (z. B. HOLLDACK und WOLF; WEBER, ZUCKERMANN u. a.). Diese Konzeption ist auch der Grund, daß wir, um im Interesse des Lesers eine unnötige Verteuerung des Buches zu vermeiden, auf die Wiedergabe von Originalphonokardiogrammen verzichteten.

München, im Frühjahr 1968   *Die Verfasser*

Inhaltsverzeichnis

Einleitung

Der Weg von der Auskultation bis zur Diagnose umfaßt drei Abschnitte. Der akustische Befund muß perzipiert, richtig interpretiert und zur Diagnose transformiert werden, wobei artdiagnostische (z. B. Klappenfehler), funktionsdiagnostische (z. B. Ausmaß einer Volumen- oder Druckbelastung) und lokalisationsdiagnostische Aussagen (z. B. Ort einer arteriovenösen Fistel) zu treffen und normaler und pathologischer Bereich einzubeziehen sind.

Obwohl sich das Buch im wesentlichen nur mit den beiden letzten Abschnitten des erwähnten Weges, der Interpretation und Diagnose und der damit im direkten Zusammenhang stehenden Differentialdiagnose befaßt, seien einige Worte zu dem ersten Schritt, der Perzeption, vorausgeschickt. Schon bei ihm scheitert nicht allzu selten der Versuch, die auskultierbaren Phänomene des Herzens der Diagnostik, der Klinik und Therapie dienstbar zu machen. Zwei Dinge sind hierfür vor allem verantwortlich. Einmal stellt das Gehör bei den meisten Menschen nicht das empfindlichste Sinnesorgan dar, zum anderen fehlt die Übung. Der Student und der junge Arzt haben im allgemeinen nur geringe Möglichkeiten, ihr Ohr zu schulen, das Gehörte kontrollieren zu lassen und auf diese Weise »akustische Erinnerungen« zu sammeln.

Das Hören und das Erfassen akustischer kardialer Erscheinungen sind zwar nur sehr begrenzt lehrbar, lassen sich aber durch Übung erlernen. Eine »Sammlung zuverlässiger akustischer Erinnerungen« kann aber nur aufgebaut werden, wenn das, was der Lernende hört oder zu hören vermeint, bezüglich seiner Richtigkeit überprüft wird. Hierfür stehen – seltener – der erfahrene ältere Kollege und – häufiger, sogar schon meistens – der Phonokardiograph zur Verfügung. Es ist hier nicht der Ort, Grundlagen, Zweck, Bedeutung, Vor- und Nachteile der Phonokardiographie darzulegen. Betont sei lediglich, daß sie kein Ersatz für die Auskultation ist, sie also nicht überflüssig macht, sondern ergänzt. Mit der Auskultation sind diese, mit der Schallschreibung jene Eigenschaften der akustischen Erscheinungen des Herzens besser oder allein erfaßbar. Gerade in der graphischen Kontrolle des Gehörten sollte eine wesentliche Aufgabe der Phonokardiographie gesehen werden! Die Interpretation des Gehörten setzt voraus, daß der Schalleindruck hinsichtlich Klang, Tonhöhe, Lautstärke, Dauer und zeitlicher Einordnung in die Kontraktionsphasen des Herzens richtig beurteilt wird. Für Tonhöhe und Lautstärke vermittelt das Phonokardiogramm durch die Erfassung verschiedener Frequenzbereiche und durch die Amplitude der registrierten Töne und Geräusche ein relativ verläßliches Maß. Die Bestimmung der Dauer einzelner Schallerscheinungen und ihre zeitliche Einordnung ist die Domäne des Phonokardiogramms, da es in einem Koordinatensystem registriert wird und das Elektrokardiogramm als zeitliche Bezugskurve hat. Damit muß sich das Phonokardiogramm besonders zur graphischen Kontrolle des auskultatorischen Eindrucks gerade dieser Merkmale akustischer Erscheinungen eignen. Erfassung und Erkennung der Klangfarbe kardialer Töne und Geräusche und damit einer Eigenart, die diagnostisch vielfach große, mitunter entscheidende Bedeutung erlangt, sind demgegenüber spezifische Eigenschaften des Gehörs. Klangnuancen gehen bei der graphischen Registrierung völlig verloren.

Obwohl die Phonokardiographie in der Erkennung und Beurteilung kardialer Schallphänomene und in der objektiven Kontrolle und Korrektur subjektiver Gehörseindrücke erhebliche Hilfestellungen leisten kann, ist sie doch stets eine Sekundärmethode. Primär muß das Ohr feststellen, ob und wo etwas gehört und damit auch registriert werden kann. Trotz aller technischer Fortschritte behält also das Gehör das Primat für die Erkennung und die Diagnose kardialer akustischer Erscheinungen. Die Notwendigkeit einer Schulung und Übung des Gehörs wird unseres Erachtens durch die zunehmende Verbreitung der Phonokardiographie deshalb nicht überflüssig, sondern nur noch dringlicher.

Erst wenn man sich dessen, was man hört, sicher ist, läßt sich das Gehörte diagnostisch und differentialdiagnostisch verwenden. Hierbei wird der akustische Befund oftmals Leitsymptom, in manchen Fällen für die Diagnose allein entscheidend, in anderen wiederum ein mehr oder weniger großer Stein in einem aus vielen Einzelsteinen zusammengesetzten Mosaik sein. Um Mißverständnissen vorzubeugen: Die Auskultation des Herzens ist keine Vorfeldmethode, bei der Irrtümer für die Gesamtbeurteilung nicht stärker ins Gewicht fallen oder durch andere Methoden leicht und regelmäßig korrigierbar sind. Sie stellt vielmehr einen, aber nicht den einzigen Schwerpunkt in der kardiologischen Diagnostik und Differentialdiagnose dar und damit auch für die sich daraus ergebenden therapeutischen Konsequenzen. Neben ihr haben eine Reihe qualifizierter Untersuchungsverfahren (EKG, Röntgenologie, Herzkatheterismus u. a.) und das gesamte klinische Bild einschließlich Anamnese ihren Platz. So wenig die Phonokardiographie die Auskultation unnötig macht, so wenig werden die Werte anderer Untersuchungsverfahren durch die Auskultation überflüssig. Der akustische Befund nimmt aber bei diagnostischen, differentialdiagnostischen und funktionsdiagnostischen Überlegungen häufig eine führende Position ein. Darin liegt seine besondere Bedeutung und die Rechtfertigung, die sich daraus ergebenden Folgerungen monographisch zusammenzufassen.

Jede Differentialdiagnose geht von einem oder von mehreren Symptomen aus. Sie gestaltet sich einfacher, wenn diese Symptome von dem Organ oder von Organteilen stammen, die mutmaßlich krank sind. Die akustischen Phänomene sind direkte Äußerung des Herzens. Da sie in Abhängigkeit von strukturellen und funktionellen Gegebenheiten modifiziert und unter pathologischen Verhältnissen oft überhaupt erst gebildet werden, besitzen sie alle Eigenschaften und Voraussetzungen, die von Symptomen, welche für die Differentialdiagnose bedeutsam und wegweisend sein sollen, zu verlangen sind. Der Umstand, daß mitunter verschiedene Einflüsse gleiche Schallerscheinungen hervorrufen oder vorhandene Töne und Geräusche in analoger Weise verändern können, vermag diese Bedeutung nicht zu schmälern. Die differentialdiagnostische Aussage kann vielmehr durch die Kombination mehrerer akustischer Erscheinungen und deren häufig differenter Abhängigkeit von der organischen und funktionellen pathologischen Situation nicht selten eingeengt und präzisiert werden.

Die aus den akustischen Befunden ableitbaren differentialdiagnostischen Möglichkeiten setzen eine beträchtliche Gedächtnisleistung voraus. Da bei der Fülle an Stoff und Details, mit der das Gedächtnis des Arztes und Studenten heute belastet wird, nicht davon ausgegangen werden kann, daß der einzelne diese Gedächtnisleistung zu bringen vermag, soll dieses Buch nicht nur mit den aus akustischen Befunden sich ergebenden diagnostischen und differentialdiagnostischen Schlüssen vertraut machen. Es soll auch als Gedächtnisstütze und Nachschlagewerk dienen, wenn auf Grund erhobener Schallbefunde ad hoc zu entscheiden ist, welche Erkrankungen in Betracht kommen und welche diagnostischen Maßnahmen zur weiteren Abklärung zweckmäßigerweise zu veranlassen sind.

Da selbst bei massiven organischen Veränderungen die meisten kardialen Schallerscheinungen durch die Funktion geprägt oder variiert werden, ist ein funktionelles bzw. pathophysiologisches Denken Vorbedingung für das richtige Verständnis und die richtige diagnostische Einordnung des Gehörten. Die nachfolgende Darstellung geht deshalb, wo immer nur möglich, von der Funktion, der Pathophysiologie und der hämodynamischen Situation aus. Diese Form der Darstellung zwingt zum Mitdenken, erleichtert aber – diese Überzeugung beruht auf vielfältigen Erfahrungen – sehr bald das Verständnis. Sie bahnt damit am Krankenbett die diagnostischen und differentialdiagnostischen Überlegungen und führt zu weitreichenden Folgerungen, auch therapeutischer Art, vor allem aber zu einer diagnostischen Sicherheit, die für Arzt und Patient gleichermaßen von Nutzen ist. Wer sich bezüglich kardialer akustischer Erscheinungen auf einige lapidare Merksätze beschränkt (etwa: diastolisches Geräusch über der Basis = Aorteninsuffizienz), begibt sich eines diagnostischen Feldes, dessen Weite er offenbar weder jemals erahnt, noch kennen und damit auch nicht schätzen gelernt hat.

I. Erster Herzton

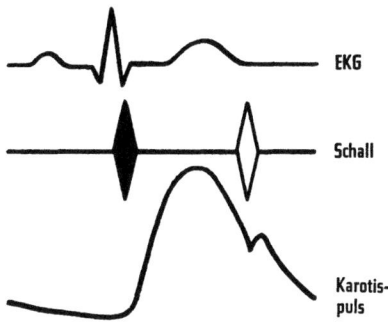

EKG

Schall

Karotis-
puls

DEFINITION: *Der erste Herzton beginnt in der präisometrischen Phase und erstreckt sich bis in die Druckanstiegszeit der Ventrikel. Er besteht unter normalen Verhältnissen aus 3 bis 12 Schwingungen mit einem Frequenzgehalt von 20 bis 150 Hz und einer Gesamtdauer von 0,08–0,16 sec.*

Im niederen subaudiblen Frequenzbereich lassen sich ein Vor-, Haupt- oder Ton- und Nachsegment unterscheiden. Klinisch bedeutsam ist allein das höhere Frequenzen enthaltende hörbare Hauptsegment, das sich aus mehreren, meist aber lediglich aus einer oder zwei Schwingungsgruppen zusammensetzt. Das Hauptsegment folgt dem Beginn von QRS des EKG nach 0,05–0,08 sec (= Umformungszeit) und hat eine Dauer von 0,04–0,1 sec.

Sind zwei Schwingungsgruppen deutlich voneinander getrennt, spricht man von einer Spaltung des ersten Herztons. Mit dem Ohr ist eine solche Spaltung wahrzunehmen, wenn das Spaltungsintervall mehr als 0,01 sec beträgt. Ab einem Intervall von 0,03 sec besteht auch für den Ungeübten der Eindruck zwei voneinander getrennter Töne. Die beiden Schwingungsgruppen des ersten Herztons werden unterschiedlich interpretiert: Anspannungs- und Austreibungston[1] oder Mitral- und Trikuspidalklappenschlußton[2].

Der erste Herzton geht im wesentlichen auf die Aktion des linken Ventrikels zurück, wobei Kraft und Geschwindigkeit der Kontraktion dieser Herzkammer und ihr diastolischer Tonus[3] bzw. die Vorgänge, die auf Kontraktion und Tonus Einfluß nehmen, Lautstärke und Klang des ersten Herztones modifizieren. Valvulären Faktoren kommt vor allem bei pathologisch veränderten Klappen eine Bedeutung oder Teilbedeutung zu.

Von einer Verstärkung des ersten Herztons wird gesprochen, wenn Lautstärke (Amplitude) und Frequenzgehalt zunehmen, von einer Abschwächung, wenn Lautstärke und Frequenzgehalt abnehmen. Verstärkung und Abschwächung beruhen auf kardialen und/oder extrakardialen Ursachen.

---

[1] HESS, W. R.: Dtsch. Arch. klin. Med. *132*, 69 (1920) – SCHÜTZ, E.: Verh. dtsch. Ges. Kreislforsch. 20, 305 (1954) – HOLLDACK, K. u. D. WOLF: Atlas und kurzgefaßtes Lehrbuch der Phonokardiographie, Stuttgart 1956

[2] LEATHAM, A.: Lancet *1954*, II, 607 – LUISADA, A. A.: The Heart Beat, New York 1953 – REINHOLD, J. u. U. RUHDE: Brit. Heart J. *19*, 473 (1957)

[3] BOGAERT, A. v.: Amer. J. Cardiol. *18*, 253 (1966)

1. Differentialdiagnose des verstärkten ersten Herztons

Eine Intensitätszunahme des ersten Herztons geht entweder zurück:
extrakardial auf günstige Schalleitungsbedingungen oder
kardial auf größere Kraft oder Geschwindigkeit der Ventrikelkontraktion,
rascheren und kräftigeren Schluß der Atrioventrikularklappen bei verkürzter Vorhof-
kammerüberleitung,
besondere Schwingungsverhältnisse organisch veränderter Atrioventrikularklappen
(»elastisch-starr«).

Extrakardiale und funktionelle Faktoren überwiegen als Ursache einer Verstärkung
des ersten Herztones. Die wichtigste organische Ursache – Stenose der Atrioventrikularklappen, insbesondere der Mitralklappe – ist zusätzlich durch diastolische Geräuschphänomene (S. 141) gekennzeichnet und nimmt allein dadurch gegenüber den anderen
Möglichkeiten eine Sonderstellung ein. Daneben besitzen Konstanz oder Inkonstanz
der Intensitätszunahme für die Unterscheidung zwischen funktioneller und organischer
Ursache einer Verstärkung des ersten Herztones Bedeutung. Während die akustischen
und sonstigen klinischen Erscheinungen der organischen Herzerkrankung durch weitgehende Konstanz gekennzeichnet sind, beobachtet man bei funktioneller Verstärkung
des ersten Herztons Inkonstanz oder periodisches Auftreten (Tab. 1). Dieses Merkmal
erweist seinen differentialdiagnostischen Nutzen besonders dort, wo sich eine funktionelle Verstärkung des ersten Herztons mit organischen kardialen Prozessen oder Besonderheiten der extrakardialen Schalleitung kombiniert und dadurch seine funktionelle
Natur nicht ohne weiteres offenkundig wird.
Aufgeteilt nach klinischen Ursachen, ergeben sich folgende Möglichkeiten einer Verstärkung des ersten Herztons:

Extrakardial:

gute Schalleitungsverhältnisse bei geringem anteriorposteriorem Thoraxdurchmesser
oder dünner vorderer Brustwand. Diese Bedingungen sind im besonderen Maße beim
kindlichen und jugendlichen Brustkorb erfüllt.
Der erste Herzton ist anhaltend verstärkt. Die Verstärkung betrifft in gleichem Maße
den zweiten Herzton. Akzidentelle Geräusche und physiologische dritte Herztöne werden häufig beobachtet.

Kardial:

muskulär bedingt: Als Folge einer Verlängerung der Diastolendauer bei verschiedenen
Formen der Bradykardie;
sympathikotone Reaktionslage (z. B. motorische Belastung, Erregung, Fieber, Hyperthyreose, Angina-pectoris-Anfall, Lungenembolie);
pharmakologisch (z. B. nach Adrenalin und seinen Derivaten, Atropin, Nitropräpara-
ten).
Die Verstärkung des ersten Herztons ist, von der Hyperthyreose abgesehen, ein passagerer Befund. Zweiter Herzton normal oder verstärkt. Galopprhythmen und funktionelle systolische Geräusche basaler Lokalisation nicht ungewöhnlich.

leitungsbedingt: PQ-Verkürzung (Abb. 1).
Die Verstärkung des ersten Herztons ist entweder permanent oder beschränkt sich auf

einzelne Herzschläge. Zweiter Herzton fast stets normal oder unauffällig. Geräusche können vorkommen. Insbesondere bei konstanter Überleitungsverkürzung ist das EKG für die richtige Interpretation der Lautstärkezunahme des ersten Herztons unerläßlich.

valvulär bedingt: Mitralstenose; Endokardsklerose; Trikuspidalstenose.

Erster Herzton anhaltend verstärkt, zweiter Herzton normal oder unauffällig, nicht selten aber ebenfalls verstärkt. Der akustische Befund wird gewöhnlich bei der Endokardsklerose durch apikale, mesokardiale und/oder basale systolische Geräusche, bei der Mitral- und Trikuspidalstenose durch diastolische Geräusche und/oder Atrioventrikularklappenöffnungstöne ergänzt.

Erheblichere Schwierigkeiten kann die Verstärkung des ersten Herztons gelegentlich bei der Abgrenzung einer Hyperthyreose von einer Mitralstenose mit tachykarder oder tachyarrhythmischer Herzaktion bereiten. Das zumindest zeitweilige Vorhandensein diastolischer Schallphänomene (bei Linksseitenlage, nach Belastung!) entscheidet in gleicher Weise für eine Mitralstenose wie eine Vergrößerung des linken Vorhofs. Der Grundumsatz ergibt nicht selten auch bei tachykarder Mitralstenose erhöhte Werte.

Auf eine relativ seltene Ursache einer permanenten Verstärkung des ersten Herztons wies DOCK[1] hin: Bei seinen Fällen von chronischem Herzwandaneurysma nach Myokardinfarkt stellte er ausnahmslos einen sehr lauten ersten Herzton fest. Diese Lautheit war um so bemerkenswerter, als mehrfach Leitungsstörungen, die an sich den ersten Herzton abschwächen, vorhanden waren. DOCK sieht in einem konstanten auffallend lauten ersten Herzton nach einem Myokardinfarkt einen zuverlässigen Hinweis auf ein chronisches Herzwandaneurysma.

2. Differentialdiagnose der Verstärkung eines vorher normalen oder leisen ersten Herztons

Die mehr oder minder anhaltende Lautstärkezunahme des ersten Herztones innerhalb kurzer Zeit setzt ein plötzliches oder relativ akutes Geschehen voraus. Die Möglichkeiten, an die zu denken ist, sind in Tab. 1 zusammengefaßt.

Klinisch haben die unter c) genannten Möglichkeiten die größte Aufmerksamkeit zu beanspruchen, da hier die Verstärkung des ersten Herztons diagnostisch zu einem führenden Symptom werden kann. Bei den übrigen aufgeführten Prozessen stellt die Lautstärkezunahme des ersten Herztons eine Begleiterscheinung, aber kein Leitsymptom dar.

3. Differentialdiagnose des abgeschwächten ersten Herztons

Eine Intensitätsabnahme des ersten Herztons geht zurück:
extrakardial auf ungünstige Schalleitungsbedingungen, oder
kardial auf verminderte Kraft oder Geschwindigkeit der Ventrikelkontraktion als Folge

---

[1] DOCK, W.: V. Weltkongr. Kardiol., New Delhi 1966

Tabelle 1
Ursachen einer Lautstärkezunahme eines vorher normalen oder abgeschwächten ersten Herztons

Pathogenese	klinische Ursache	Besonderheiten
a) Besserung der Schall-leitungsbedingungen (häufig zusätzlich myo-kardialer Faktor wirk-sam)	Verschwinden eines Perikard- oder herz-nahen Pleuraergusses; Abklingen eines Myxödems	Lautstärkezunahme ist von längerer Dauer und betrifft den ersten und zweiten Herzton
b) Besserung der myokar-dialen Funktion	Beseitigung einer Herzinsuffizienz; im weiteren Verlauf nach einem frischen Herzmuskelinfarkt; Abklingen einer Myokarditis	Lautstärkezunahme ist von längerer Dauer, betrifft häufig aber nur den ersten Herzton
c) Änderung des Klap-penzustandes	Ausbildung oder Hervortreten einer Mitral-stenose bei Mitralinsuffizienz oder kombi-niertem Mitralvitium (analoge Vorgänge an der Trikuspidalklappe sind ohne praktische klinische Bedeutung); Rückgang entzündlich-ödematöser Klappen-veränderungen einer Endokarditis; Entwicklung einer erneuten Stenose nach mitraler Kommissurotomie	Die Lautstärkezunahme ist von längerer Dauer und betrifft nur den ersten Herzton
d) Sympathikotone Reak-tionen	Aufregung, körperliche Belastung, Fieber; Lungenembolie; Entwicklung einer Hyperthyreose; pharmakologisch	Die Lautstärkezunahme ist meist nur vorübergehend bzw. periodisch

myokardialer oder kreislaufbedingter Besonderheiten,
schwächeren Schluß der Atrioventrikularklappen bei verlängerter Überleitungszeit,
Beeinträchtigung der Schwingungsfähigkeit organisch veränderter Atrioventrikularklappen oder Substanzverlust dieser Klappen.

Auch bei der Abschwächung des ersten Herztons dominieren extrakardiale und funktionelle kardiale Faktoren. Den funktionellen kardialen Ursachen kommt aber nicht nur
zahlenmäßig, sondern auch hinsichtlich ihrer Wertigkeit eine weitaus größere Bedeutung zu als bei der Verstärkung des ersten Herztons. Wenn auch eine Abschwächung des
ersten Herztones vielfach mit einer myokardialen Funktionsminderung kombiniert ist
und Symptom einer Kontraktionsschwäche sein kann, darf ein leiser erster Herzton
nicht ohne weiteres einer reduzierten Kontraktionsfähigkeit gleichgesetzt werden. Gesellt sich zur Abschwächung des ersten Herztons ein dritter Herzton und liegt kein
Vitium vor, ist man am ehesten berechtigt, aus einem abgeschwächten ersten Herzton
auf eine manifeste oder drohende myokardiale Insuffizienz zu schließen. Wesentlichen
Einfluß auf die differentialdiagnostischen Überlegungen nimmt bei abgeschwächtem
erstem Herzton wiederum das Verhalten des zweiten Herztons. Nachdem eine Reihe
von Prozessen (Myokarditis, Kardiosklerose, Glykosidintoxikation u. a.) den ersten
Herzton sowohl über eine verminderte myokardiale Kontraktion als auch über eine verlängerte Überleitung abschwächen kann, bei myokardialer Ursache der zweite Herzton
ebenfalls abgeschwächt, bei verlängerter Überleitung hingegen normal zu sein pflegt,

stellt das Verhalten des zweiten Herztons für diese beiden Möglichkeiten ein akustisches Differentialdiagnostikum von erheblicher Relevanz dar. Darüber hinaus kann – etwas pointiert – gesagt werden, daß, soweit kein Herzklappenfehler vorliegt, der sich fast stets durch seinen besonderen Geräuschbefund ausklammern läßt, eine Abschwächung des ersten Herztons bei normalem zweitem Herzton immer auf eine Verlängerung der Überleitungszeit verdächtig ist. Diese Behauptung gewinnt für das Kindesalter besondere Bedeutung, da hier die rheumatische Karditis mit relativer Regelmäßigkeit zu einer Verzögerung der atrioventrikulären Überleitung führt. Das EKG bringt weitere Klärung.

Aufgeteilt nach klinischen Ursachen, ergeben sich folgende Möglichkeiten einer Abschwächung des ersten Herztons:

Extrakardial:

Ungünstige Schalleitungsverhältnisse bei erheblichem anteriorposteriorem Thoraxdurchmesser, beträchtlicher Brustwanddicke (z. B. Adipositas, Lungenemphysem) oder Flüssigkeitsansammlung (Erguß, Myxödem; hierbei wahrscheinlich stets myokardialer Faktor).

Der erste Herzton ist, solange die ungünstigen Schalleitungsbedingungen bestehen, anhaltend abgeschwächt. Die Abschwächung betrifft weitgehend regelmäßig auch den zweiten Herzton. Geräusche, auch solche funktioneller Art, sind nur ausnahmsweise nachweisbar.

Kardial:

muskulär oder zirkulationsbedingt: Als Folge einer myokardialen oder extrakardialen Beeinträchtigung der Kontraktionsfähig- und -möglichkeit und/oder einer erheblichen Abnahme des Schlagvolumens (z. B. Myokarditis, Myokardiopathie, frischer Herzinfarkt, Herzinsuffizienz, Kontraktionsstörungen bei Perikarderguß oder Pericarditis constrictiva, periphere Myopathien oder Sklerodermie mit myokardialer Beteiligung, Agonie, Kollaps, erhebliche Hypertonie, stärkere Tachykardie, Narkose).

Bei primär myokardialen Prozessen ist der erste Herzton meist anhaltend, bei zirkulatorischer Ursache meist vorübergehend abgeschwächt. Bei Abschwächung des ersten Herztons während einer Narkose droht unmittelbare Gefahr. Zweiter Herzton gewöhnlich ebenfalls abgeschwächt, häufig dritter oder protodiastolischer Herzton (S. 42, 56). Funktionelle und organische Geräusche sind möglich.

valvulär bedingt: Klappenverhärtungen mit Einschränkung der Schwingungsfähigkeit (fibrös-verkalkt: schwere Mitralstenose; entzündlich-ödematös: Endokarditis; organische Schlußunfähigkeit: Mitralinsuffizienz); vorzeitiger Mitralklappenschluß durch Erhöhung des enddiastolischen Drucks (Aortenklappenfehler, Hypertonie).

Die Abschwächung des ersten Herztons stellt meist einen konstanten Befund dar. Zweiter Herzton normal, unauffällig oder verstärkt. Ein dritter Herzton wird häufig, valvuläre systolische oder diastolische Geräusche werden nahezu regelmäßig angetroffen.

leitungsbedingt: PQ-Verlängerung über 0,2 sec (funktionell, entzündlich, metabolisch,

Koronarsklerose, Glykosideffekt). Je nachdem, ob die Überleitung dauernd oder vorübergehend verzögert erfolgt, ist der erste Herzton immer oder periodisch abgeschwächt.
Zweiter Herzton in der Regel normal oder unauffällig. In Abhängigkeit von der Ursache
der Leitungsverzögerung oder der Grundkrankheit sind funktionelle systolische Geräusche möglich.

Zuordnungsschwierigkeiten können mitunter dann auftreten, wenn ein myokardialer
oder zirkulatorischer Prozeß und eine Adipositas oder ein Lungenemphysem gleichzeitig vorliegen. Unter beiden Voraussetzungen verliert neben dem ersten auch der
zweite Herzton an Lautstärke. Falls es sich lediglich um eine vorübergehende oder vorher nicht beachtete Abschwächung handelt und ein Erguß ausgeschlossen werden kann,
ist die kardiale Genese augenscheinlich. Gelegentlich wird man über Vermutungen
nicht hinauskommen, ein Umstand, der im allgemeinen aber ohne Konsequenzen ist.

Tabelle 2 Ursachen einer Lautstärkeabnahme eines vorher normalen oder verstärkten ersten Herztons

Pathogenese	klinische Ursache	Besonderheiten
a) Extrakardial durch Verschlechterung der Schalleitungsbedingungen (häufig zusätzlich myokardialer Faktor wirksam)	Auftreten eines Perikard- oder herznahen Pleuraergusses; Entwicklung eines Myxödems	Lautstärkeabschwächung ist von längerer Dauer und betrifft den ersten und zweiten Herzton
b) Verschlechterung der myokardialen Funktion	Entwicklung einer Herzinsuffizienz; frischer Herzmuskelinfarkt; Myokarditis; Glykosidintoxikation; Agonie	Lautstärkeabschwächung ist von längerer Dauer und betrifft meist den ersten und zweiten Herzton. Auftreten eines dritten Herztons ist nicht ungewöhnlich.
c) Änderung des Klappenzustandes	Fortschreiten einer Mitralstenose mit weitgehender Verlötung oder Verkalkung der Klappen; Hervortreten einer Mitralinsuffizienz bei kombiniertem Mitralvitium; Entwicklung einer relativen Trikuspidalinsuffizienz bei einem Mitralvitium; Verschlechterung oder Zunahme der Schwere eines Aortenvitiums; Entwicklung entzündlich-ödematöser Klappenveränderungen bei Endokarditis; operative Korrektur einer Mitralstenose	Lautstärkeabschwächung ist von längerer Dauer und betrifft meist nur den ersten Herzton, fast immer systolische und/oder diastolische organische Klappengeräusche vorhanden
d) Kreislaufbedingter Abfall des Schlagvolumens (zusätzlich myokardialer Faktor möglich)	Kollaps; paroxysmale Tachykardie; Narkose	Lautstärkeabschwächung ist, soweit der Zustand überlebt wird, von kürzerer Dauer und betrifft meist den ersten und zweiten Herzton
e) Abklingen sympathikotoner Reaktionen	siehe Tabelle 1d	Lautstärkeabschwächung ist meist von längerer Dauer und betrifft den ersten und zweiten Herzton

4. Differentialdiagnose der Abschwächung eines vorher normalen oder lauten ersten Herztons

Die plötzliche oder zumindest verfolgbare Lautstärkeabnahme eines normalen oder akzentuierten ersten Herztons weist im gleichen Maße wie eine kurzfristige Verstärkung auf ein akutes oder subakutes Geschehen. Als Prototyp sei der Myokardinfarkt genannt, bei dem rasch und unvermittelt im frischen Stadium der erste Herzton leiser wird, um nach Überwindung der akuten Phase wieder die alte Lautstärke anzunehmen. Persistieren der Abschwächung stellt ein ominöses Zeichen dar. Weitere Möglichkeiten einer kurzfristigen oder vorübergehenden Abschwächung des ersten Herztons sind in Tab. 2 zusammengestellt.

5. Differentialdiagnose des ersten Herztons mit wechselnder Lautstärke

Ein bereits mit dem Stethoskop bei Atemstillstand – also respirationsunabhängig – feststellbarer merklicher Lautstärkewechsel des ersten Herztons stellt niemals einen normalen Befund dar. Lautstärkeänderungen können periodisch oder ohne erkennbare Rhythmik erfolgen. Nehmen einzelne erste Herztöne einen besonders harten und knallenden Charakter an und fallen dadurch eklatant aus der Reihe der anderen ersten Herztöne, spricht man von »Kanonenschlägen«.

Abgesehen von dem sehr seltenen akustischen Alternans des ersten Herztons, der allein den ersten Herzton oder zusätzlich andere Schallerscheinungen betrifft, isoliert oder mit einem mechanischen Alternans kombiniert vorkommen kann, werden nennenswerte wechselnde Lautstärken des ersten Herztons praktisch ausschließlich bei Störungen der Reizbildung und -leitung beobachtet. Hierbei fällt den zeitlichen Beziehungen der Vorhof- zur Kammerkontraktion steuernde Bedeutung zu, da die atrioventrikuläre Überleitung die Lautstärke des ersten Herztons fast gesetzmäßig beeinflußt (Abb. 1).

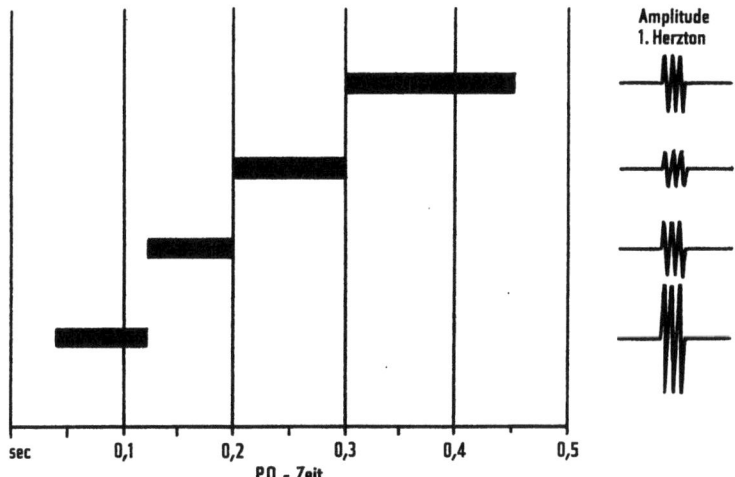

Abb. 1: Abhängigkeit der Lautstärke (Amplitude) des 1. Herztons von der PQ-Zeit. Die bei Überleitungszeiten ab 0,3 sec eingezeichnete Lautstärkezunahme wird nicht regelmäßig angetroffen.

Die in Abb. 1 eingetragene Lautstärkezunahme bei extremer PQ-Verlängerung wird allerdings nicht regelmäßig beobachtet. Am häufigsten begegnet man ihr im Kindesalter.

Leitungsbesonderheiten sind vor allem verantwortlich für die unterschiedliche Lautstärke des ersten Herztons bei jenen Störungen, bei denen Vorhof- und Kammerkontraktion nicht in einem festen zeitlichen Verhältnis zueinander stehen: Komplette und inkomplette atrioventrikuläre Interferenz, atrioventrikuläre Leitungsstörungen vom Typ Wenckebach und kompletter atrioventrikulärer Block. Während die unterschiedliche Lautstärke des ersten Herztons allein nicht für die Annahme einer Interferenzdissoziation ausreicht (EKG erforderlich), wird man allein auf Grund des akustischen Befundes eine Wenckebachsche Blockierung vermuten können, wenn die Lautstärkeänderungen eine fixierte Periodik aufweisen.

Die wechselnde Lautheit des ersten Herztons beim kompletten atrioventrikulären Block endlich ist diagnostisch und differentialdiagnostisch bei extremer regelmäßiger Bradykardie bedeutsam (Tab. 3).

Tabelle 3 Differentialdiagnose extremer Bradykardien

Art der Bradykardie	Verhalten des ersten Herztons	Kanonentöne	Weitere besondere Kennzeichen und Unterscheidungsmerkmale	
			Beziehungen zwischen Arterien- und Venenpuls	Vorhoftöne während der Diastole (Echosystolen)
a) Bradykardie bei totalem av-Block mit Sinusrhythmus	Wechselnde Lautstärke	+	Venenpuls beträgt ein Vielfaches des Arterienpulses und steht mit ihm zahlenmäßig und zeitlich in keiner festen Beziehung	Häufig vorhanden
b) Extreme Sinusbradykardie mit sehr spät (in Form von Kombinationssystolen) einfallenden supraventrikulären oder ventrikulären Extrasystolen (unmittelbar nach der Vorhoferregung)	Wechselnde Lautstärke	+	Venenpuls und Arterienpuls stimmen zahlenmäßig überein und stehen zueinander in einer festen zeitlichen Beziehung	∅
c) Bradykardie bei totalem av-Block mit Vorhofflimmern	Gleichmäßige Lautstärke	∅	Kein Venenpuls nachweisbar	∅
d) Bradykardie bei partiellem av-Block mit regelmäßiger Deblockierung (2:1, 3:1 etc.)	Gleichmäßige Lautstärke	∅	Venenpuls beträgt ein Vielfaches des Arterienpulses und steht mit ihm zahlenmäßig und zeitlich in keiner festen Beziehung	Häufig vorhanden
e) Extreme Sinusbradykardie	Gleichmäßige Lautstärke	∅	Venenpuls und Arterienpuls stimmen zahlenmäßig überein und stehen zueinander in einer festen zeitlichen Beziehung	∅

Bei Säuglingen sei man stets der Tatsache eingedenk, daß die Kammereigenfrequenz bei totalem Block zwischen 60–80/Min. liegt.

Zu Tab. 3 ist noch zu bemerken: Da die zweite Möglichkeit – extreme Sinusbradykardie mit Kombinationssystolen – sehr selten, ein kompletter atrioventrikulärer Block bei Sinusrhythmus aber relativ häufig ist, spricht eine bis zu einzelnen »Kanonenschlägen« gesteigerte wechselnde Lautstärke des ersten Herztons stets zunächst für einen kompletten atrioventrikulären Block. Das Vorhandensein von Echosystolen kann restliche diagnostische Zweifel beseitigen.

Der Einfluß der PQ-Zeit auf die Lautstärke des ersten Herztons wird auch bei ventrikulärer Tachykardie hörbar. Im Gegensatz zur supraventrikulären Form, die ohne nennenswerte Lautstärkeschwankungen des ersten Herztons einhergeht, finden sich bei der paroxysmalen ventrikulären Tachykardie, bei der die Vorhöfe ja langsamer schlagen als die Kammern, Änderungen der Lautstärke des ersten Herztons, wenn der Kammeraktion eine Vorhofsystole kurzzeitig vorausgeht. Diese Lautstärkeschwankungen bei gleichbleibendem zweitem Herzton ergeben zusammen mit einer weiten Spaltung des ersten Herztons und einer leichten Irregularität bei stärkerer Tachykardie ein weitgehend beweisendes Syndrom für die ventrikuläre Genese. Ein ähnlicher Befund wird lediglich noch bei Knotentachykardie mit Schenkelblock beobachtet.

Neben der atrioventrikulären Überleitung prägt bei arrhythmischen Zuständen die Dauer der vorausgehenden Diastole die Lautstärke des ersten Herztons, ein Einfluß, der sowohl bei extrasystolischen als auch absoluten Arrhythmien erkennbar wird. Während aber für Extrasystolen gilt, daß die Lautstärke des ersten Herztons mit zunehmender Dauer des präextrasystolischen Intervalls ansteigt – die gleiche Beziehung besteht zwischen postextrasystolischer Pause und Lautstärke des ersten Herztons des postextrasystolischen Schlages – sind bei absoluter Arrhythmie die Verhältnisse uneinheitlicher, und zwar je nachdem, ob der Einfluß der diastolischen Füllung oder die präisometrische Klappenstellung auf die Gestaltung des ersten Herztons dominierend wird. Hiermit hängt auch zusammen, daß bei absoluter Arrhythmie häufig nur auffallend geringe Intensitätsschwankungen vorhanden sind, und daß eine durch Glykosidtherapie hervorgerufene mäßige Frequenzsenkung mit einer Lautstärkezunahme, eine erheblichere Pulsverlangsamung aber mit einer Lautstärkeverminderung des ersten Herztons einhergehen können.

6. Differentialdiagnose der Spaltung des ersten Herztons

Die theoretischen Erwartungen, die an eine Spaltung des ersten Herztons geknüpft wurden, haben sich in der Praxis vielfach nicht erfüllt. Das ist nur zu verständlich: Solange noch nicht eindeutig geklärt ist, welche Vorgänge oder Strukturen die einzelnen Komponenten eines gespaltenen ersten Herztons erzeugen (S. 13), ist es müßig, aus ihnen Schlüsse lokalisatorischer (Mitral- oder Trikuspidalschlußton, linkes oder rechtes Herz) oder funktioneller Art zu ziehen. Aus dem gleichen Grund scheint es auch verfrüht, wenn nicht gar grundsätzlich falsch, eine paradoxe Spaltung festzustellen und aus ihr wiederum diagnostische Folgerungen abzuleiten. Hier würde als bewiesen vorausgesetzt, was erst bewiesen werden müßte.

Aus praktisch-klinischer Sicht ist es deshalb angezeigt, lediglich von einer Spaltung des ersten Herztons als Folge einer Verlängerung der isometrischen Kontraktionsphase zu sprechen und festzustellen, unter welchen Umständen sie vorkommt. Unter Spaltung ist, um Mißverständnissen vorzubeugen, eine Zweiteilung des ersten Herztons in dem auf S. 13 definierten Sinne, nicht hingegen die Kombination des ersten Herztons mit einem frühsystolischen Klick (S. 66) zu verstehen.

Eine Spaltung des ersten Herztons wird mit punctum maximum (p.m.) über der Spitze oder Herzmitte im Kindes- und Jugendalter relativ häufig bei Herzgesunden mit und ohne Kreislauflabilität, insbesondere hyperzirkulatorischer Art, gefunden. Sie ist deshalb im Erwachsenenalter generell bedeutsamer als in diesen früheren Altersstufen. Beim Erwachsenen geht sie in der Regel entweder auf kardiale oder pulmonale Prozesse zurück. Unter den kardialen Erkrankungen spielen solche, die mit asynchronen Erregungsvorgängen oder asynchronen Schlagvolumina, unter den pulmonalen jene, die mit einer verstärkten inspiratorischen intrapleuralen Drucknegativität (vor allem obstruktive Bronchialerkrankungen und teilweise Verlegung der Pleurahöhle) einhergehen, eine besondere Rolle.
An eine pulmonale Ursache ist besonders dann zu denken, wenn bei einem Patienten jenseits des 40. Lebensjahres, ohne daß Hinweise auf eine Herzerkrankung bestehen, eine Spaltung des ersten Herztons vorhanden ist, die nur inspiratorisch nachweisbar oder akzentuiert wird. Als Ursachen, nach denen zu fahnden ist, kommen in Betracht: Bronchialasthma, Bronchialkarzinom, chronische Bronchitis, Lungenfibrose, Pleuraverschwielungen (z. B. auch nach Pneumothorax oder Thorakotomie).
Unter den kardialen Erkrankungen, die bei einer deutlichen Spaltung des ersten Herztons zu erwägen sind, seien genannt:

Seitendifferente Erregungsvorgänge:
Schenkelblock (eine Spaltung ist vorwiegend kompletten Rechtsschenkelblöcken, nicht hingegen inkompletten Blöcken und selten dem Linksschenkelblock koordiniert);
ventrikuläre Extrasystolen und supraventrikuläre Extrasystolen bei partieller Refraktärität der Kammermuskulatur (am deutlichsten spalten linksventrikuläre Extrasystolen);
Kammerautomatie und ventrikuläre Tachykardie;
manche Formen des WPW-Syndroms (insbesondere jene mit rechtsschenkelblockartigem QRS);
künstlicher Schrittmacher (Schrittmacherelektrode über dem linken Ventrikel).

Seitendifferente Schlagvolumina:
Links-Rechts-Shunt, insbesondere Vorhofseptumdefekt;
Klappeninsuffizienz mit größerem Rückflußvolumen, insbesondere Mitralinsuffizienz und Aorteninsuffizienz.

Während bei Spaltungen als Folge seitendifferenter Schlagvolumina praktisch stets gleichzeitig kardiale Geräusche vorhanden sind und für die Differentialdiagnose bestimmend werden, kann bei seitendifferenten Erregungsvorgängen die Spaltung des ersten Herztons die einzige akustische Besonderheit sein. Soweit eine reguläre Rhythmik und annähernd normale Herzfrequenz vorliegen, hat eine deutliche, auch exspiratorisch nachweisbare Spaltung des ersten Herztons den Verdacht auf einen Schenkelblock zu lenken und eine elektrokardiographische Untersuchung zu veranlassen.

Nach neueren Untersuchungen ist es aber zumindest als fraglich hinzustellen, ob es sich beim Schenkelblock tatsächlich um einfache, wenn auch verbreiterte Spaltungen des ersten Herztons handelt. Nach BOGAERT[1] soll eine solche »Spaltung« bei Linksschenkelblock entweder auf der Kombination eines Vorhoftons mit einem ersten Herzton oder eines ersten Herztones mit einem frühsystolischen Klick, beim Rechtsschenkelblock stets auf einem ersten Herzton mit einem nachfolgenden frühsystolischen Klick beruhen. Die akustische Phänomenologie und damit die diagnostische Aussage blieben im Falle der Kombination erster Herzton + frühsystolischer Klick von den ätiologischen Unsicherheiten unbeeinflußt. Die Kombination Vorhofton + erster Herzton sollte zumindest nach phonokardiographischer Kontrolle überhaupt nicht mit dem Begriff der Spaltung verquickt werden.

7. Differentialdiagnose der Verspätung des ersten Herztons

Das Intervall zwischen Beginn von QRS und Beginn des ersten Herztons – Umformungszeit – schwankt zwischen 0,04 und 0,08 sec[2]. Verspätungen des ersten Herztons, die nur phonokardiographisch, nicht dagegen auskultatorisch erfaß- und meßbar sind, führen zu einer Verlängerung dieses Intervalls und sind entweder Ausdruck eines verminderten Füllungsdrucks des linken Ventrikels oder einer linksventrikulären Leitungsverzögerung.

Als Ursachen kommen in Betracht:
Ausgeprägte vagotone Reaktionen,
Linksschenkelblock und Linksverspätung,
Mitralstenose,
absolute Arrhythmie,
Knotenrhythmus,
Herzinsuffizienz.

Von differentialdiagnostischer Bedeutung kann der Effekt während oder kurz nach körperlicher Belastung sein:
Verspätungen als Ausdruck einer vagotonen Kreislaufeinstellung verschwinden;
Verspätungen als Ausdruck einer Leitungsverzögerung bleiben im wesentlichen unverändert;
Verspätungen als Ausdruck einer Mitralstenose, Herzinsuffizienz oder Störung der Vorhoffunktion bleiben unverändert oder nehmen zu.

Von praktischer Bedeutung kann die Verspätung des ersten Herztons noch insofern sein, als zwischen Umformungszeit und Schwere einer Mitralstenose eine lockere positive Korrelation besteht (wobei die durch eine absolute Arrhythmie bedingte zusätzliche Verlängerung einzukalkulieren ist) und eine verlängerte Umformungszeit beim Fehlen anderer Ursachen unter Umständen initialer Hinweis auf eine Herzinsuffizienz sein kann.

---

[1] BOGAERT, A. v.: Amer. J. Cardiol. *18*, 253 (1966)
[2] MICHEL, D.: Ärztl. Forsch. *1965*, 65

II. Zweiter Herzton

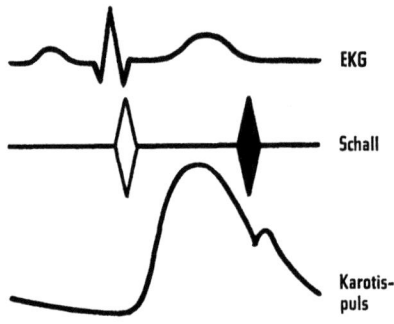

DEFINITION: *Der zweite Herzton leitet die rasche Phase der protodiastolischen Entspannung des Ventrikels ein. Er besteht unter normalen Verhältnissen aus 2 bis 6 Schwingungen mit einem Frequenzgehalt von 50 bis 150 Hz. Die Gesamtdauer liegt im Säuglingsalter am niedrigsten (etwa 0,06 sec), steigt im weiteren Leben langsam bis maximal 0,12–0,14 sec an*[1] *und verkürzt sich im Greisenalter wieder.*

Der zweite Herzton, an dessen Bildung valvuläre, vaskuläre und muskuläre Faktoren beteiligt sind, wird durch den Schluß der Semilunarklappen hervorgerufen. Da sich Aorten- und Pulmonalklappen in dieser Reihenfolge nacheinander schließen, besteht der hörbare Teil des zweiten Herztons häufig aus zwei trennbaren oder getrennten Schwingungsgruppen: Dem Aortenklappen- (II_A) und Pulmonalklappenschlußton (II_P). Beide Anteile können bei gesundem Herzen völlig oder weitgehend verschmelzen oder durch ein Intervall (Beginn II_A bis Beginn II_P) von 0,01–0,03, ausnahmsweise bis 0,07 sec, voneinander getrennt sein. Die Zeit vom Ende II_A bis Anfang II_P überschreitet unter physiologischen Bedingungen 0,04 sec nicht. Der Begriff »Spaltung des zweiten Herztons« beinhaltet die Unterteilung in einen Aorten- und Pulmonalklappenschlußton und sollte deshalb auch nur in diesem Sinne gebraucht werden. Die längsten Spaltungsintervalle werden gewöhnlich bei Jugendlichen beobachtet. Die Häufigkeit der Spaltungen nimmt etwa bis zum 30. Lebensjahr zu, später wieder ab[2].

Beim Herzgesunden repräsentiert der zweite Herzton im wesentlichen den Aortenklappenschlußton, der den Pulmonalklappenschlußton an Amplitude und Frequenz deutlich übertrifft. Von einer Verstärkung des zweiten Herztons oder einer seiner beiden Komponenten wird gesprochen, wenn Lautstärke und Frequenzgehalt zu-, von einer Abschwächung, wenn Lautstärke und Frequenzgehalt abnehmen.

Wird das Elektrokardiogramm als zeitlicher Bezugspunkt genommen, kann der zweite Herzton dem Ende der T-Zacke um 0,04 sec vorausgehen oder bis 0,05 sec nachfolgen.

---

[1] ZUCKERMANN, R.: Herzauskultation, Leipzig 1963

[2] HOLLDACK, K. u. D. WOLF: Atlas und kurzgefaßtes Lehrbuch der Phonokardiographie, Stuttgart 1956

1. Unterscheidung des zweiten vom ersten Herzton

Bei normaler oder langsamer Herzaktion macht die Abgrenzung des zweiten vom ersten Herzton kaum Schwierigkeiten, da die Diastole länger ist als die Systole und diese unterschiedlichen Intervalle die Zuordnung der vorausgehenden Herztöne ermöglichen. Unsicher kann auskultatorisch die Unterscheidung aber bei Frequenzzunahmen mit weitgehender Angleichung von Systolen- und Diastolendauer oder gar Umkehr des normalen Verhältnisses werden. Schwierigkeiten dieser Art treten ab einer Herzschlagfolge von 100–120/Min. auf.

Gewöhnlich ist der erste Herzton über der Spitze lauter, über der Basis leiser, der zweite Herzton über der Basis lauter und über der Spitze leiser zu hören. Aber auch diese Lagebeziehungen gehen nur zu häufig bei Tachykardie oder unter pathologischen Bedingungen verloren.

Zur Unterscheidung des ersten vom zweiten Herzton kann man sich folgender diagnostischer Hilfen bedienen:

Synchrone Auskultation und Palpation des Herzspitzenstoßes. Der dem Spitzenstoß annähernd synchrone Ton ist der erste Herzton. – Dieses Verfahren kann schwierig oder unmöglich werden, wenn im Spitzenbereich selbst auskultiert werden muß.

Vergleich des akustischen Befundes mit dem Karotispuls. Der erste Herzton geht dem Karotispuls unmittelbar voraus oder fällt praktisch mit ihm zusammen. – Dieses Verfahren eignet sich besonders bei Erwachsenen und Greisen. Bei Jugendlichen sind wegen der langsamen Pulswellengeschwindigkeit Irrtümer möglich. Die durch die Pulswellengeschwindigkeit bewirkten zeitlichen Verschiebungen lassen es auch unzweckmäßig erscheinen, den Radialis- oder Femoralispuls für den akustisch-palpatorischen Vergleich heranzuziehen.

Pulsverlangsamung durch Karotisdruckversuch. Hierbei kann es wichtig sein, das Verhalten der Herztöne auf der Höhe und beim Abklingen des Reflexerfolges bis zum Übergang in die ursprüngliche Tachykardie zu kontrollieren.

Eine sichere und zweifelsfreie Differenzierung erlaubt das Phonokardiogramm.

2. Differentialdiagnose der Spaltung des zweiten Herztons

Die Spaltung des zweiten Herztons ist ein physiologischer Vorgang und als solcher nicht Gegenstand differentialdiagnostischer Überlegungen. Sie wird jedoch dann zu einem unter Umständen höchst bedeutsamen diagnostischen Faktum, wenn sie *pathologische Ausmaße* annimmt oder *abnorme Reaktionen* zeigt.

Für die normale Spaltung des zweiten Herztons gilt:
Da die Systolendauer des rechten Ventrikels diejenige des linken Ventrikels überdauert, folgt der Pulmonalklappen- dem Aortenklappenschlußton, mitunter aber so dicht, daß beide Anteile auskultatorisch und phonokardiographisch nicht voneinander trennbar sind;
die zeitlichen Beziehungen zwischen IIA und IIP sind atmungsabhängig: Im Inspirium

verlängert, im Exspirium verkürzt sich die am besten im 2./3. Interkostalraum links parasternal wahrnehmbare Spaltung, sie ist also durch Inspiration provozierbar;

das inspiratorische Spaltungsintervall überschreitet, gemessen vom Beginn IIA bis IIP, 0,05–0,07 sec nicht, wobei die höheren Werte bereits verdächtig auf eine Verlängerung sind; da unter normalen Bedingungen ungespaltene oder sehr eng gespaltene zweite Herztöne vorkommen, kann eine Begrenzung nach unten nicht gegeben werden.

Für die klinische Diagnostik ergeben sich damit drei pathologische Möglichkeiten (Abb. 2):

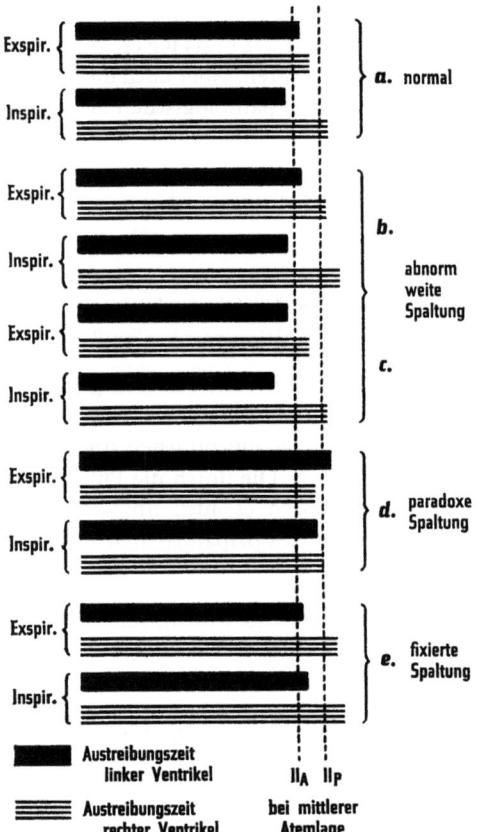

Abb. 2: Veränderungen des Spaltungsintervalles des zweiten Herztons (zeitliche Differenz zwischen Aortenklappenschlußton [Ende der schwarzen Säule] und Pulmonalklappenschlußton [Ende der schraffierten Säule]) in Abhängigkeit von der Atmung unter normalen und pathologischen Bedingungen. Die abnorm weite Spaltung wird unter b durch eine Verlängerung der dextroventrikulären Systolendauer (z. B. rechtsseitige Volumenbelastung, rechtsseitige Leitungsstörung), unter c durch eine Verkürzung der sinistroventrikulären Systolendauer (z. B. Mitralinsuffizienz) hervorgerufen.

A) Abnorm weite Spaltung des zweiten Herztons;
B) Umkehr der Reihenfolge der Semilunarklappenschlußtöne = paradoxe Spaltung;
C) Aufhebung der respiratorischen Verschieblichkeit des Spaltungsintervalls = fixierte Spaltung.

A) Abnorm weite Spaltung

Der Übergang von der normalen zur pathologisch verbreiterten Spaltung ist fließend. Die Beobachtung, daß sich als normal anzusehende längere Spaltungsintervalle im Stehen verkürzen, pathologische hingegen nicht, hat sich nicht regelmäßig bestätigen lassen. Es kann deshalb nur festgestellt werden, daß eine bei aufrechter Körperhaltung unveränderte Spaltung des zweiten Herztons für ein pathologisches Geschehen spricht, eine orthostatische Verkürzung ein solches aber nicht ausschließt. Im übrigen muß bei grenzwertigen Spaltungsintervallen der gesamte kardiale Befund zu Rate gezogen werden. Ist die weite Spaltung die einzige zu erhebende Abnormität, liegt die Annahme einer normalen Variante nahe. Schwierigkeiten können bei einem inkompletten Rechtsschenkelblock, der ja selbst lediglich eine Variante des Normalen darstellen kann, entstehen, da sich hier zum auffälligen akustischen ein auffälliger elektrokardiographischer Befund gesellt.

Eine abnorm weite Spaltung des zweiten Herztons kann grundsätzlich zwei Mechanismen folgen: Entweder – und das ist die weitaus größere Zahl der Fälle – beruht sie auf einer Verlängerung der rechtsseitigen oder – wesentlich seltener – auf einer Verkürzung der linksseitigen Systolendauer.

Da II_A bis 0,04 sec dem Ende der T-Zacke vorausgehen oder ihm bis 0,05 sec folgen kann, ist die mechanische Systole (Q-II) praktisch der gleichen Streuung unterworfen wie die elektrische (QT). Damit kann zur zahlenmäßigen Festlegung einer normalen oder verkürzten linksventrikulären Systolendauer die für die QT-Zeit angegebene Formel von Hegglin und Holzmann Anwendung finden (Abb. 3).

Aus der pathophysiologischen Situation und nach klinischen Ursachen ergeben sich folgende Möglichkeiten einer abnorm weiten Spaltung des zweiten Herztons:

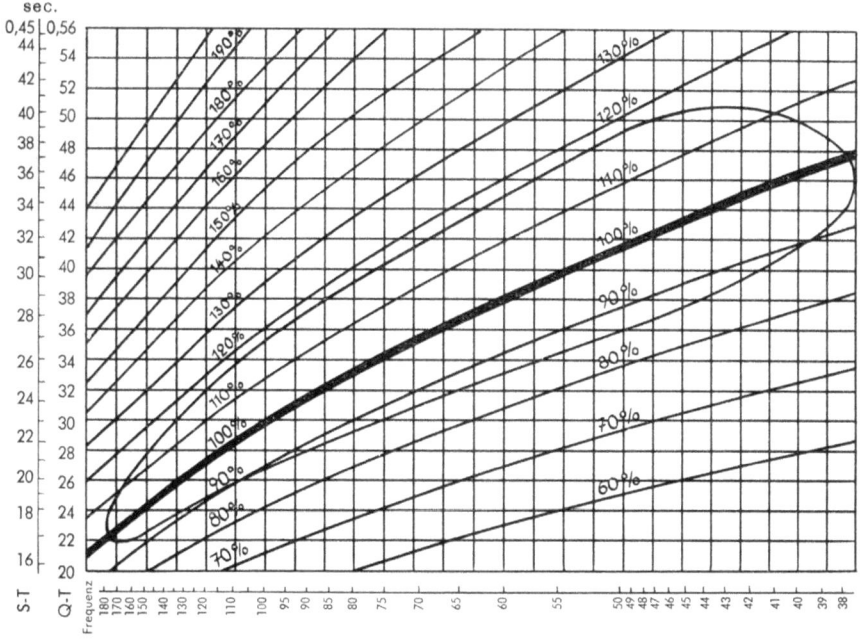

Abb. 3: Diagramm für die Bestimmung der relativen (frequenzbezogenen) QT-Zeit nach Hegglin und Holzmann. Wird statt der QT-Zeit das Intervall Q – Zweiter Herzton benutzt, läßt sich aus dieser Tafel die frequenzbezogene mechanische Systolendauer ablesen. Eine Verkürzung der mechanischen Systolendauer (vorzeitiger Abbruch) ist bei Werten unter 90 % anzunehmen.

ABNORM WEITE SPALTUNG DES ZWEITEN HERZTONS ALS FOLGE EINER VERLÄNGERUNG DER
RECHTSSEITIGEN SYSTOLENDAUER:

Pulmonalklappenschlußton normal

Asynchrone Erregung bei Störungen der intraventrikulären Reizausbreitung: Kompletter und inkompletter Rechtsschenkelblock, linksventrikuläre Extrasystolen, Kammerautomatie, Ventrikeltachykardie, künstlicher Schrittmacher mit Impulszuführung im Bereiche des linken Ventrikels.
Respiratorische Verschieblichkeit des Spaltungsintervalls und Systolendauer des linken Ventrikels normal. Funktionelle systolische Geräusche möglich.
Pulmonalsegment im Röntgenbild in der Regel unauffällig.
Besonderer Hinweis: Fehlen einer weiten Spaltung trotz Rechtsschenkelblockbildes im EKG ist bei der Möglichkeit eines kongenitalen Vitiums auf eine Ebsteinsche Anomalie verdächtig und verlangt deren Ausschluß.

Verlust der elastischen Rückstellkraft der Pulmonalklappe: Idiopathische Pulmonaldilatation, Pulmonalklappenfehlbildungen.
Respiratorische Verschieblichkeit des Spaltungsintervalls und Systolendauer des linken Ventrikels normal. Gelegentlich können allerdings bei idiopathischer Pulmonaldilatation die respiratorische Verschieblichkeit eingeschränkt und der Pulmonalklappenschlußton verstärkt oder abgeschwächt sein. Ein pulmonales systolisches Intervallgeräusch ist die Regel, diastolische Pulmonalinsuffizienzgeräusche sind mitunter zusätzlich vorhanden.
Im Elektrokardiogramm meist kompletter oder inkompletter Rechtsschenkelblock.
Pulmonalsegment im Röntgenbild prominent, tanzende Hili möglich.

Pulmonalklappenschlußton verstärkt

Vermehrtes rechtskardiales Durchflußvolumen: Vorhofseptumdefekt, Pulmonalvenentransposition, seltener bei Ventrikelseptumdefekt.
Respiratorische Verschieblichkeit des Spaltungsintervalls eingeschränkt bis aufgehoben, Systolendauer des linken Ventrikels normal. Es findet sich fast stets ein systolisches Crescendo-Decrescendogeräusch mit p. m. im 2./3. ICR links parasternal. Die weite Spaltung läßt alle hier erwähnten Krankheitsbilder, soweit sie mit einem Geräusch einhergehen, von der großen Mehrzahl pulmonaler Strömungsgeräusche anderer Genese abgrenzen und erlaubt damit eine diagnostisch wichtige Präselektion.
Im EKG inkompletter oder kompletter Rechtsschenkelblock.
Pulmonalsegment und Pulmonalgefäße im Röntgenbild prominent bzw. erweitert, tanzende Hili.

In seltenen, prognostisch stets ungünstigen Fällen von *pulmonaler Hypertonie* kann sich an Stelle der für diese hämodynamische Situation typischen engen Spaltung bei Intensitätszunahme des Pulmonalklappenschlußtons eine weite Spaltung des zweiten Herztons finden. Sie ist, zumal wenn sie unter bzw. nach motorischer Belastung noch zunimmt, immer Ausdruck einer erheblicheren Beeinträchtigung des myokardialen Kontraktionsablaufs.
Respiratorische Verschieblichkeit des Spaltungsintervalls, soweit keine manifeste Rechts-

herzinsuffizienz vorliegt, erhalten. Systolendauer des linken Ventrikels normal. Pulmonale Strömungsgeräusche und Galopprhythmen nahezu die Regel.
Im EKG Rechtsbelastungs- und/oder -verspätungszeichen.
Pulmonalsegment und Pulmonalgefäße im Röntgenbild prominent oder erweitert.

Pulmonalklappenschlußton abgeschwächt bis unhörbar, meist aber phonokardiographisch noch registrierbar

Druckerhöhung im rechten Ventrikel bei normalem oder erniedrigtem Pulmonalarteriendruck: Valvuläre oder infundibuläre Pulmonalstenose bei intaktem Ventrikelseptum.
Respiratorische Verschieblichkeit des Spaltungsintervalls erhalten, Systolendauer des linken Ventrikels normal. Regelmäßig pulmonales Stenosegeräusch, atrialer Galopp häufig. – Das Spaltungsintervall verhält sich zur Schwere der Stenose bzw. zum ventrikulopulmonalen Druckgradienten annähernd direkt proportional, wobei die längsten Spaltungsintervalle, die überhaupt beobachtet wurden (bis 0,16 sec), vorkommen können.
Im EKG Zeichen der Rechtsverspätung und Rechtshypertrophie.
Pulmonalsegment im Röntgenbild in der Regel prominent, Pulmonalgefäße aber normal.

ABNORM WEITE SPALTUNG DES ZWEITEN HERZTONS ALS FOLGE EINER VERKÜRZUNG DER LINKSSEITIGEN SYSTOLENDAUER:

Rascher Abstrom des Schlagvolumens als Folge zweier Abflußwege: Mitralinsuffizienz.
Pulmonalklappenschlußton normal bis verstärkt, respiratorische Verschieblichkeit des Spaltungsintervalls erhalten, Systolendauer des rechten Ventrikels normal oder verlängert. Häufig dritter Herzton, nahezu regelmäßig apikales systolisches Sofortgeräusch. Meist »Links-EKG«.
Pulmonalsegment und Pulmonalgefäße im Röntgenbild prominent oder erweitert. Vergrößerung des linken Vorhofs.

Neben der Mitralinsuffizienz sind als sehr bis extrem seltene Ursachen einer weiten Spaltung des zweiten Herztons durch vorzeitigen Abbruch der linksventrikulären Systole zu nennen: Ventrikelseptumdefekt, konstriktive Perikarditis[1]. Eine Kombination von verkürzter linksseitiger und verlängerter rechtsseitiger Systolendauer und damit besonders ausgeprägte Spaltungsintervalle können schließlich bei angeborenem partiellem oder totalem Atrioventrikularkanal gegeben sein, da sich hier zum Defekt zwischen linkem und rechtem Herzen eine Mitralinsuffizienz gesellt.

B) Paradoxe Spaltung

Eine paradoxe Spaltung [Umkehr der Reihenfolge der Semilunarklappenschlußtöne bzw. scheinbar inverse respiratorische Reaktion (Abb. 2)] kann entweder durch eine abnorme Verlängerung der linksseitigen oder durch eine abnorme Verkürzung der rechtsseitigen Systolendauer hervorgerufen werden. An eine paradoxe Spaltung, die wahrscheinlich

---

[1] BECK, W., V. SCHRIRE u. L. VOGELPOEL: Amer. Heart J. *64*, 765 (1962)

häufiger vorkommt, als gemeinhin noch angenommen wird, sollte besonders dann gedacht werden, wenn bei der Auskultation exspiratorisch eine größere »Unreinheit« des
zweiten Herztons als inspiratorisch auffällt, oder wenn bei einem linksbelasteten Herzen der zweite Anteil eines gespaltenen zweiten Herztons akzentuiert ist. Die synchrone
Registrierung von EKG, Phonokardiogramm und Atmungskurve klärt, wo nötig, die
Situation.

Auch die zeitlichen Beziehungen beider Anteile des zweiten Herztons zur Inzisur des Karotispulses kann zur Erkennung einer paradoxen Spaltung beitragen. Bei ihr liegen beide Semilunarklappenschlußtöne in- und exspiratorisch vor der Inzisur des Karotispulses, bei orthodoxer
Spaltung fällt der Pulmonalklappenschlußton – je nach Pulswellenlaufzeit – wenigstens inspiratorisch häufig mit der Inzisur zusammen oder kann ihr folgen.

Ein vorzeitiger Abbruch der rechtsventrikulären Systole als Ursache einer paradoxen
Spaltung des zweiten Herztons darf als ein sehr seltenes Ereignis gelten. Man begegnet
ihm fast ausschließlich in Fällen extremer rechtsseitiger Druckbelastung bei gleich-
zeitigem Entlastungsventil (Rechts-Links-Shunt), also bei der Eisenmenger-Reaktion[1].
Allein die dabei stets vorhandene Mischungszyanose weist auf die Besonderheit dieser
Gruppe gegenüber anderen Ursachen einer paradoxen Spaltung hin.
Unter den erworbenen Kardiopathien können die Trikuspidalklappenfehler zu einer
Vorverlegung des Pulmonalklappenschlußtons führen (bei Trikuspidalinsuffizienz vor-
zeitiges Ende der rechtsventrikulären Systole durch Abstrom des Blutes in zwei Richtungen, bei Trikuspidalstenose verkürzte Systolendauer infolge verminderten Füllungsvolumens). Abgesehen davon aber, daß diese Verkürzung der rechtsventrikulären Systole in der Regel lediglich eine Aufhebung, nicht dagegen eine Umkehr der Spaltung
des zweiten Herztons bewerkstelligt, sind die Trikuspidalklappenfehler nahezu gesetzmäßig mit einem Mitralfehler kombiniert. Die diesen Fehlern eigene Verkürzung der
linksventrikulären Systolendauer verhindert, daß sich der Einfluß des Trikuspidal-
vitiums auf die Systolendauer der rechten Ventrikels in Form einer paradoxen Spaltung
äußern kann.
Abnorme Verlängerungen der linksventrikulären Systolendauer und dadurch hervorgerufene Umkehr der normalen Semilunarklappenschlußsequenz finden sich leitungsbedingt, als Folge einer hochgradigen linksventrikulären Druck- oder Volumenbelastung und als Begleiterscheinung einer Beeinträchtigung des myokardialen Kontrak-
tionsablaufes des linken Ventrikels.

Störungen der Erregungsausbreitung: Eine paradoxe Spaltung kann dem kompletten
Linksschenkelblock verschiedener Genese oder verwandten Leitungsstörungen (z.B. nach
transvenöser Installation eines künstlichen Schrittmachers = endokardiale Elektrode
im rechten Ventrikel; der gleiche Befund resultiert bei epikardialer Aufpflanzung der
Schrittmacherelektrode im Bereich des rechten Ventrikels) koordiniert sein. Die Leitungsverzögerung bei inkomplettem Linksschenkelblock reicht nicht aus, um eine Umkehr der Taschenklappenschlußtöne zu produzieren. Nicht dem Schallbild, sondern dem
elektrokardiographischen Kurvenverlauf kommt diagnostische Bedeutung zu.

---

[1] BENCHIMOL, A. u. E. G. DIMOND: Amer. J. Med. 28, 347 (1960)

Das WPW-Syndrom kann dann zu einer paradoxen Spaltung führen, wenn der QRS-Komplex ein linksschenkelblockartiges Bild annimmt.

Schwere Druckbelastung des linken Ventrikels: Als häufige Ursache sind die Aortenklappen- und Aortenisthmusstenose, vor allem wenn diese mit einer valvulären Aortenstenose kombiniert ist, als seltenere Ursache die arterielle Hypertonie zu nennen.

Schwere Volumenbelastung des linken Ventrikels: Großes Pendelvolumen bei Aorteninsuffizienz oder großer Links-Rechts-Shunt zwischen Aorta und Art. pulmonalis (Ductus Botalli apertus, aortopulmonales Fenster).

Beeinträchtigung der myokardialen Kontraktionsfunktion: Hin und wieder kann bei einer Linksherzinsuffizienz oder bei einem frischen Myokardinfarkt[1] eine paradoxe Spaltung des zweiten Herztons beobachtet werden. Entsprechend dem Umstand, daß eine myokardiale Insuffizienz in der Regel die Systolendauer verkürzt oder allenfalls vorübergehend verlängert, ist eine solche Umkehr der Semilunarklappenschlußfolge nahezu stets passagerer Natur (stunden- oder tagelang). Bleibt bei einem Myokardinfarkt die paradoxe Spaltung über das akute Stadium hinaus bestehen, ist dieses Symptom als ominöses Zeichen zu werten.
Bei all diesen Prozessen charakterisiert die paradoxe Spaltung des zweiten Herztones keine Erkrankung, sondern einen bestimmten Funktionszustand. Sie ist, abgesehen von leitungsbedingten Paradoxien, stets schweren Krankheitsstadien zugeordnet.

C) Fixierte Spaltung

Der fixierten Spaltung des zweiten Herztons (Abb. 2), also der Aufhebung der respiratorischen Schwankungen des Spaltungsintervalls, kommt erheblicher diagnostischer Wert zu. Von einer derartigen Fixation der Spaltung wird gesprochen, wenn sich das Intervall respiratorisch überhaupt nicht ändert oder eine inspiratorische Zunahme von weniger als 0,02 sec erfährt.

Die atmungsabhängigen Verschiebungen des Spaltungsintervalls werden durch die inspiratorische Zu- und exspiratorische Abnahme des venösen Blutangebotes an das rechte Herz bedingt. Dieser Wechsel des Blutangebotes zieht eine inspiratorische Verlängerung der rechtsseitigen und Verkürzung der linksseitigen Systolendauer mit Umkehr dieses Verhältnisses während des Exspiriums nach sich. Respiratorische Starre des Spaltungsintervalls bedeutet damit Aufhebung der atmungsabhängigen unterschiedlichen Füllungsvolumina der Ventrikel. Diese Fixierung der Füllungsvolumina ist Folge entweder eines beschränkten Aufnahmevermögens der rechten Herzkammer oder eines Ausgleichs der respiratorischen Volumenschwankungen über einen Kurzschluß auf Vorhofebene.

Die Akkommodation an das Zuflußvolumen geht verloren, wenn das rechtsventrikuläre Restvolumen vergrößert ist: z. B. myokardiale Dekompensation jeglicher Genese. Das Spaltungsintervall pflegt in diesen Fällen eng zu sein.
Es bedarf keines besonderen Hinweises, daß – da eine Herzinsuffizienz auf Grund ihrer klinischen Symptomatik und nicht aus einer fixierten Spaltung des zweiten Herztones

---

[1] Yurchak, P. M. u. R. Gorlin: N. Engl. J. Med. *269*, 741 (1963)

diagnostiziert wird – für sie die oben erwähnte besondere diagnostische Bedeutung einer fixierten Spaltung keine Gültigkeit haben kann. Dieser besondere diagnostische Wert trifft aber für den Vorhofseptumdefekt zu. Bei ihm werden die respiratorischen Schwankungen des venösen Zuflusses durch die sich zu diesen Zuflußvolumina gegensinnig verhaltenden Shuntvolumina über das Leck im Vorhofseptum nivelliert. Wenn auch eine geringe inspiratorische Zunahme der rechtsventrikulären Systolendauer meist nachweisbar ist, so wird diese beim Vorhofseptumdefekt nicht von einer konträren, sondern gleichgerichteten Verschiebung des Aortenklappenschlusses begleitet. Dadurch behält das Spaltungsintervall annähernd gleiche Dauer, ist also fixiert.

Weiterhin betrifft die Fixation des Spaltungsintervalls beim Vorhofseptumdefekt eine abnorm weite Spaltung, und die Trias »fixierte Spaltung, verlängerte Spaltung des zweiten Herztons, Lautstärkezunahme des Pulmonalklappenschlußtons« darf nahezu als beweisend für einen Vorhofseptumdefekt bezeichnet werden.

Es sei besonders betont, daß die Fixation der Spaltung sich nur auf die respiratorische Verschieblichkeit erstreckt. Unterschiedliche Diastolendauer im Rahmen von Rhythmusstörungen (z. B. Extrasystolen) können dagegen das Spaltungsintervall sehr wohl variieren.

Die Frage, ob auch bei der partiellen Pulmonalvenentransposition, bei der hämodynamisch ja weitgehend die gleichen Verhältnisse vorliegen wie beim Vorhofseptumdefekt, eine fixierte Spaltung vorkommt oder nicht, hat kaum praktisches Interesse. Partielle Pulmonalvenentranspositionen sind als isolierte Anomalie äußerst selten, nahezu stets kommen sie mit einem Vorhofseptumdefekt (insbesondere Sinus-venosus-Defekt) kombiniert vor, und das operative Vorgehen unterscheidet sich bei beiden kongenitalen Anomalien nicht grundsätzlich.

3. Differentialdiagnose des verstärkten zweiten Herztones

Entgegen einer häufig und auch in Lehrbüchern vertretenen Meinung ist der Aortenklappenschlußton links parasternal gut, oft sogar besser als rechts parasternal zu hören. Der Aortenklappenschluß prägt also nicht nur rechts, sondern auch links parasternal Klang und Lautstärke des zweiten Herztons. Eine Akzentuation des zweiten Herztons über der Auskultationsstelle der Art. pulm. darf deshalb nicht eo ipso auf einen verstärkten Pulmonalklappenschluß bezogen werden. Von einer Verstärkung des Aortenklappen- oder Pulmonalklappenschlußtons kann vielmehr nur gesprochen werden, wenn sich, gleichgültig mit welcher Lokalisation, auskultatorisch eine Lautstärkezunahme oder phonokardiographisch eine Amplituden- und Frequenzzunahme des jeweiligen Klappenschlußtons nachweisen läßt.

Die Annahme der Verstärkung eines bestimmten Semilunarklappenschlußtons hat deshalb eine Spaltung und damit die Möglichkeit einer Identifizierung beider Taschenklappenschlußtöne zur Voraussetzung. Dagegen ist mit der allgemein gehaltenen Feststellung »Verstärkung oder Akzentuation des zweiten Herztons«, soll das Verhalten des Pulmonalklappenschlußtons in die Aussage einbezogen werden, nichts anzufangen. Prinzipiell kann mit einer solchen Feststellung, da normalerweise der zweite Herzton im wesentlichen vom Aortenklappenschluß geformt wird, nur eine Verstärkung des Aortenklappenschlußtons gemeint sein. Die Behauptung einer Verstärkung des Pulmonalklappenschlußtones bedarf des Beweises, und der läßt sich praktisch allein dadurch erbringen, daß neben dem Aorten- ein Pulmonalklappenschlußton abgrenzbar und hinsichtlich seiner Lautstärke bzw. Amplitude beurteilbar ist. Das Vorliegen einer das rechte Herz belastenden oder den Druck im kleinen Kreislauf erhöhenden Erkrankung genügt nicht, um aus einem lauten zweiten Herzton eine Verstärkung des Pulmonalklappenschlußtons zu folgern.

Nachfolgend seien die kardiovaskulären pathologischen Vorgänge, die zu einer Verstärkung oder Abschwächung des zweiten Herztons oder seiner einzelnen Komponenten führen, aufgezählt. Selbstverständlich üben die gleichen extrakardialen Faktoren wie beim ersten Herzton auch auf die Lautstärke des zweiten Herztons einen begünstigenden oder hemmenden Effekt aus.

A) Aortenklappenschlußton

Eine Verstärkung des Aortenklappenschlußtons wird bei zunehmendem Alter mit großer Regelmäßigkeit angetroffen. Dafür sind in erster Linie sklerosierende Prozesse im Bereiche der Aorta ascendens oder der Aortenklappen verantwortlich. Entscheidend für eine Lautstärkezunahme und deren Grad ist die Elastizität und damit die Schwingungsfähigkeit des sklerosierten Gewebes. Als Regel kann gelten, daß der Aortenklappenschlußton umso lauter wird, je sklerotischer das Gefäß, dagegen umso leiser wird, je sklerotischer die Klappe ist. Die sklerosebedingte Lautstärkezunahme des Aortenklappenschlußtons geht in der Mehrzahl der Fälle mit einem aortalen Strömungsgeräusch einher.

Einen analogen Effekt ruft die Mehrzahl aller aortalen Erkrankungen hervor: z. B. Mesaortitis verschiedener Genese, leichte Aortenklappenstenose. Die seltenen Xanthome der Aortenklappe als Symptom einer Lipidstoffwechselerkrankung führen zu einer Zunahme an schwingungsfähiger Substanz und auf diese Weise zu einem mitunter ausgesprochen metallisch klingenden Aortenklappenschlußton.

Als zweite Ursache einer Lautstärkezunahme des Aortenklappenschlußtons sind Drucksteigerungen distal der Klappe zu nennen. Sie erhöhen bis zu einem diastolischen Druck von rund 140 mm Hg die Schallintensität, Überschreiten dieses Wertes zieht keine weitere Lautstärkezunahme nach sich [1].

Als weitere Ursache sind endlich erhöhte aortale Durchflußvolumina zu nennen. Sie verstärken den Aortenklappenschluß im allgemeinen nur mäßig und bedingen damit in der Regel auch lediglich geringere Akzentuationen des zweiten Herztons. In Betracht kommen kongenitale und erworbene Anomalien mit Links-Rechts-Shunt auf Gefäßebene (offener Ductus Botalli, aortopulmonales Fenster, periphere arteriovenöse Fistel), Fallotsche Tetra- und Pentalogie (hierbei ist der akzentuierte Aortenklappenschlußton fast stets links parasternal am besten wahrnehmbar und gelegentlich sogar zu fühlen), postextrasystolische Herzschläge (die Lautstärke ist der postextrasystolischen Pause direkt proportional) und schließlich sympathikoton gefärbte anhaltende oder vorübergehende Kreislaufzustände (z. B. motorische und psychische Belastungen, Angina pectoris-Anfall, Hyperthyreose).

In all diesen Fällen besitzt der akzentuierte Aortenklappenschlußton keine Bedeutung

---

[1] SLOAN, A. W. u. J. F. JARVIS: Amer. J. Physiol. *202*, 649 (1962)

für die Artdiagnose, er weist aber auf die pathophysiologischen Vorgänge einer Elastizitätszunahme, einer Drucksteigerung oder eines erhöhten (relativ oder absolut) Aortendurchflußvolumens hin.

B) Pulmonalklappenschlußton

Intensitätszunahmen des Pulmonalklappenschlußtons sind im allgemeinen eindrucksvoller als jene des Aortenklappenschlußtons. Die geringe Amplitude und der niedere Frequenzgehalt des normalen Pulmonalklappenschlußtons bringen es mit sich, daß eine wesentlich stärkere Amplituden- und Frequenzzunahme möglich ist als beim Aortenklappenschlußton. Sie kann so weit gehen, daß das normale Verhältnis $II_A > II_P$ in $II_P > II_A$ umgewandelt wird.

Bei Lautstärkezunahmen des Pulmonalklappenschlußtons spielen strukturelle Klappenveränderungen eine untergeordnete Rolle. Es prävalieren Drucksteigerung und Erhöhung des pulmonalen Durchflußvolumens. Letztere Ursache dürfte auch neben den günstigeren Schalleitungsbedingungen für die im Kindes- und Jugendalter feststellbare Betonung des Pulmonalklappenschlußtons bedeutsam sein.

Aus klinischer Sicht sind beim akzentuierten Pulmonalklappenschlußton oder beim durch Intensitätszunahme von II_P verstärkten zweiten Herzton drei Gruppen voneinander abzugrenzen. Diese Abgrenzung gelingt in der Regel allein bei Berücksichtigung des Elektrokardiogramms und der Spaltung des zweiten Herztons:

a) Die Akzentuation von II_P ist ein wichtiges Symptom der pulmonalen Hypertonie und besitzt für diese eine aussagekräftigere Bedeutung als II_A für die Hypertonie des großen Kreislaufs. Über die Ursache der pulmonalen Drucksteigerung gibt II_P allerdings keine Auskunft. Zu differenzieren sind post- und präkapilläre pulmonale Hypertonien:

Postkapilläre pulmonale Hypertonie:
    Mitralklappenfehler,
    konstriktive Perikarditis mit überwiegend linkskardialer Ummauerung,
    Cor triatriatum,
    Pulmonalvenenstenose.

Zahlenmäßig dominieren die Mitralklappenfehler. Sie sind durch ihren Geräuschbefund (S. 185 und 189) auch auskultatorisch am leichtesten zu erkennen. An die anderen Möglichkeiten braucht überhaupt nur dann gedacht zu werden, wenn ein Mitralklappenfehler als Ursache einer postkapillären pulmonalen Hypertonie sicher ausgeschlossen ist.

Präkapilläre pulmonale Hypertonie:
    Akutes und chronisches Cor pulmonale,
    sogenannte primäre pulmonale Hypertonie,
    Eisenmenger-Reaktion,
    periphere Pulmonalstenose.

Die differentialdiagnostische Abgrenzung kann, soweit keine chronische Lungenerkrankung oder Thoraxdeformierung vorliegt, bei denen schon die Anamnese die richtige Fährte weist, recht schwierig sein. Spezielle und aufwendige kardiologische Untersuchungsverfahren können unumgänglich sein.

Pathognomonische Merkmale dieser Gruppe: *Akzentuation von IIP, enge Spaltung des zweiten Herztons, im EKG Zeichen der Rechtsbelastung, -hypertrophie und/oder -schädigung.*

b) Wesensähnlich, aber ursachenverschieden und auch hinsichtlich der therapeutischen Konsequenzen von a) abzutrennen ist die postkapilläre pulmonale Hypertonie als Folge einer myokardialen Insuffizienz eines linksbelasteten oder linksgeschädigten Herzens (z. B. Aortenklappenfehler, Hypertonie, koronarsklerotische Kardiopathie). Hier kann die Akzentuation von IIP initiales Symptom des Linksherzversagens und damit unter Umständen des drohenden Lungenödems seins.

Pathognomonische Merkmale dieser Gruppe: *Akzentuation von IIP, weite Spaltung des zweiten Herztons, im EKG Zeichen der Linksherzbelastung, -hypertrophie und/oder -schädigung.*

c) Mit und ohne pulmonale Drucksteigerung führen Erhöhungen des pulmonalen Durchflußvolumens zu einer Akzentuation von IIP: Vorhofseptumdefekt, partielle Pulmonalvenentransposition, hämodynamisch relevanter Ventrikelseptumdefekt, mitunter die idiopathische Pulmonaldilatation, Pulmonalklappeninsuffizienz und als extrem seltene Anomalien Cor triatriatum (soweit bei ihm nicht die postkapilläre Drucksteigerung, sondern der Links-Rechts-Shunt auf Vorhofebene überwiegt), Cor bi- und triloculare.
Diese Gruppe wird fast ausschließlich von kongenitalen Fehlbildungen, von denen diejenigen mit einem Kurzschluß auf Vorhofebene das Gros stellen, gebildet.

Pathognomonische Merkmale dieser Gruppe: *Akzentuation von IIP, weite Spaltung des zweiten Herztons, im EKG Zeichen der Rechtsherzbelastung, -hypertrophie und/oder -schädigung.*

Als weitere Symptome komplettieren die Diagnose einer Hypertonie oder Volumenbelastung des kleinen Kreislaufs: Pulmonales systolisches Strömungsgeräusch (S. 106), pulmonaler frühsystolischer Klick (S. 70), bei besonders schweren Fällen Graham-Steel-Geräusch (S. 134) und Geräusche einer relativen Trikuspidalinsuffizienz (S. 99), sicht- und fühlbarer Pulmonalklappenschlußton in 2./3. ICR links parasternal, hebende Aktion des rechten Ventrikels, präsystolischer Venenpuls, Betonung des Pulmonalsegmentes und der rechtsventrikulären Ausflußbahn im Röntgenbild. Zusätzliche Vergrößerung des linken Vorhofs weist auf die postkapilläre Genese einer Drucksteigerung.

Besondere Erwähnung haben abschließend noch die Verhältnisse bei Transposition der großen Gefäße zu finden. Bei dieser Anomalie ist eine Akzentuation des zweiten Herztons am linken oberen Sternalrand und dadurch die Fehlannahme einer pulmonalen Drucksteigerung ungemein häufig. Die Akzentuation wird jedoch nicht durch den Schluß der Pulmonal-, sondern der transponierten Aortenklappe hervorgerufen. An die Möglichkeit einer Transposition – korrigiert oder nicht korrigiert – sollte bei Vorliegen einer kongenitalen Kardiopathie dann gedacht werden, wenn bei lautstarkem zweitem Herzton über der Art. pulmonalis die Spaltung des zweiten Herztons an ungewöhnlicher Stelle (rechts parasternal, Mitte Sternum, nicht dagegen links parasternal) hörbar, eine verstärkte linke Herzkontur bei fehlender Prominenz des Pulmonalbogens und elektrokardiographisch ein positives T rechts präkordial bei fehlendem Q über V 3, evtl. mit einer PQ-Verlängerung kombiniert, vorhanden sind.

4. Differentialdiagnose des abgeschwächten zweiten Herztons

Einer Abschwächung des zweiten Herztons oder einer seiner Komponenten, die bis zur Unhörbarkeit reichen kann, können ein myokardiales, valvuläres oder zirkulatorisches Geschehen oder herabgesetzte extrakardiale Schalleitungsverhältnisse zu Grunde liegen.

Bei leitungsbedingter und zirkulatorischer Ursache – hierbei häufig arterielle Hypotonie, so z. B. im Schock, bei paroxysmaler Tachykardie oder in der Agonie – sind der erste Herzton und beide Anteile des zweiten Herztons gleichermaßen betroffen. Auch eine Rechtsherzinsuffizienz schwächt gewöhnlich beide Anteile des zweiten Herztons und häufig zusätzlich den ersten Herzton ab. Das gleiche gilt für die Myokarditis, Myokardiopathien unterschiedlicher Genese und die konstriktive Perikarditis. Bei ein- oder erstmaliger Auskultation läßt sich eine geringgradige Tonabschwächung nur schwer beurteilen. Ein Vergleich der relativen Lautstärke im Aorten- und Pulmonalbereich kann weiterhelfen, das sicherste Urteil erlaubt aber erst die Längsschnittbeobachtung.

A) Aortenklappenschlußton

Bei *myokardial bedingter* Abschwächung (einschließlich Linksherzinsuffizienz) ist die Intensitätsminderung des Aortenklappenschlußtons nicht selten, bei Linksherzinsuffizienz fast regelmäßig mit einer Verstärkung des Pulmonalklappenschlußtons verbunden. Diese Verstärkung geht allerdings nur ausnahmsweise so weit, daß II_A von II_P an Amplitude und Frequenz übertroffen wird.

Diagnostisch wesentlich bedeutsamer ist die *klappenbedingte* Abschwächung des Aortenklappenschlußtons. Sie geht auf eine Schwingungsbeeinträchtigung der Taschenklappen zurück, wie sie entweder durch weitgehende Schrumpfung, Verwachsung oder Verdickung (Aortenstenose) oder durch Schwund und Substanzverlust (Aorteninsuffizienz) erzeugt wird. In beiden Fällen weist die Abschwächung auf einen schweren Klappenfehler. Bei der Aortenstenose stellt sie hinsichtlich der Operabilität im allgemeinen ein ungünstiges Zeichen dar.

Keine Schlüsse für die Operabilität erlaubt die fast obligate Abschwächung des Aortenklappenschlußtons bei der kongenitalen supravalvulären Aortenstenose. Hier sind nicht Klappenveränderungen, sondern das den Aortenklappen meist unmittelbar nachgeschaltete Druckreduzierventil einer Gefäßeinengung für die Tonabschwächung verantwortlich.

Relative Aortenstenosen führen niemals zu einer Abschwächung des Aortenklappenschlußtons.

Bei der Aorteninsuffizienz gehen der Abschwächung oder Aufhebung des Aortenklappenschlußtons meist weitere Symptome einer hämodynamisch bedeutsamen Klappenschlußunfähigkeit parallel: Diastolisches Sofortgeräusch von längerer Dauer (S. 130), große Blutdruckamplitude mit entsprechenden peripheren Gefäßsymptomen, erhebliche Herzdilatation, Tachykardie, Hyperhidrosis.

B) Pulmonalklappenschlußton

Auch bei der Abschwächung des Pulmonalklappenschlußtons rangieren valvuläre vor myokardialen Prozessen. Die Erkennung einer Abschwächung von II_P stößt auf zusätz-

liche Schwierigkeiten, da dieser Ton unter physiologischen Bedingungen schon relativ leise und niederfrequent ist. Eine Abschwächung läßt sich am ehesten dann feststellen, wenn sie mit einer Zunahme des Spaltungsintervalls verbunden ist. Dieser Kombination begegnen wir bei der organischen Pulmonalstenose (S. 193).
Eine Pulmonalinsuffizienz wird, soweit sie nicht relativer Natur ist, häufig durch das Fehlen oder durch eine falsche Zahl von Pulmonalklappen hervorgerufen. Nur bei völligem Fehlen ist mit einer signifikanten Abschwächung zu rechnen. Insgesamt ist aber das Verhalten von II_P bei der Pulmonalinsuffizienz wenig aufschlußreich.

An dieser Stelle bleibt noch auf das Extrem einer Abschwächung, nämlich den völligen Verlust eines Klappenschlußtons mit dem Ergebnis eines singulären zweiten Herztons einzugehen. Es bedarf keiner besonderen Erläuterung, daß ein solcher singulärer Herzton selbstverständlich vorliegen muß, wenn nur eine Klappe vorhanden oder durchgängig ist. Aorten- und Pulmonalatresie und Truncus arteriosus communis werden deshalb stets mit einem ungespaltenen zweiten Herzton ausgerüstet sein. Da ungespaltene zweite Herztöne aber auch bei normaler Anordnung der Semilunarklappen, und zwar auch während des Inspiriums, vorkommen, sind mit einem singulären zweiten Herzton keine diagnostischen Brücken zu bauen. Erlaubt ist lediglich der Schluß, daß ein gespaltener zweiter Herzton eine Semilunarklappenatresie oder einen Truncus arteriosus communis ausschließt.

5. Differentialdiagnose des zweiten Herztons mit wechselnder Lautstärke

Einer wechselnden Lautstärke des zweiten Herztons oder einer seiner beiden Anteile kommt bei weitem nicht die diagnostische Bedeutung zu, wie sie für Intensitätsschwankungen des ersten Herztons betont wurde (S. 19). Sie ist meist Begleiterscheinung kardialer Rhythmusstörungen und kann mit einer gewissen Periodik (gekoppelte Extrasystolen) oder ohne erkennbare Regel (z. B. absolute Arrhythmie, unregelmäßige Extrasystolie) auftreten. Der Lautstärkewechsel korreliert hierbei in lockerer Weise mit der Diastolendauer. Bei frühzeitigen Extrasystolen kann der zweite Herzton völlig fehlen. Für die Diagnostik ist dieses Verhalten des zweiten Herztons belanglos.

Regelmäßiger Lautstärkewechsel bei Sinusrhythmus wird gelegentlich im Rahmen eines akustischen Alternans beobachtet. In gleicher Weise wie bei alternierender Lautstärke des ersten Herztones kann auch der Alternans des zweiten Herztons mit einem mechanischen oder elektrischen Alternans kombiniert sein, muß es aber nicht.

6. Differentialdiagnose des vorzeitigen zweiten Herztons

Vorzeitigkeit des Aortenklappenschlußtones bei normalzeitigem Pulmonalklappenschlußton (weite Spaltung des zweiten Herztons) wird bei bestimmten Störungen der linksventrikulären Entleerung (z. B. Mitralinsuffizienz) beobachtet (S. 29). Dem Befund kommt kein besonderer prognostischer Wert zu, wenn er auch meist einer schwereren hämodynamischen Beeinträchtigung zugeordnet ist.
Vorzeitigkeit beider Semilunarklappenschlußtöne, also verfrühter Abbruch der Systole des gesamten Herzens, ist demgegenüber in der Regel von ominöser Bedeutung. Es

handelt sich um jene Vorgänge, die von HEGGLIN als dynamisch-energetische Herzinsuffizienz beschrieben wurden und durch ein Divergieren von mechanischer und
elektrischer Systolendauer zuungunsten der mechanischen Vorgänge (= vorzeitiger
zweiter Herzton) gekennzeichnet sind. Leicht wird nun aber fälschlicherweise eine Vorverlegung des zweiten Herztons deshalb angenommen, weil bei TU-Verschmelzungs-
wellen nicht die QT-, sondern die QU-Zeit und damit ein zu langes Intervall als elektrische Systole gemessen und als Vergleichsbasis herangezogen werden. Von einem vorzeitigen Abbruch der mechanischen Systole und damit von einer erheblichen und be-
drohlichen Beeinträchtigung der Kontraktionskraft des Herzmuskels darf aber nur gesprochen werden, wenn der Klappenschluß um 0,04 sec und mehr dem normalen fre-
quenzgebundenen Ende der elektrischen Systole vorauseilt. Es empfiehlt sich deshalb,
die von HEGGLIN und HOLZMANN[1] für die QT-Zeit angegebene Formel mit ihrem
Streubereich von ± 0,04 sec auch für die mechanische Systolendauer zu verwenden
(Abb. 3). Unabhängig von der Frage, ob QT normal oder verlängert ist oder TU-Ver-
schmelzungswellen vorliegen, haben wir es mit einer abnormen Vorzeitigkeit des zweiten Herztons bzw. einer energetisch-dynamischen Herzinsuffizienz dann zu tun, wenn
der nach der Formel berechnete normale Streubereich der QT-Zeit von dem Intervall
Q-Zweiter Herzton unterschritten wird. Der Verdacht auf eine solche pathologische
Vorzeitigkeit des zweiten Herztons kann bereits auskultatorisch geweckt werden, wenn
der zweite Herzton nach einem auch für das Ohr überraschend kurzen Intervall dem
ersten Herzton folgt.
Die energetisch-dynamische Herzinsuffizienz ist ein äußerst seltenes und meist prä-
finales Ereignis. Sie wird bei verschiedenen schweren und meist sekundären Stoff-
wechsel- und Elektrolytstörungen des Herzmuskels gefunden. Die unkomplizierte
Hypokaliämie gehört nicht dazu.

---

[1] HEGGLIN, R. u. M. HOLZMANN: Z. klin. Med. *132*, 1 (1937)

III. Dritter Herzton

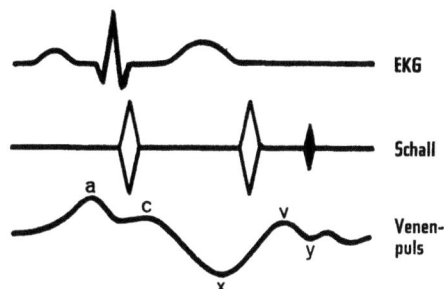

DEFINITION: *Der dritte Herzton besteht aus ein bis drei Schwingungen einer Frequenz von 20–70 Hz und einer Dauer von 0,02 bis 0,05 sec. Er fällt in die Phase der raschen frühdiastolischen Füllung des Ventrikels, wird vorwiegend vom linken Ventrikel gebildet und folgt dem zweiten Herzton nach 0,12–0,20 sec, im Durchschnitt nach 0,13 bis 0,16 sec. Sein Intervall zum zweiten Herzton ist weitgehend frequenzunabhängig. Der meist leise dritte Herzton, entsprechend seiner tiefen Frequenzen von dumpfer, dunkler Klangfarbe, kann am besten mit locker aufgesetztem Stethoskop gehört werden.*

Ursächlich wird der dritte Herzton mit der Dehnung des Ventrikels am Beginn der diastolischen Füllung in Verbindung gebracht, wobei einmal ein frühdiastolischer Ruck der Kammerwand als Folge des Bluteinstroms, zum anderen eine Spannung der Klappen und Chordae durch ein frühdiastolisches Hochziehen des Anulus fibrosus im Zusammenhang mit einer Längsdehnung des linken Ventrikels und einer Einwärtsbewegung der Herzspitze angeschuldigt werden[1]. Die letztliche Ursache kann noch nicht als geklärt angesehen werden.

Die Lautstärke des dritten Herztons ist abhängig von der initialen Faserspannung, dem ventrikulären Blutvolumen und der Kraft und Größe der protodiastolischen ventrikulären Elongation[1]. Erhöhung des Blutzuflusses zum Herzen durch Belastung, Heben der Arme und Beine und während der postpressorischen Phase verstärkt den dritten Herzton oder läßt ihn überhaupt erst auftreten, Herabsetzung des Blutzuflusses durch Aufsetzen, Stehen, durch Anlegen von Staumanschetten um die Gliedmaßen und durch Pressen[2] vermindert ihn oder bringt ihn zum Verschwinden.

Man unterscheidet einen physiologischen von einem pathologischen dritten Herzton. Der Unterschied ist mehr quantitativer als qualitativer Art.

1. Unterscheidung des dritten Herztons von einem Pulmonalklappenschlußton bei weiter Spaltung des zweiten Herztons

Auskultatorisch, dagegen kaum oder zumindest sehr selten phonokardiographisch kann ein dritter Herzton Anlaß zu Verwechslungen mit einem weit gespaltenen zweiten Herzton geben. Spaltungsintervalle gleich jenen, die einen dritten von einem zweiten

---

[1] NIXON, P. G. F.: Brit. Heart J. 23, 677 (1961), Amer. Heart. J. 65, 712 (1963)

[2] MICHEL, D.: Ärztl. Wschr. 1956, 15

Herzton trennen, werden, soweit nicht eine extreme Rechtsverspätung als Ursache in Betracht kommt, praktisch nur bei der Pulmonalstenose beobachtet. Bei ihr ist der zweite Anteil eines weit gespaltenen zweiten Herztons stets deutlich abgeschwächt. Für die Diagnose ist das systolische Stenosegeräusch (S. 113) wegweisend.

Weitere Unterscheidungsmerkmale:

Der dritte Herzton hat sein p. m. im Spitzenbereich, medial davon oder über Herzmitte. Die Tonintensität nimmt zur Basis hin ab. Über der Basis selbst ist er nur selten zu hören. Des weit gespaltenen zweiten Herztons p. m. liegt links neben dem oberen Sternum, seine Tonintensität nimmt zur Spitze hin ab. Über der Spitze ist ein Pulmonalklappenschlußton mit so weitem Spaltungsintervall, daß ein dritter Herzton differentialdiagnostisch in Betracht käme, kaum jemals registrier- oder gar hörbar.

Der dritte Herzton zeigt einen merklichen Lautstärkewechsel in Abhängigkeit von der Körperhaltung und von Änderungen des Schlagvolumens. Pulmonalklappenschlußtönen mit Spaltungsintervallen von 0,12 sec und mehr ist ein derartiger Wechsel nicht eigen.

Zur Differenzierung kann die parenterale Applikation von Noradrenalin herangezogen werden: Es verstärkt unter Beibehaltung des ursprünglichen Intervalls den dritten Herzton, verkürzt aber das Spaltungsintervall des zweiten Herztons.

Als Kuriosum sei noch angefügt, daß ein dritter Herzton unter Umständen auch einmal mit einem ersten Herzton verwechselt werden kann, dann nämlich, wenn ein Bigeminus vorhanden ist, bei dem die Extrasystole kurz nach dem Normalschlag folgt, hämodynamisch ineffektiv bleibt und deshalb nur einen ersten Herzton erzeugt. Dieser Ton pflegt aber stets lauter und heller als der dritte Herzton zu sein. Im Zweifelsfalle führen Elektrokardiogramm und Phonokardiogramm, synchron registriert, eine rasche und eindeutige Klärung herbei.

2. Unterscheidung zwischen physiologischem und pathologischem dritten Herzton

Der pathologische dritte Herzton stellt die Verstärkung des physiologischen dritten Herztons dar. Er wird von höheren Frequenzen mit meist größerer Amplitude als der physiologische dritte Herzton gebildet: Er wird damit hörbar.
Diese Regel gilt allerdings nur für das Erwachsenenalter, und erwachsen in diesem Falle ist, wer das 30. Lebensjahr überschritten hat. Bis zu diesem Zeitpunkt sind hörbare dritte Herztöne bei sonst normalem Herzbefund, also physiologische dritte Herztöne, nicht ungewöhnlich.

Im Kindesalter wird ein dritter Herzton als Normalbefund in rund 80% der Fälle beobachtet. Bis zum Ende des 3. Lebensjehnts nimmt diese Häufigkeit kontinuierlich ab. Nicht selten wird ein dritter Herzton auch bei Leistungssportlern wahrgenommen[1]. Die Häufung bei Kindern und Athleten wird – hypothetisch – mit dem bei diesen Personen relativ großen kardialen Füllungs- bzw. Restvolumen in Verbindung gebracht.

Voraussetzung für die Annahme eines pathologischen dritten Herztones hat das Vorliegen einer organischen Herzerkrankung zu sein, wobei besonders Myokardaffektionen

---

[1] EMMRICH, J., H. WEISSLEDER, K. KÖNIG u. H. REINDELL: Z. Kreislforsch. *50*, 781 (1961)

und Prozesse mit Volumenbelastung zu diesem protodiastolischen Extraton neigen. Verglichen mit dem physiologischen zeichnet sich der pathologische dritte Herzton durch größere Konstanz gegenüber Schwankungen des kardialen Füllungs-, bzw. Auswurfvolumens aus (Tab. 4). Die dem pathologischen dritten Herzton zu Grunde liegenden kräftigeren Schwingungen können ihn im Zusammenhang mit der fast stets bestehenden erheblichen Herzdilatation präkordial sicht- und fühlbar machen. Tab. 4 faßt die Unterscheidungsmöglichkeiten zwischen physiologischem und pathologischem drittem Herzton zusammen.

Tabelle 4

Differenzierungsmöglichkeiten zwischen physiologischen und pathologischen dritten Herztönen

	physiologischer dritter Herzton	pathologischer dritter Herzton
Aufrechte Körperhaltung	verschwindet	bleibt meist bestehen
Seitenlage	deutliche Reaktion bis völliges Verschwinden	geringe Reaktion
Schlaf	verschwindet	bleibt bestehen
Druck auf das Epigastrium unterhalb des Xiphoids[1]	verschwindet	bleibt bestehen oder nimmt nur gering ab
Inspektion	unsichtbar	gelegentlich sichtbar
Palpation	unfühlbar	gelegentlich fühlbar

Man tut gut daran, sich der in Tab. 4 zusammengefaßten Kriterien nur dann diagnostisch zu bedienen, wenn sie das in der Rubrik des pathologischen dritten Herztons apostrophierte Verhalten zeigen. Mit anderen Worten: Ein im Stehen verschwindender dritter Herzton kann physiologisch oder pathologisch sein, ein im Stehen unverändert nachweisbarer dritter Herzton ist pathologisch.

Zusammen mit dem ersten und zweiten Herzton bildet der dritte Herzton einen Dreierrhythmus, der im Falle eines pathologischen dritten Herztons als *protodiastolischer Galopp* bezeichnet und nicht ganz zu Recht vielfach als prognostisch ungünstiger Befund gewertet wird. Für die mitunter vorgetragene Forderung, nur dann von protodiastolischem Galopp zu sprechen, wenn gleichzeitig mit dem dritten Herzton eine Tachykardie besteht, läßt sich weder theoretisch noch im Hinblick auf klinische Gegebenheiten eine überzeugende Begründung vorbringen.

3. Differentialdiagnose des pathologischen dritten Herztons

Der pathologische dritte Herzton charakterisiert einen Funktionszustand, aber keine bestimmte Kardiopathie. Seine Bedeutung liegt deshalb im funktionsdiagnostischen, nicht

---

[1] Zuckermann, R.: Z. Kreislforsch. *49*, 452 (1960)

hingegen im diagnostischen oder differentialdiagnostischen Bereich. Die Mehrzahl pathologischer dritter Herztöne stammt vom linken Ventrikel, seltener hat er seinen Ursprung im rechten Ventrikel. Eine Ausnahme bilden auch dritte Herztöne mit biventrikulärer Genese. In diesen Fällen können der links- und rechtsventrikuläre dritte Herzton infolge zeitlicher Inkongruenz den akustischen Eindruck eines kurzen diastolischen Intervallgeräusches hervorrufen.

Der linksventrikuläre dritte Herzton hat sein p. m. im Spitzenbereich und medial oder lateral davon. Sein Amplitudenmaximum liegt postinspiratorisch. Das p. m. des rechtsventrikulären dritten Herztons findet sich über Herzmitte, dem Sternum oder links parasternal. Er erreicht seine größte Amplitude gewöhnlich im Inspirium. Nicht allzuselten kann auf die links- oder rechtsventrikuläre Genese allerdings erst unter Berücksichtigung der vorliegenden Herzerkrankung und der durch sie gegebenen Seitenbelastung rückgeschlossen werden. Beim Valsalvaschen Versuch pflegt ein rechtsventrikulärer dritter Herzton der Beendigung der intrathorakalen Drucksteigerung unmittelbar, ein linksventrikulärer mit einer Verspätung von 4–5 sec zu folgen.

Die klinische Bedeutung eines durch primäre oder sekundäre myokardiale Affektionen hervorgerufenen dritten Herztons (entzündlich, toxisch, degenerativ-ischämisch, kongestive und obstruktive Myokardiopathie, dynamische Herzinsuffizienz) übertrifft bei weitem jene bei kardialer Volumenbelastung (linksventrikulär: Mitralinsuffizienz, Aorteninsuffizienz, Ventrikelseptumdefekt, offener Ductus Botalli, Canalis atrioventricularis communis, Trikuspidalatresie; rechtsventrikulär: Trikuspidalinsuffizienz, Pulmonalinsuffizienz, Vorhofseptumdefekt, Ebstein-Syndrom, partielle und totale Pulmonalvenentransposition, in das rechte Herz rupturiertes Aneurysma eines Sinus Valsalvae, rechts mündende koronare arteriovenöse Fistel). Während ein dritter Herzton bei Volumenbelastung im allgemeinen lediglich den höheren Grad der Belastung ausweist und damit relevante hämodynamische Auswirkungen anzeigt, findet bei myokardialen Affektionen und Druckbelastungen in einem hörbaren dritten Herzton ein manifestes oder drohendes Erlahmen der Herzmuskelfunktion seinen Niederschlag. Er wird damit zum Symptom der kardialen Dekompensation. Das gilt insbesondere auch für das Greisenalter, in dem die klinische Symptomatik der Herzinsuffizienz nicht selten larviert und gegenüber jüngeren Jahrgängen weniger charakteristisch und eindrucksvoll sein kann. Ein hörbarer dritter Herzton ist hier stets Ausdruck einer Herzinsuffizienz, ein nur registrierbarer dritter Herzton besitzt diese Aussagekraft nicht[1].

Die klinische Erfahrung lehrt darüber hinaus, dritten Herztönen bei akuter oder chronischer Druckbelastung einer Herzhälfte (Aortenstenose, isolierte Pulmonalstenose, arterielle Hypertonie, Lungenembolie) eine besonders ungünstige Bedeutung einzuräumen. Bei chronisch-hypertoner Nierenerkrankung spricht man in diesem Falle von einem »Nierengalopp« und verbindet mit diesem Begriff eine schlechte Prognose.

Allgemein darf im Erwachsenenalter, soweit keine Kardiopathie mit Volumenbelastung vorliegt, in einem dritten Herzton eines der sichersten Zeichen einer myokardialen Beteiligung gesehen werden. Die Wichtigkeit dieser Tatsache, insbesondere auch bei Infektions- und rheumatischen Erkrankungen, bedarf keiner besonderen Erörterung.

---

[1] BETHEL, C. S. u. E. W. CROW: Amer. J. Cardiol. *11*, 763 (1963)

Patienten, bei denen die Mitralklappe durch eine Ballprothese ersetzt wurde, durchbrechen diese Regel. Bei ihnen findet sich, ohne daß hierfür eine Volumenbelastung des linken Ventrikels oder muskuläre Besonderheiten angeschuldigt werden können, in rund zwei Drittel der Fälle ein dritter Herzton, der wahrscheinlich auf Schwingungen der Prothese selbst oder der durch sie »stabilisierten« Ventilebene im Zusammenhang mit der protodiastolischen Längsdehnung des linken Ventrikels zurückgeht.

IV. Mitralöffnungston

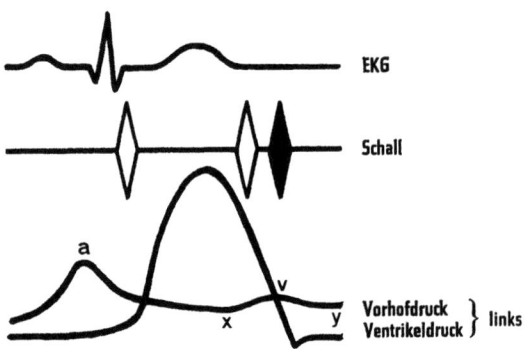

DEFINITION: *Der Mitralöffnungston wird durch die Anspannung der Mitralsegel bzw. plötzliche Bremsung der ventrikelwärts gerichteten Klappenbewegung bei Beginn des protodiastolischen Bluteinstroms in den linken Ventrikel hervorgerufen. Er besteht aus zwei bis drei Schwingungen mit einer Frequenz zwischen 70 und 250 Hz (sehr selten > 250 Hz) und einer Dauer von 0,02–0,03 sec. Sein zeitlicher Abstand zum Beginn des zweiten Herztons ist variabel. Hauptsächlichster regulierender Faktor ist der atrioventrikuläre Druckgradient. Der Mitralöffnungston kann mit dem zweiten Herzton verschmelzen oder ihm bis 0,12 sec folgen. Auskultatorisch imponiert er als kurzer und meist hoher Ton, der mit dem ersten und zweiten Herzton einen Dreierrhythmus bildet (»Wachtelschlag«), oftmals fühlbar ist und sein p. m. im Bereich der Herzspitze oder medial, seltener lateral davon hat. Weite Fortleitung ist möglich.*
Die Öffnung normaler Mitralklappen ist kaum jemals hör- oder registrierbar. Der hör- oder registrierbare Mitralöffnungston setzt pathologische Verhältnisse voraus, die fast stets in Veränderungen der Klappenschließungsränder bei unversehrten Segelflächen[1], also in Form einer Mitralstenose, bestehen. Die Ursache des gelegentlich bei relativer Mitralstenose und somit bei normalen Mitralklappen zu beobachtenden Mitralöffnungstons ist noch nicht hinreichend geklärt.

1. Unterscheidung des Mitralöffnungstons von einem Pulmonalklappenschlußton

Das Fehlen fester zeitlicher Beziehungen zwischen Beginn des zweiten Herztons und dem Mitralöffnungston machen Verwechslungen mit einem gespaltenen zweiten Herzton möglich. Derartige Verwechslungen drohen insbesondere bei verlängertem Spaltungsintervall und damit bei Jugendlichen, Rechtsschenkelblock, Pulmonalstenose und vergrößertem rechtsventrikulärem Auswurfvolumen. Für die Unterscheidung zwischen einer weiten Spaltung des zweiten Herztons und einem Mitralöffnungston kann gelten:

FAUSTREGEL: *Hämondynamische Situationen, bei denen das Schlagvolumen des rechten Herzens und linken Vorhofs anhaltend erhöht ist, vergrößern die Spal-*

---

[1] HOLLDACK, K.: Z. Kreislforsch. *51*, 443 (1962)

tung des zweiten Herztons, verkürzen aber das Intervall Zweiter Herz-
ton-Mitralöffnungston;
hämodynamische Situationen, bei denen das Schlagvolumen des rechten
Herzens und linken Vorhofs anhaltend vermindert ist, verkürzen die
Spaltung des zweiten Herztons, verlängern aber das Intervall Zweiter
Herzton-Mitralöffnungston.

Am einfachsten und deutlichsten läßt sich der unterschiedliche Einfluß des Schlagvolumens auf Spaltungsintervall und Mitralöffnungszeit bei Lagewechsel demonstrieren.
Übergang vom Liegen zum Stehen bzw. aufrechte Körperhaltung verringern das Spaltungsintervall, verlängern hingegen den Abstand zwischen zweitem Herzton und
Mitralöffnungston. Der gleiche Effekt ist beim Pressen erkennbar. Während der pressorischen Phase wird das Spaltungsintervall kürzer, die Mitralöffnungszeit länger. Postpressorisch kehren sich die Verhältnisse um [1].
Weiterhin sind Pulmonalklappenschlußton und Mitralöffnungston auf Grund ihres p.
m. unterscheidbar:
Auch dann, wenn die Spaltung nicht allein über der Auskultationsstelle der Art. pulmonalis nachweisbar ist, sondern über weite präkordiale Regionen ausstrahlt, hat der
Pulmonalklappenschlußton sein p. m. am oberen linken Sternalrand;
auch dann, wenn der Mitralöffnungston nicht allein apikal oder paraapikal nachweisbar ist, sondern über weite präkordiale Regionen ausstrahlt, hat er sein p. m. im Spitzenbereich oder in Spitzennähe.
Schließlich kann auch die Lautstärke zur Differenzierung dienen: Linksseitenlage verstärkt den Mitralöffnungston. Bei Erregung oder passiv gehobenen Beinen nimmt die
Amplitude des Mitralöffnungstons relativ ab, die des zweiten Herztones dagegen zu [2].

2. Unterscheidung des Mitralöffnungstons von einem dritten Herzton

Linksseitenlage, die Reaktion auf unterschiedliche Durchflußvolumina und die Beachtung des p. m. ermöglichen keine Differenzierung zwischen Mitralöffnungston und
drittem Herzton. Beide werden durch Linksseitenlage provoziert, erfahren bei Änderung
des Schlagvolumens ähnliche Amplitudenwandlungen und haben weitgehend iden-
tische p. m. (soweit es sich nicht um einen rechtsventrikulären dritten Herzton handelt,
der am besten über dem Sternum oder links unten parasternal hörbar ist).
Auskultatorisch erlaubt die Klangfarbe eine Differenzierung: Der dritte Herzton ist
dumpf, der Mitralöffnungston hell. Eine sichere Unterscheidung gewährleistet das
Phonokardiogramm: Der Mitralöffnungston folgt dem Beginn des zweiten Herztons
nach höchstens 0,12 sec, meist aber früher, der dritte Herzton nach frühestens 0,12 sec,
meist aber später. Außerdem enthält der dritte Herzton allenfalls ausnahmsweise, der
Mitralöffnungston hingegen fast regelmäßig Frequenzen bis 140 Hz und mehr.

---

[1] BÜRGER, M. u. D. MICHEL: Funktionelle Engpässe des Kreislaufs, München 1957
[2] DITTRICH, W.: Z. Kreislforsch. 46, 15 (1957)

3. Differentialdiagnose des Mitralöffnungstons

Der Mitralöffnungston besitzt pathognomonische Bedeutung für die Mitralstenose. Er kann erstes und einziges akustisches Symptom dieses Klappenfehlers sein und reicht für die Diagnosestellung aus. Der Nachweis eines Mitralöffnungstons ist deshalb gleichbedeutend mit der Diagnose einer organischen Mitralstenose. Da die Mitralstenose fast ausschließlich während des Lebens als Folge eines rheumatischen Klappenprozesses erworben wird, ist der Nachweis eines Mitralöffnungstones weiterhin der Diagnose einer rheumatischen Mitralstenose gleichzusetzen.

Andere Ursachen eines Mitralöffnungstones sind derart selten, daß sie praktisch vernachlässigt werden können und nur ausnahmsweise und beim Vorliegen besonderer, der Mitralstenose fremder Symptome in das diagnostische Kalkül einzubeziehen sind. Dieser Tatsache sollte man eingedenk sein, wenn man sich an Hand der nachstehenden Übersicht über die verschiedenen Möglichkeiten für einen Mitralöffungston orientiert:

Organische Mitralstenose

erworben: Neben dem Mitralöffnungston sind apikale diastolische Geräusche (S. 185) für die Diagnose der organischen Mitralstenose entscheidend. Systolische Begleitgeräusche kommen vor.

Im EKG mit großer Regelmäßigkeit Intermediär- oder Rechtstyp; Rechtsbelastungs- und Rechtsschädigungszeichen können vorhanden sein.

Im Röntgenbild sind rechtsventrikuläre Ausflußbahn, Pulmonalgefäße und linker Vorhof prominent oder erweitert.

angeboren: Apikale systolische Geräusche wurden bisher mit großer Häufigkeit beobachtet, diastolische Geräusche der Mitralstenose treten dagegen in den Hintergrund. Fast stets ist die Mitralstenose Teilerscheinung einer komplexen kongenitalen Anomalie, deren verschiedene Komponenten den akustischen Befund und die gesamte Symptomatik prägen. Die Erkrankung ruft in der Regel bereits kurz nach der Geburt oder im frühen Kindesalter Erscheinungen hervor und ist von schlechter Prognose.

Relative Mitralstenose

großes mitrales Durchflußvolumen: Fast stets lediglich kurzes diastolisches Intervallgeräusch. Ein vorausgehender Mitralöffnungston oder »mitralöffnungstonähnlicher« Ton stellt eine ausgesprochene Rarität dar. Er soll vereinzelt bei offenem Ductus Botalli[1] und Mitralinsuffizienz[2] beobachtet worden sein.

In wenigen Fällen von anscheinend reiner Mitralinsuffizienz mit Mitralöffnungston wurde bei der Operation ein schwingungsfähiges septales Mitralsegel gefunden und als Ursache des Mitralöffnungstons angesprochen. Es ist unseres Erachtens nicht zulässig, auf Grund dieser Beobachtungen aus einem Mitralöffnungston bei Mitralinsuffizienz auf eine gute Beweglichkeit des septalen Segels und damit auf günstige Voraussetzungen für die Operation zu schließen. Zu-

---

[1] NEILL, C. u. P. MOUNSEY: Brit. Heart J. *20*, 61 (1958)
[2] BLÖMER, H., P. KOLB u. W. KLINNER: Z. Kreislforsch. *50*, 888 (1961)

mindest in der übergroßen Mehrzahl der Fälle zeigt der Mitralöffnungston eine Begleitstenose an und ist damit Symptom eines kombinierten Mitralklappenfehlers.

Gegenüber der organischen ist die relative Mitralstenose als Folge eines vergrößerten mitralen Durchflußvolumens im EKG durch einen Linkstyp, Linksschädigungs- und -hypertrophiezeichen und im Röntgenbild durch eine Vergrößerung des linken Ventrikels bei normal großem oder mäßig dilatiertem linkem Vorhof charakterisiert.

Partielle oder periodische Verlegung des normalen Mitralostiums:

a) *Kugelthrombus im linken Vorhof.* Er übt permanent oder passager einen Ventilmechanismus aus. Insbesondere bei periodischer Verlegung des Mitralostiums entsteht ein recht typisches Bild: Bei bestimmter Körperhaltung oder durch Lagewechsel provozier-, aber auch wieder aufhebbar, kommt es zu synkopalen Anfällen und/oder Zuständen schwerer Dyspnoe, meist verbunden mit einer besonders intensiven (»schwarzen«) Zyanose. Weiterhin können auffallen: Inkonstanter systolisch-diastolischer Geräuschbefund, nicht selten mit einem dritten Herzton kombiniert und ebenfalls von Änderungen der Körperhaltung abhängig. Da der Kugelthrombus meist eine organische Mitralstenose zur Voraussetzung hat, pflegt zusätzlich die mehr oder weniger komplette Symptomatik der Mitralstenose vorhanden zu sein. Nur der anfallsweise Charakter der genannten Erscheinungen läßt dann den Verdacht auf einen zusätzlichen Kugelthrombus aufkommen.

b) *Gestielter oder ungestielter linksseitiger Vorhoftumor* (vor allem Myxom oder Myxosarkom). Bei gleichem hämodynamischem und akustischem Befund unterscheidet sich der Vorhoftumor vom Kugelthrombus einmal durch eine für eine Mitralstenose vergleichbarer Schwere ungewöhnlich geringe Lungenstauung und Vergrößerung des linken Vorhofs, zum anderen durch eine ungewöhnlich rasche Verschlechterung des Gesamtzustandes trotz optimaler Therapie, beschleunigte Blutsenkung, humorale Veränderungen, Anämie, Fieber und Gewichtsverlust. Nicht selten finden sich Trommelschlegelfinger und Embolien im großen Kreislauf ohne Vorhofflimmern[1]. Auf Grund des gesamten Erscheinungsbildes ist das Vorhofmyxom differentialdiagnostisch vor allem von der Endocarditis lenta, der Lungenembolie, Adams-Stokesschen Anfällen und der Epilepsie abzugrenzen. Die Beachtung des akustischen Befundes kann hierbei eine wertvolle Hilfe sein. Klärung erfolgt durch die Kontrastmittelfüllung des linken Vorhofs.

4. Bedeutung des Mitralöffnungstons für die Beurteilung der Schwere einer Mitralstenose

Der Mitralöffnungston ist nicht allein für die Diagnose der Mitralstenose von besonderer Wichtigkeit, er gestattet auch mit hinreichender Genauigkeit eine Abschätzung der Schwere des Vitiums.
Das Intervall zwischen Beginn des zweiten Herztons und Mitralöffnungston wird be-

---

[1] GOODWIN, J. F.: Amer. J. Cardiol. *15*, 81 (1965)

stimmt durch die Druckbeziehungen zwischen Ventrikel und Vorhof zum Zeitpunkt des protodiastolischen ventrikulären Druckabfalls[1]. Je höher der linksseitige Vorhofdruck ist, desto früher müssen sich Ventrikel- und Vorhofdruck kreuzen, in desto kürzerem Abstand muß der Mitralöffnungston dem zweiten Herzton folgen. Je niedriger andererseits der Vorhofdruck ist, desto später sinkt der Ventrikeldruck bis auf das atriale Druckniveau ab, desto länger das Intervall zwischen zweitem Herzton und Mitralöffnungston (Abb. 4).

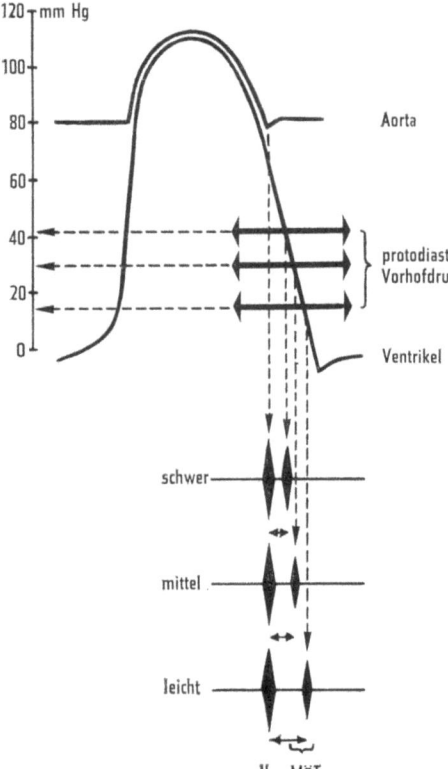

Abb. 4: Beziehungen zwischen protodiastolischem atrioventrikulärem Druckgradienten und Mitralöffnungszeit. Der Aortenklappenschlußton (IIA) entspricht der Inzisur der Aortendruckkurve, der Mitralöffnungston (MÖT) dem Zeitpunkt, an dem sich der abfallende linksseitige Ventrikeldruck und der linksseitige Vorhofdruck während der raschen Entspannungsphase der Kammern überschneiden. Die Mitralöffnungszeit ist bei normalem systolischem Ventrikel- und diastolischem Aortendruck um so kürzer, je höher der Vorhofdruck, je schwerer die Mitralstenose ist.

Der systolische Ventrikel- bzw. Aortendruck beeinflußt, verglichen mit der Bedeutung des linksseitigen Vorhofdrucks, die Mitralöffnungszeit nur wenig, wobei hohe Drucke zu einer Verspätung, niedere Drucke zu einem früheren Auftreten des Mitralöffnungstons führen.

Mit dem Stethoskop ist eine Abschätzung der Mitralöffnungszeit in gröberer Form möglich: Eine kurze Aufeinanderfolge von zweitem Herzton und Mitralöffnungston (Intervall 0,07 sec und kürzer) spricht für eine mittelschwere bis schwere, eine deutliche Trennung von zweitem Ton und Mitralöffnungston (Intervall 0,09 sec und länger) für eine leichte Mitralstenose.

Eine zusätzliche Aorteninsuffizienz stört die dargelegten Beziehungen erheblich und

---

[1] WOLTER, H. H.: Verh. dtsch. Ges. Kreislforsch. *20*, 133 (1954)

macht eine Voraussage des linksseitigen Vorhofdrucks aus der Mitralöffnungszeit zumindest unsicher.

Eine weitere zahlenmäßige Festlegung der Schwere einer Mitralstenose ist mit Hilfe des sogenannten Mitralindex möglich. Er berücksichtigt neben dem Intervall Zweiter Herzton-Mitralöffnungston die Umformungszeit:

Mitralindex = (Umformungszeit – Mitralöffnungszeit) × 100.

Ein Wert von mehr als + 1 wird nur bei beträchtlicher Vorhofdrucksteigerung gefunden[1] und zeigt damit eine hämodynamisch bedeutsame Mitralstenose an.

Der Einfluß des linksseitigen Vorhofdrucks auf die Mitralöffnungszeit macht verständlich, daß alle Situationen, die mit einer Drucksenkung einhergehen (z. B. vermindertes Füllungsvolumen, schnelle Schlagfolge, aufrechte Körperhaltung, Pressen, Herzglykoside) den Mitralöffnungston verspäten, alle Maßnahmen und Zustände aber, die eine Drucksteigerung im linken Vorhof nach sich ziehen (z. B. hohes Füllungsvolumen, Bradykardie, körperliche Belastung, horizontale Lage), das Intervall zwischen zweitem Herzton und Mitralöffnungston verkürzen.

Es war eingangs gesagt worden, daß der Mitralöffnungston schwingungsfähige Klappensegel voraussetzt. Da stärkere Klappenverkalkungen deren Beweglichkeit einschränken, wäre zu erwarten, daß unter diesen Bedingungen ein Mitralöffnungston fehlt. Die praktische Erfahrung hat leider diese Erwartung nur zum Teil erfüllt. Zwar wird ein Mitralöffnungston bei verkalkten Klappen seltener beobachtet als bei nicht verkalkten, er wird aber andererseits auch bei nicht verkalkten Klappen vermißt. Im Einzelfall sind deshalb aus dem Vorhandensein oder Fehlen eines Mitralöffnungstons keine Schlüsse auf die strukturellen Gegebenheiten an der Mitralklappe möglich. Immerhin scheinen aber stärkere Schwankungen der Mitralöffnungszeit in Abhängigkeit von der Diastolendauer bei absoluter Arrhythmie gut bewegliche Klappen und Chordae tendineae anzuzeigen. Bei starren Klappen und Sehnenfäden wurde demgegenüber eine vergleichsweise konstante Mitralöffnungszeit gefunden[2], wobei freilich der Einfluß einer zusätzlichen Mitralinsuffizienz nicht verläßlich eliminierbar war.

Abschließend sei auf den »Mitralöffnungston« hingewiesen, der bei künstlicher Klappenprothese durch den Aufprall des Balles im Netz am Anfang der Diastole erzeugt wird. Er folgt dem zweiten Herzton nach 0,12 sec, diese Zeit variiert mit der Diastolendauer. Es ist zweckmäßig, nicht von einem Mitralöffnungston, sondern von einem Prothesenöffnungston oder – wegen seines besonders hellen und lauten Klangs – von einem Öffnungsklick zu sprechen.

[1] Uyttenhove, P., A. v. Loo u. R. Haerens: Acta cardiol. 18, 24 (1963)
[2] Schlaefflin, G.: Acta cardiol. 19, 473 (1965)

V. Trikuspidalöffnungston

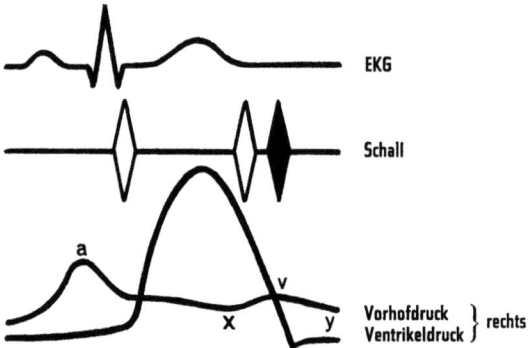

DEFINITION: *Der Trikuspidalöffnungston wird durch die Anspannung der Trikuspidalsegel bzw. die plötzliche Bremsung der ventrikelwärts gerichteten Klappenbewegung als Folge einer Stenose bei Beginn des protodiastolischen Bluteinstroms in den rechten Ventrikel hervorgerufen. Er besteht aus zwei bis drei Schwingungen mit einer Frequenz von 35–140 Hz. Sein zeitlicher Abstand zum Beginn des zweiten Herztons liegt relativ fixiert um 0,05–0,06 sec. Ein Wert von 0,09 sec wird nicht überschritten. Der Trikuspidalöffnungston hat sein p. m. über dem Proc. ensiformis, im 4./5. ICR links parasternal oder – bei stärkerer Dilatation des rechten Herzens – bis zur Medioklavikularlinie links.*

1. Unterscheidung des Trikuspidalöffnungstons vom Mitralöffnungston

Lehrbuchmäßig unterscheidet sich der Trikuspidal- vom Mitralöffnungston dadurch, daß er nicht von hellem, sondern von dumpfem und dunklem Klang ist, sein p. m. nicht im Spitzenbereich und lateral davon, sondern über dem unteren Sternum und links parasternal hat und im Inspirium eine Lautstärkezunahme erfährt.
Diese Kriterien mögen in typischen bzw. initialen Krankheitsstadien zutreffend sein. Meist, insbesondere bei fortgeschrittenen Fällen, wandert jedoch das p. m. des Trikuspidalöffnungstones mehr und mehr zur Spitze, und eine inspiratorische Intensitätszunahme unterbleibt. Da zudem auch der Mitralöffnungston gelegentlich von dumpfer Klangfarbe sein, der Trikuspidalöffnungston demgegenüber eine helle Klangfarbe annehmen kann, kommt man mit Hilfe dieser Unterscheidungsmerkmale nur selten über vage Vermutungen hinaus.
Wesentlicher als formale auskultatorische oder phonokardiographische Unterschiede ist für die Differenzierung zwischen Trikuspidal- und Mitralöffnungston die gesamte klinische und akustische Symptomatik. Gemessen an der Häufigkeit eines Mitralöffnungstons ist ein Trikuspidalöffnungston eine ausgesprochene Seltenheit, an die nur ausnahmweise zu denken ist, und zwar dann, wenn diastolische Geräusche vorhanden sind, die für eine Trikuspidalstenose sprechen könnten (unscheinbares diastolisches Intervallgeräusch mit p. m. über dem unteren Sternum bzw. am unteren linken Sternalrand; präsystolisches, vom folgenden ersten Herzton abgesetztes Geräusch mit gleichem p. m.). Zum anderen ist peinlich auf weitere Symptome einer Trikuspidalstenose zu achten (S. 140)! Sind entsprechende Befunde zu erheben, mag es angehen, einen proto-

diastolischen Extraton fraglicher Zuordnung als Trikuspidalöffnungston anzusehen oder zu deklarieren.

Vom dritten Herzton – insbesondere mit einem rechtsventrikulären protodiastolischen Galopp sind Verwechslungen möglich – ist phonokardiographisch bei Berücksichtigung der zeitlichen Gegebenheiten eine klare Abgrenzung möglich. Der Trikuspidalöffnungston fällt stets deutlich früher ein, als es selbst dem kürzesten Abstand des dritten vom zweiten Herzton (0,12 sec) entspricht. Respiratorische Beeinflussung, p. m. und Klangcharakter können demgegenüber beim Trikuspidalöffnungston und rechtsventrikulären dritten Herzton völlig übereinstimmen.

Der Pulmonalklappenschlußton eines gespaltenen zweiten Herztones unterscheidet sich in ähnlicher Weise vom Trikuspidalöffnungston wie vom Mitralöffnungston (S. 44). Ab- und Zunahme des Durchflußvolumens des rechten Herzens beeinflussen das Spaltungsintervall des zweiten Herztons und das Intervall Zweiter Herzton–Trikuspidalöffnungston gegensinnig: Zunahme des Durchflußvolumens verlängert die Spaltung und verkürzt die Trikuspidalöffnungszeit, Abnahme des Durchflußvolumens verkürzt die Spaltung und verlängert die Öffnungszeit. Dieses differente Verhalten braucht beim Trikuspidalöffnungston jedoch nicht so evident zu sein wie beim Mitralöffnungston. Da sich eine Erhöhung des rechtsseitigen Ventrikeldrucks relativ stärker im Sinne einer Verlängerung des Intervalls Zweiter Herzton–Trikuspidalöffnungston als linksseitige Drucksteigerungen auf die Mitralöffnungszeit auszuwirken pflegt, Erhöhungen des rechtsseitigen Durchflußvolumens aber rascher als im linken Herzen auch eine Steigerung des systolischen Ventrikeldrucks nach sich ziehen, kann die Verkürzung der Trikuspidalöffnungszeit bei Volumenzunahme gering ausfallen oder unscheinbar werden.

Eine sicherere Unterscheidung ist in der Regel durch die Beachtung des p. m. möglich. Die Spaltung des zweiten Herztons bzw. der Pulmonalklappenschlußton haben ihr p. m. im 2./3. ICR links parasternal, der Trikuspidalöffnungston über dem unteren Sternum oder links davon.

2. Differentialdiagnose des Trikuspidalöffnungstons

Der Trikuspidalöffnungston beweist das Vorliegen einer Trikuspidalstenose.

Organische Trikuspidalstenosen sind fast stets Teilerscheinung eines rheumatischen Mehrklappenvitiums. Isolierte Trikuspidalstenosen gehören zu den größten Seltenheiten, sie können kongenitaler oder rheumatischer Natur, durch ein Dünndarmkarzinoid oder durch einen viszeralen Lupus erythematodes hervorgerufen sein. Bei rheumatischen Mehrklappenvitien stehen fast stets die Klappenveränderungen des linken Herzens hämodynamisch und akustisch im Vordergrund. Beim metastasierenden Dünndarmkarzinoid ist neben der Trikuspidalklappe häufig auch die Pulmonalklappe affiziert.

Kombinationen mit weiteren Klappenveränderungen mit meist eindrucksvollerem Geräuschbefund begünstigen das Übersehen einer Trikuspidalstenose. Insbesondere wird eine Trikuspidalstenose dann leicht verkannt, wenn gleichzeitig eine Mitralstenose mit ihren weitestgehend übereinstimmenden Schallerscheinungen vorliegt.

Die akustischen Zeichen werden damit nicht unbedingt zum Leitsymptom der Diagnose einer Trikuspidalstenose. Auch bei Beachtung unterschiedlicher p. m. der dia-

stolischen Geräusche und Öffnungstöne und der vom präsystolischen Geräusch der Mitralstenose abweichenden Konfiguration des präsystolischen Geräusches der Trikuspidalstenose (S. 152) kommt bei kombinierten Vitien oder bei einem Mitralstenosebefund einer ausgeprägten a-Welle im Venenpuls, einem präsystolischen Leberpuls, einer deutlichen Vergrößerung des Herzens im Bereich des rechten Vorhofs, einem P dextrocardiale im EKG, der Angabe des Patienten, flach liegen zu können, und peripheren Insuffizienzsymptomen, ohne daß gleichzeitig oder früher Erscheinungen einer Linksinsuffizienz bzw. gravierendere Stauungssymptome im kleinen Kreislauf beobachtet werden oder wurden, für die Diagnose einer konkommittierenden Trikuspidalstenose im allgemeinen größere Bedeutung zu als den akustischen Phänomenen.
Die für die isolierte Trikuspidalstenose relativ charakteristische Abschwächung des Pulmonalklappenschlußtons geht bei kombinierten Vitien fast immer verloren.
Relative Trikuspidalstenosen dürften häufiger vorkommen als organische. Sie finden sich als Begleiterscheinung angeborener oder erworbener Herzgefäßerkrankungen mit großem trikuspidalem Durchflußvolumen (Trikuspidalinsuffizienz, Vorhofseptumdefekt, Pulmonalvenentransposition, Truncus arteriosus communis, Aortenatresie) und – weitaus seltener – bei erheblicher pulmonaler und rechtsventrikulärer Hypertonie und bei Behinderung der rechtsseitigen Vorhofentleerung (z. B. manche Arrhythmien, dextroatriale Vorhoftumoren). Ob in solchen Fällen tatsächlich ein Trikuspidalöffnungston vorkommen kann, erscheint immer noch nicht erwiesen. Im übrigen imitiert auch die relative Trikuspidalstenose mehr oder weniger vollkommen das Bild der organischen Trikuspidalstenose und damit der Mitralstenose (S. 185). Sie ist nur – meist nebensächliches – Symptom einer anderen Erkrankung, die es zu erkennen gilt, zeugt aber bei Prozessen mit vergrößertem trikuspidalem Durchflußvolumen und rechtsventrikulärer Drucksteigerung von der Schwere der Grundkrankheit.

VI. Frühdiastolischer Extraton

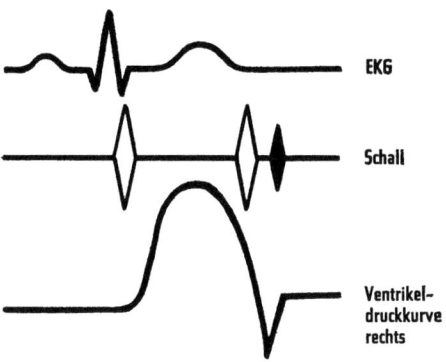

DEFINITION: *Unter dem frühdiastolischen Extra- oder Perikardton wird eine Schall-erscheinung unterschiedlicher Lautstärke, einer Frequenz zwischen 35 und 140 Hz, einer Dauer von 0,04 bis 0,12 sec und einem zeitlichen Abstand vom Beginn des zweiten Herztons zwischen 0,07 und 0,12 sec verstanden. Er hat sein p. m. zwischen Herzspitze und unterem Sternum. Gelegentlich erfährt er eine inspiratorische Lautstärkezunahme.*
Der frühdiastolische Extraton wird durch Schwingungen der Kammermuskulatur, und zwar meist der rechtsseitigen, ausgelöst, die durch plötzliche Bremsung der diastolischen Kammerdehnung während der raschen Füllungsphase hervorgerufen werden. Der früh-diastolische Extraton ist Erkrankungen zugeordnet, die klinisch durch die Symptomatik einer diastolischen Einstromhemmung, also einer Stauung im Einflußbereich der oberen und unteren Hohlvene, gekennzeichnet sind: Konstriktive Kardiopathie. Als Ursache einer solchen diastolischen Einstrom- oder Füllungshemmung kommen in erster Linie perikardiale, seltener myokardiale oder endokardiale Prozesse in Betracht.

1. Unterscheidung des frühdiastolischen Extratons von anderen frühdiastolischen Tönen

A) Gespaltener zweiter Herzton

Der frühdiastolische Extraton folgt dem zweiten Herzton mit einem konstanten Inter-vall. Er wird durch Zunahme der Einflußstauung, nicht dagegen durch respiratorisch bedingte Schwankungen des venösen Zuflußvolumens, die bei konstriktiver Kardiopa-thie an sich kaum zum Tragen kommen, verändert. Theoretisch wären Verwechslungen mit einer weiten und mit einer fixierten Spaltung des zweiten Herztons möglich. Prak-tisch spielen sie kaum eine Rolle. Von einem Pulmonalklappenschlußton bei einer weiten Spaltung des zweiten Herztons unterscheidet sich der diastolische Extraton durch seinen meist klingenden Charakter, sein p. m. und seine häufig weite Fortleitung. Auch die zeitlichen Beziehungen, die sich zumindest phonokardiographisch mit Genauigkeit abklären lassen, tragen zur Differenzierung bei. Intervalle, wie sie den frühdiastolischen Extraton vom zweiten Herzton trennen, kommen selbst bei pathologisch weiter Spal-tung des zweiten Herztons nur selten vor. Fragwürdig kann die Zuordnung überhaupt nur bei ungewöhnlich kurzem Abstand zwischen zweitem Herzton und frühdiastolischem Extraton oder ungewöhnlich breiter Spaltung des zweiten Herztons sein. Man achte in diesen Fällen besonders auf das Verhalten über der Art. pulmonalis! Zumindest bei einem großen Teil der Fälle findet sich hier ja tatsächlich eine Spaltung des zweiten Herztons, und ein Vergleich dieses Spaltungsintervalls mit jenem zwischen zweitem Herzton und fraglichem frühdiastolischem Extraton bringt unverzüglich Klarheit, soweit der frühdiastolische Extraton nicht überhaupt über der Art. pulmonalis neben dem Pulmonalklappenschlußton hör- und vor allem registrierbar ist.

B) Dritter Herzton

Letztlich stellt der frühdiastolische Extraton nichts anderes als eine Sonderform eines pathologischen rechtsventrikulären dritten Herztons dar. Er unterscheidet sich dementsprechend – das aber eindeutig – von dem dritten Herzton lediglich durch sein zeitliches Intervall zum zweiten Herzton:

Der dritte Herzton fängt dort an, wo der frühdiastolische Extraton aufhört, nämlich bei 0,12 sec.

Da das Ohr so feine zeitliche Unterschiede nicht wahrzunehmen vermag, kann auf die phonokardiographische Registrierung meist nicht verzichtet werden. Überhaupt gilt, daß das phonokardiographisch gemessene Intervall zwischen dem Beginn des zweiten Herztons und einem proto- oder mesodiastolischen Ton das zuverlässigste und genaueste Kriterium bei der Differentialdiagnose zusätzlicher diastolischer Töne darstellt (Abb. 5).

Die Verwandtschaft des frühdiastolischen Extratons mit dem dritten Herzton wird durch das Verhalten nach operativer Korrektur des diastolischen Einstromhemmnisses (z. B. Panzerherz) unterstrichen. Der frühdiastolische Extraton wird jetzt leiser und verspätet sich gegenüber dem zweiten Herzton. Sein zeitliches Intervall stimmt nunmehr mit jenem des dritten Herztons überein, und eine Differenzierung ist nicht mehr möglich.

C) Mitralöffnungston und Trikuspidalöffnungston

Frühdiastolischer Extraton, Mitral- und Trikuspidalöffnungston sind hinsichtlich Klangfarbe, Lautstärke, damit auch phonokardiographisch hinsichtlich Amplitude und Frequenz, sowie bezüglich ihres zeitlichen Intervalls zum zweiten Herzton nicht voneinander zu trennen. Dieser Satz verliert selbstverständlich seine Gültigkeit, sobald der protodiastolische Ton nach einem kürzeren Intervall als 0,07–0,08 sec dem zweiten Herzton folgt. In diesem Falle scheidet ein protodiastolischer Extraton differentialdiagnostisch aus (Abb. 5).

Bei Intervallen ab 0,07–0,08 sec bietet sich eine Unterscheidungsmöglichkeit durch das p. m. der einzelnen protodiastolischen Töne an. Sie betrifft allerdings auch nur frühdiastolischen Extraton und Mitralöffnungston, während die p. m. des frühdiastolischen Extratons und des Trikuspidalöffnungstons weitgehend identisch sind.

Bei dieser Sachlage können differentialdiagnostische Überlegungen nicht auf Kriterien, die durch die Extratöne selbst gegeben sind, basieren. Für die Differentialdiagnose müssen vielmehr weitere akustische Erscheinungen herangezogen werden. Dieser Aus- oder Umweg ist umso bedeutsamer, als sich die klinischen Bilder der in Betracht kommenden Krankheiten infolge ihrer Dominanz von Symptomen eines Rechtsherzversagens weitgehend gleichen können.

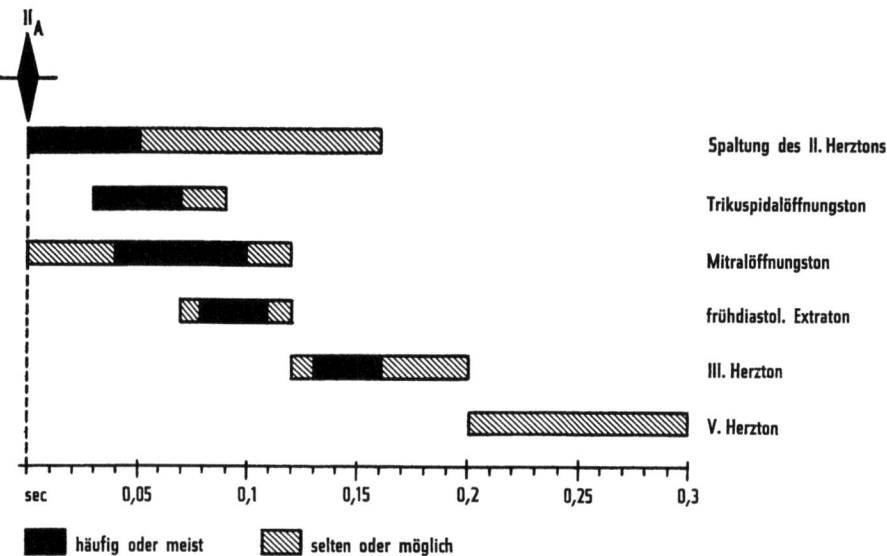

Abb. 5: Gegenüberstellung der zeitlichen Intervalle zwischen Aortenklappenschlußton (II$_A$) und den verschiedenen diastolischen Tönen bzw. Extratönen. Durch ihre zeitlichen Intervalle lassen sich vor allem Mitral-, Trikuspidalöffnungston und protodiastolischer Perikardton mit hinreichender Wahrscheinlichkeit von einem Pulmonalklappenschlußton (Spaltung) und mit Sicherheit von einem dritten Herzton (protodiastolischer Galopp) abgrenzen.

Während der frühdiastolische Extraton meist mit einem leisen ersten und zweiten Herzton einhergeht, wobei Geräusche fehlen oder in Form unscheinbarer und uncharakteristischer Systolika vorhanden sein können, besitzt die Kombination des Mitralöffnungs- oder Trikuspidalöffnungstons mit einem akzentuierten ersten Herzton und vor allem diastolischen Geräuschen (diastolisches Intervallgeräusch, präsystolisches Geräusch) für die Mitral- und Trikuspidalstenose ausschlaggebende diagnostische Bedeutung. Dem akustischen Befund fällt für die Differentialdiagnose die führende Rolle zu. Da jedoch bei der Trikuspidalstenose diastolische Geräusche zumindest häufig recht dürftig ausgeprägt sind oder vollkommen vermißt werden können, bereitet die Unterscheidung zwischen frühdiastolischem Extraton bei rechtsventrikulärer Einstromhemmung und Trikuspidalöffnungston bei Trikuspidalstenose nicht selten erhebliche Schwierigkeiten. Abgesehen von den Symptomen der Rechtsherzinsuffizienz ist beiden Erkrankungen, solange ein Sinusrhythmus besteht, eine prominente a-Welle im Venenpuls und ein P dextrocardiale eigen. Beide Erkrankungen können – hier macht lediglich die konstriktive Perikarditis eine, dann allerdings recht beweisende Ausnahme – mit einer erheblichen Vergrößerung des Herzens, besonders auch nach rechts, einhergehen und sich als ausgesprochen therapieresistent erweisen.

Angesichts und trotz dieser vielen Übereinstimmungen gewinnt der akustische Befund dennoch eine nahezu überragende Bedeutung für die Differentialdiagnose. Da die Trikuspidalstenose so gut wie niemals als isoliertes Vitium, sondern fast stets mit Klappenfehlern des linken Herzens kombiniert vorkommt, gilt es, die akustischen Äußerungen zusätzlicher Mitral- und Aortenfehler zu suchen und nachzuweisen. Sind solche gefunden, scheidet mit den unten aufgeführten Ausnahmen eine konstriktive Kardiopathie aus.

Bei der isolierten oder mit einer Pulmonalstenose kombinierten Trikuspidalstenose bei metastasierendem Dünndarmkarzinoid haben die Klappenveränderungen, verglichen mit den sonstigen Symptomen dieser Erkrankung (u. a. Neigung zu Durchfällen, krisenhafte Blutdruckanstiege, flush, bronchospastische Zustände), kaum jemals eine solche Bedeutung, daß das ausgeprägte Bild einer Rechtsherzinsuffizienz und damit Verwechslungen mit einer konstriktiven Kardiopathie statthaben.

D) Diastolischer Klopfton

McKUSICK[1] beschrieb bei Mitralinsuffizienz mit beträchtlicher bis monströser Herzvergrößerung einen protodiastolischen »Klopfton«, der, palpier- und hörbar, durch das Anschlagen des dilatierten Herzens gegen die vordere Brustwand erzeugt werden und zu der irrigen Annahme anderer frühdiastolischer Töne, in Sonderheit eines Mitralöffnungstons, Anlaß geben soll.
Ein solcher Klopfton ist sicher sehr selten. Seine obligatorische Bindung an die schwere Mitralinsuffizienz mit erheblicher Kardiomegalie und damit an ein Krankheitsbild, bei dem befundmäßig, zumindest aber anamnestisch eine Symptomatik von Seiten des kleinen Kreislaufs im Vordergrund steht oder stand, sollte vor Fehldiagnosen bewahren. Der diastolische Klopfton wird bei der Mitralinsuffizienz im Gegensatz zum protodiastolischen Extraton bei konstriktiver Kardiopathie niemals zum führenden akustischen diagnostischen Symptom!

2. Differentialdiagnose des frühdiastolischen Extratons

Der frühdiastolische Extraton besitzt für die konstriktive Kardiopathie diagnostisch die gleiche Bedeutung wie der Mitralöffnungston für die Mitralstenose. Infolge der akustischen Ähnlichkeit des frühdiastolischen Extratons mit dem Mitralöffnungston und dem dritten Herzton und der weitgehenden Übereinstimmung der klinischen Symptomatik (z. B. Bild der Rechtsinsuffizienz mit Venen-, Leber-, Nierenstauung und peripheren Ödemen, evtl. kombiniert mit Anasarka und Aszites) werden die konstriktiven Kardiopathien vor allem mit Herzinsuffizienzen verschiedener Ursache und der Mitralstenose verwechselt.
Neben den aus den zeitlichen und phonokardiographisch erfaßbaren Beziehungen gegebenen Unterscheidungsmöglichkeiten zwischen frühdiastolischem Extraton, Mitralöffnungston und drittem Herzton und den Folgerungen, die aus zusätzlichen diastolischen Geräuschphänomenen für die Diagnose der Mitralstenose abzuleiten sind, vermag der akustische Befund die differentialdiagnostischen Erwägungen kaum zu bereichern. Eine gewisse Bedeutung kann lediglich dem ersten Herzton insofern zufallen, als er bei myokardialer Insuffizienz und bei konstriktiver Kardiopathie meist abgeschwächt ist, bei Mitralstenose dagegen selbst dann noch verstärkt zu sein pflegt, wenn manifeste Dekompensationserscheinungen vorhanden sind.

---

[1] McKUSICK, V. A. u. R. P. GRANT: Circulation *16*, 414 (1957)

Die kardiale Dekompensation bei konstriktiver Kardiopathie erweist sich in der Regel als »intraktabel«. In diesem Umstand kann ein Unterscheidungsmerkmal gegenüber Herzinsuffizienzen anderer Genese und der Rechtsherzinsuffizienz bei Mitralklappenfehlern gesehen werden. Trotz optimaler Therapie bessert sich bei konstriktiver Kardiopathie die Insuffizienzsymptomatik allenfalls vorübergehend und kurzfristig, meist bleibt sie konstant oder schreitet fort.

Kardiopathien können konstriktive Eigenschaften entwickeln, also zur Behinderung der diastolischen Dehnung und damit des diastolischen Einstroms in die Ventrikel führen, auf Grund primärer oder sekundärer Veränderungen im Bereich des Peri-, Myo- und/oder Endokards. Der frühdiastolische Extraton erlaubt keine Aussage über die Lokalisation des Prozesses. Für diagnostische Überlegungen kann die Beachtung der Häufigkeit der in Betracht kommenden Erkrankungen wertvoll sein. Die konstriktive Perikarditis überwiegt so eindeutig, daß eine myokardiale oder endokardiale konstriktive Kardiopathie überhaupt nur dann zu bedenken ist, wenn gewichtige Symptome oder Gründe gegen eine Pericarditis constrictiva sprechen oder zumindest nicht mit ihr in Einklang zu bringen sind.

Als weitere Besonderheiten seien erwähnt:

Pericarditis constrictiva: Frühdiastolischer Extraton und klinische Symptomatik sind nicht an das Vorliegen oder den Nachweis perikardialer Verkalkung gebunden. Es kann ein Panzerherz bestehen, auch ohne daß der Panzer röntgenologisch erkennbar ist! Gelegentlich kann sogar ein Perikarderguß die gleiche Symptomatik wie ein umschwieltes Herz hervorrufen. Der frühdiastolische Extraton zeichnet sich in der Regel durch größere Lautstärke und höheren Klang als bei anderen Formen einer konstriktiven Kardiopathie aus. Erster und zweiter Herzton sind meist leise und dumpf. Geräusche können fehlen oder in Form unscheinbarer Systolika vorhanden sein. Besonders kennzeichnend ist die Kombination von ausgeprägter Rechtsherzinsuffizienzsymptomatik und kleinem Herzen! Vergrößertes Herz und absolute Arrhythmie sprechen aber nicht gegen eine konstriktive Perikarditis. Im EKG häufig Niederspannung, nicht selten in Verbindung mit normalen oder gar überhöhten P-Zacken. Anamnestisch und befundmäßig sind sehr häufig Hinweise auf eine abgelaufene exsudative Pleuritis gegeben, rheumatische Vorerkrankungen sind dagegen selten.

Konstriktive Myokardiopathie (genetisch uneinheitliche Krankheitsgruppe, z. B. Myokardfibrosen verschiedener Ursache, chronische Myokarditis, sogenannte idiopathische Myokardiopathie, Herzamyloidose, Thesaurismosen u. a.): Im Gegensatz zur konstriktiven Perikarditis ist das Herz stets, meist sogar extrem vergrößert. Mitunter findet sich, auch ohne daß der Prozeß durch eine Ausflußbahnstenose kompliziert ist, ein lautes basales Strömungsgeräusch. Summationsgalopps und präsystolische Galopps sind keine Seltenheit, frühdiastolische Geräusche die Ausnahme. Elektrokardiographisch imponieren neben Störungen der Erregungsrückbildung vor allem Anomalien der Reizleitung, in Sonderheit atrioventrikuläre Überleitungsverzögerungen und Linksschenkelblöcke. Meist besteht Niederspannung. Subjektiv stehen neben der peripheren Insuffizienzsymptomatik Atemnot und Zustände von Asthma cardiale im Vordergrund. Eine mehr oder minder langsame Progredienz der Krankheitsbilder ist unverkennbar. Die sogenannten idiopathischen Myokardiopathien (Atemnot und synkopale Anfälle sind häufig die herausragenden klinischen Erscheinungen) weisen nicht selten eine familiäre Häufung auf. Thesaurismosen werden in der Kindheit, Herzamyloidosen (primäres Amyloid) fast ausschließlich im Erwachsenenalter und jenseits des 70. Lebensjahres beobachtet (a_2-Globulinvermehrung, häufig gastrointestinale Erscheinungen, gelegentlich periphere Neuropathie, dagegen nur ausnahmsweise die für die sekundären Amyloidosen charakteristischen Organbeteiligungen).

Endomyokardfibroelastose: Der auskultatorische Befund kann für die Abgrenzung gegenüber der konstriktiven Perikarditis und Myokardiopathie dann von großer Bedeutung sein, wenn ein mitrales oder trikuspidales Insuffizienzgeräusch vorhanden ist. Während, wie hervorgehoben, der Pericarditis constrictiva keine auffallenden oder wegweisenden Geräusche eigen sind, bei der konstriktiven Myokardiopathie, soweit überhaupt vorhanden, basale Strömungsgeräusche vorherrschen, geht die Endomyokardfibroelastose in betonenswerter Regelmäßigkeit mit systolischen Sofortgeräuschen einer primären oder sekundären Mitral- oder Trikuspidalinsuffizienz einher. Das p. m. dieser Geräusche liegt im apikalen Bereich oder in Zwerchfellnähe. Da die durch eine Vergrößerung vor allem auch des linken Ventrikels gekennzeichnete Form der Endomyokardfibroelastose zusätzlich mit einer Aortenstenose oder einer Aortenisthmusstenose vergesellschaftet sein kann, darf die Kombination eines Insuffizienzsystolikums mit einem basalen aortalen Strömungsgeräusch nicht überraschen. Dem Geräuschbefund entsprechend, finden sich röntgenologisch neben der Vergrößerung des oder der Ventrikel auch eine Dilatation des linken Vorhofs und eine venöse pulmonale Stauung. Bei der sogenannten hypoplastischen Form der Erkrankung ist die linke Herzseite klein, die Dilatation erstreckt sich auf rechte Kammer und rechten Vorhof.

Bei Endokardfibroblastosen als Begleiterscheinung einer kongenitalen Koronargefäßanomalie gelangen vorderwandinfarktähnliche EKG-Bilder zur Beobachtung. Subjektiv stehen Tachypnoe und Tachykardie im Vordergrund.

Sehr selten kann eine Bremsung der protodiastolischen Ventrikelfüllung mit konsekutivem frühdiastolischem Extraton durch eine Deformierung des Thoraxskeletts erfolgen. Die Trichterbrust nimmt unter den in Betracht kommenden Möglichkeiten den ersten Rang ein. Im allgemeinen dürfte die äußerlich sichtbare Verformung des Brustkorbes und das Fehlen nennenswerter Erscheinungen einer venösen Zuflußsperre die richtige Interpretation des frühdiastolischen Extratons erleichtern. Man denke aber immer daran, daß auch ein Mensch mit einer Brustkorbdeformierung an einem Panzerherz erkranken kann.

VII. Fünfter Herzton

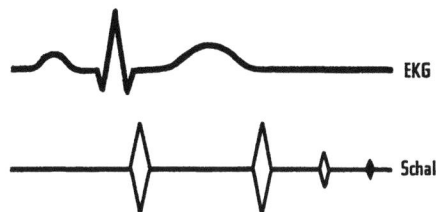

DEFINITION: *Unter dem fünften Herzton wird ein unhörbarer diastolischer Ton, 0,2 bis 0,3 sec nach dem zweiten Herzton (Abb. 5) verstanden*[1]. *Er besteht phonokardiographisch aus einer trägen Schwingung geringer bis mittlerer Amplitude von 0,05–0,06 sec. Dauer und einer Frequenz zwischen 15–20 Hz. Der fünfte Herzton wird stets von einem dritten Herzton begleitet.*

Ursache und klinische Bedeutung des fünften Herztons sind ungeklärt. Er besitzt – wenigstens vorerst – weder einen diagnostischen noch differentialdiagnostischen Wert. Die Deutung des fünften Herztones als dritter Herzton des rechten Ventrikels hat wenig Wahrscheinlichkeit für sich, nachdem sich der dritte Herzton des rechtsventrikulären Galopps weder zeitlich, noch klanglich, noch formal vom linksventrikulären dritten Herzton unterscheidet.

Der fünfte Herzton kann bei Herzgesunden und bei kardialer Volumenbelastung beobachtet werden[2]. Im Kindesalter soll er relativ häufig sein[3].

[1] CALO, A.: Cardiologia *18*, 112 (1951)
[2] ZUCKERMANN, R.: Herzauskultation, Leipzig 1963
[3] HEINTZEN, P.: Quantitative Phonokardiographie, Stuttgart 1960

VIII. Vorhofton

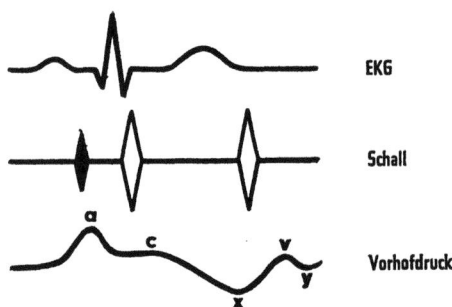

EKG

Schall

Vorhofdruck

DEFINITION: *Der Vorhofton oder vierte Herzton wird mittelbar durch die Kontraktion des Vorhofs in der Präsystole, unmittelbar durch Schwingungen der Vorhof- und/oder Kammermuskulatur hervorgerufen. Er kann – vorwiegend – vom linken, aber auch – selten – vom rechten Herzen erzeugt werden. Der hörbare Vorhofton besteht aus ein bis drei Schwingungen von einer Gesamtdauer zwischen 0,04 und 0,1 sec und einer Schwingungsfrequenz zwischen 15 und 140, sehr selten bis 250 Hz. Er folgt dem Beginn der P-Zacke des EKG nach 0,04–0,23 sec und koinzidiert in der Regel mit dem Anstieg der a-Welle der Vorhofdruckkurve. Das p. m. liegt im Bereich der Herzmitte, ist gelegentlich aber in Richtung Herzspitze verschoben. Weite Fortleitungen, mitunter bis in die Karotiden, kommen vor. Der 4. Herzton ist am besten in Exspirationsstellung in Rückenlage hör- und registrierbar.*

1. Unterscheidung des Vorhoftons vom ersten Herzton

Eine Verwechslung des Vorhoftons mit einem ersten Herzton wird auf zweierlei Weise begünstigt: Einmal kann der Vorhofton selbst für den ersten Herzton, zum anderen in der Kombination Vorhofton + erster Herzton für den ersten Teil eines gespaltenen ersten Herztons gehalten werden. Infolge der zeitlichen Orientierung nach dem EKG scheiden bei phonokardiographischer Registrierung derartige Verwechslungen aus: Der Vorhofton fällt in das Intervall zwischen P-Zacke und R-Spitze des EKG, der erste Herzton oder – bei Spaltung – seine Anteile entsprechen demgegenüber der R-Spitze oder folgen ihr unmittelbar oder mit Verzögerung. Dieser Satz hat zumindest für das Tonsegment des ersten Herztons Gültigkeit. Bedeutungslose inaudible und nur phonokardiographisch erfaßbare Vorsegmente des ersten Herztons können jedoch früher liegen und deshalb unter Umständen als ein später Vorhofton angesehen werden. Für Vorsegment sprechen sehr niederfrequente, kleinamplitudige Schwingungen (nur im 35-Hz-Kanal) mit unmittelbarem Übergang in das Tonsegment des ersten Herztons, für Vorhofton höhere oder gleiche Frequenzen mit Trennung vom ersten Herzton.

Auskultatorisch kann man sich das vom ersten Herzton abweichende Verhalten des Vorhoftons im Stehen für die Unterscheidung zwischen beiden Tönen zunutze machen. Der Vorhofton verschwindet, selbst wenn er im Liegen sehr laut ist, im Stehen nahezu stets und völlig. Diese Tendenz läßt sich häufig bereits im Sitzen erkennen. Da der erste Herzton oder erste Anteil eines gespaltenen ersten Herztons (z. B. bei Schenkel-

block) allenfalls mäßige Lautstärkeunterschiede zwischen Liegen und Stehen aufweisen – häufig nehmen sie im Stehen sogar an Intensität zu – lassen sich auf diesem Wege
relativ einfach falsche Interpretationen umgehen.

2. Unterscheidung des Vorhoftons von protodiastolischen Tönen

Schwierigkeiten bei der Unterscheidung eines Vorhoftons, also eines präsystolischen
Extratons, von protodiastolischen Tönen (dritter Herzton, Mitralöffnungston, protodiastolischer Extraton) treten nahezu ausschließlich bei tachykarder Herzaktion auf,
dann also, wenn als Folge einer kurzen Diastole die Vorhofsystole rasch oder unmittelbar der vorausgehenden Kammersystole folgt. Die P-Zacke schließt sich dann mehr
oder minder direkt dem Ende der Erregungsrückbildung in den Ventrikeln an, und ein
durch die Vorhofkontraktion hervorgerufener vierter Herzton muß damit dem zweiten
Herzton nach 0,1–0,2 sec folgen. Er fällt somit, legt man die für normokarde Herz-
aktionen gültigen Zeitwerte zu Grunde, in die Protodiastole. Diese Überschneidungen
sind in der Praxis häufiger, als man theoretisch meinen möchte.
Da es bei weitgehend gleichem p. m. auskultatorisch, auch unter Anwendung bestimmter Provokationsverfahren oder Lagerungsmanöver, kaum jemals mit hinreichender
Sicherheit gelingt, eine Differenzierung vorzunehmen, sollte man in einschlägigen
Fällen auf die Objektivierung durch das Phonokardiogramm nicht verzichten. Auch
kann mitunter die richtige Deutung schwer oder nur eine Vermutungsdiagnose möglich
sein. Als Leitsymptom hat die zeitliche Beziehung zur P-Zacke des EKG zu gelten. Nun
können aber bei stärkerer Tachykardie mit kompletter, inkompletter oder drohender
Vorhofpfropfung selbstverständlich auch ein dritter Herzton, ein Mitralöffnungston
oder protodiastolischer Extraton vorhanden sein und unter diesen Umständen der
P-Zacke folgen. Eine zuverlässige Trennung gelingt hier häufig erst, wenn, spontan
oder medikamentös, durch Karotisdruck, Pressen o. ä. eine Herzschlagverlangsamung
einsetzt oder erzwungen wird. Bei protodiastolischen Tönen bleibt nach Frequenzverlangsamung das Intervall zum zweiten Herzton, verglichen mit dem Verhalten während der tachykarden Phase, nahezu konstant, während sich das Intervall zum folgenden ersten Herzton verlängert. Bei Vorhoftönen resultiert ein umgekehrtes Verhalten.
Dieser differente Einfluß einer Frequenzverlangsamung läßt sich meist schon mit dem
Stethoskop wahrnehmen. Die phonokardiographische Registrierung schaltet etwaige
Zweifel aus und besitzt dokumentarischen Wert.
Am leichtesten gelingt bei Tachykardie die Unterscheidung eines Mitralöffnungstons
von einem vierten Herzton. Einmal liegt das p. m. des Mitralöffnungstones meist late-
raler als jenes des Vorhoftones, zum anderen enthält der Mitralöffnungston fast stets
höhere Schwingungsfrequenzen und ist von größerer Amplitude. Vor allem wird ein
Mitralöffnungston durch die sehr häufig gleichzeitig vorhandenen weiteren diastolischen Schallerscheinungen einer Mitralstenose bewiesen, und zwar umso mehr, als bei
Mitralstenose, abgesehen von den seltenen Fällen eines dextroatrialen Vorhoftons,
vierte Herztöne nicht vorkommen.

3. Unterscheidung zwischen pathologischem und physiologischem Vorhofton

In ähnlicher Weise wie beim dritten Herzton ist beim Erwachsenen die Hörbarkeit des Vorhoftons das wichtigste Kriterium für eine pathologische Ursache. Der Ton entsteht zwar, wiederum in Analogie zum dritten Herzton, auch unter physiologischen Bedingungen. Seine Lautstärke und Frequenzen sind hierbei aber so gering, daß er nur unter günstigen Schalleitungsverhältnissen, wie sie im wesentlichen nur beim kindlichen Brustkorb gegeben sind, präkordial gehört werden kann. Der physiologische Vorhofton läßt sich allenfalls präkordial, intrakardial oder ösophageal phonokardiographisch registrieren.

Das Kriterium der Hörbarkeit findet seinen objektiven Ausdruck in einer höheren Schwingungsfrequenz und größeren Schwingungsamplitude. Zusammen mit dem ersten und zweiten Herzton bildet der hörbare, also pathologische Vorhofton den *präsystolischen Galopp*.

Bei schmalbrüstigen Individuen, insbesondere bei Kindern, kann, wie angedeutet, auch ein physiologischer Vorhofton hörbar sein. An diese Möglichkeit ist zu denken, wenn bei entsprechender Thoraxform der vierte Herzton nur aus niederen Frequenzen von kleiner Amplitude besteht und keine Kardiopathie (s. u.) vorliegt, in deren Gefolge über eine Volumen- oder Druckbelastung eines Herzteils ein Vorhofton resultieren kann.

4. Unterscheidung zwischen sinistro- und dextrokardialem Vorhofton

Es existieren keine auskultatorischen oder phonokardiographischen Merkmale, die eine Unterscheidung eines sinistro- von einem dextroatrialen Vorhofton mit hinreichender Beweiskraft ermöglichen. Zwar eilt bei intrakardialer Registrierung im Experiment entsprechend der frühzeitigeren elektrischen Erregung des rechten Vorhofs der dextroatriale vierte Herzton dem sinistroatrialen um rund 0,03 sec voraus[1], doch ist damit, da fixe oder absolute zeitliche Beziehungen der Vorhoftöne zu den elektrischen Abläufen fehlen, in der Praxis nichts anzufangen. Am ehesten erlauben noch das respiratorische Verhalten des Intervalls zwischen P-Zacke und Vorhofton sowie die Reaktion nach intrathorakaler Drucksteigerung gewisse Rückschlüsse auf den Entstehungsort eines vierten Herztons. Sinistrokardiale Vorhoftöne ändern ihre zeitliche Distanz zur P-Zacke in Abhängigkeit von der Atmung nicht, während dextrokardiale Vorhoftöne eine inspiratorische Intervallverkürzung und exspiratorische -verlängerung erkennen lassen können. Da diese Verschiebungen volumenabhängig sind, respiratorische Volumenschwankungen im Bereich des Herzens aber nicht obligat erfolgen, sondern verschiedenartigen Einflüssen unterliegen, sind im Einzelfall aus atmungsgebundenen Änderungen des Intervalls zwischen elektrischer und akustischer Äußerung der Vorhoftätigkeit nur, und zwar lediglich im positiven Falle, Hinweise, aber keine Beweise für eine dextrokardiale Genese eines Vorhoftons ableitbar.

Bei intrathorakaler Drucksteigerung folgt der rechtsseitige Vorhofton dem Beginn der postpressorischen Phase unmittelbar, der linksseitige Vorhofton dagegen erst nach 4 bis 5 sec.

---

[1] MUIESAN, G., D. M. McCANON, D. NUNEZ-DEY u. G. DI BARTOLO: Amer. J. Physiol. *201*, 1090 (1961)

Ausschlaggebender für die lokalisatorische Zuordnung eines vierten Herztons ist die zugrundeliegende Kardiopathie. Prozesse, die mit einer Druck- oder Volumenbe- oder -überlastung des linken Herzens einhergehen, führen mit großer Wahrscheinlichkeit zu einem sinistroatrialen, solche des rechten Herzens zu einem dextroatrialen vierten Herzton. Das klinische Bild ist somit für die Diagnose eines links- oder rechtskardialen präsystolischen Galopps entscheidender als akustische oder phonokardiographische Besonderheiten des Vorhoftons. Besondere Beachtung verdienen in diesem Zusammenhang ein P dextrocardiale im EKG und eine markante a-Welle im Venenpuls. Sie weisen auf eine Drucksteigerung im rechten Vorhof und machen beim Vorhandensein eines vierten Herztons dessen dextrokardialen Ursprung wahrscheinlich.

5. Differentialdiagnose des Vorhoftons

Auch der pathologische Vorhofton kennzeichnet in ähnlicher Weise, wie es bereits für den dritten Herzton hervorgehoben wurde, keine bestimmte Krankheit, sondern einen abnormen Funktionszustand. Er ist deshalb weniger von differentialdiagnostischer als von funktionsdiagnostischer Bedeutung.

Pathophysiologisch geht der Vorhofton auf drei Mechanismen zurück:

Druckbelastung eines Ventrikels mit Rückkoppelung auf den vorgeschalteten Vorhof.
Als häufige zusätzliche akustische Symptome sind anzutreffen: Systolisches Geräusch einer organischen oder relativen Semilunarklappen- oder Ausflußbahnstenose, frühsystolischer Klick. Gelegentlich finden sich außerdem die Symptome einer relativen Atrioventrikularklappeninsuffizienz (protomesosystolisches Sofortgeräusch mit p. m. über der Spitze oder Trikuspidalklappe, evtl. dritter Herzton).
Im EKG bei meist pathologischem Links- oder Rechtstyp Hypertrophie- und Schädigungszeichen.

Volumenbelastung eines Ventrikels mit Rückkoppelung auf den vorgeschalteten Vorhof (in Form einer Druck- oder Volumenbelastung).
Als häufige zusätzliche akustische Symptome sind anzutreffen: Geräusche einer relativen Atrioventrikularklappeninsuffizienz, zu denen sich die Befunde einer Semilunarklappeninsuffizienz (diastolische Sofortgeräusche aortalen oder pulmonalen Ursprungs), einer relativen Semilunarklappenstenose oder (sehr selten) einer relativen Atrioventrikularklappenstenose (kurzes diastolisches Intervallgeräusch mit p. m. über der Spitze oder Trikuspidalklappe) gesellen können.
Im EKG Links- oder Rechtstyp mit Schädigungs-, dagegen nur ausnahmsweise mit Hypertrophiezeichen.

Blockierung der atrioventrikulären Überleitung.
Als häufige zusätzliche akustische Symptome sind anzutreffen: Geräusche einer relativen Semilunarklappenstenose, gelegentlich durch wechselnde Lautstärke des ersten Herztons und die Schallerscheinungen einer relativen Atrioventrikularklappeninsuffizienz ergänzt.

Bemerkenswert ist, daß eine organische Stenose oder Insuffizienz der Mitral- oder

Trikuspidalklappe, obwohl meist mit einer vermehrten Dehnung der Vorhofmuskulatur oder mit einer atrialen Drucksteigerung verbunden, praktisch niemals zu einem Vorhofton der gleichen Herzseite führt. Die Existenz eines präsystolischen Galopps muß stets stärkste Zweifel an der Diagnose eines organischen Atrioventrikularklappenfehlers wecken. Selbst relative Insuffizienzen dieser Klappen schwächen bei ihrem Eintritt vorher vorhandene Vorhoftöne häufig ab oder bringen sie ganz zum Verschwinden. Auch bei konstriktiven Kardiopathien wird ein Vorhofton fast stets vermißt. Aus diesen Gegebenheiten ist der Schluß zu ziehen, daß neben der Druck- oder Volumenbelastung für das Auftreten eines Vorhoftons die Möglichkeit einer effektiven Vorhofsystole, also unbehinderten Entleerung, eine wesentliche Voraussetzung darstellt.

Bei künstlicher Klappenprothese (Mitralklappe) wird nicht allzu selten, soweit ein Sinusrhythmus besteht, ein Vorhofton gehört! Er geht auf Bewegungen der Prothese bzw. des Klappenrings während der Vorhofsystole zurück.

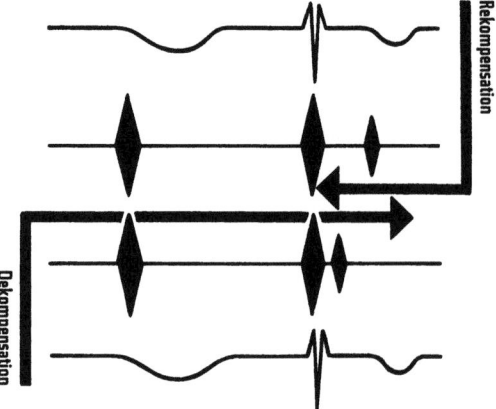

Abb. 6: Einfluß des Kompensationszustandes des Herzens auf das zeitliche Intervall zwischen Beginn der P-Zacke des EKG und Vorhofton. Dekompensation verkürzt, Rekompensation verlängert den Abstand des Vorhoftons von der vorausgehenden P-Zacke.

Leitungsbedingte Vorhoftöne beanspruchen die geringste Aufmerksamkeit, volumenbedingten Vorhoftönen kommt die größte klinische Bedeutung zu, Drucksteigerungen sind ihre häufigste Ursache. Ein volumenbedingter Vorhofton ist dann anzunehmen, wenn keine atrioventrikulären Überleitungsstörungen oder keine Hypertrophie eines oder beider Ventrikel bzw. keine Erkrankung, die über eine Druckbelastung gewöhnlich zu einer Hypertrophie führt, vorliegen. Obwohl Vorhoftöne als Folge einer Volumenbelastung auch bei myokardialer Suffizienz vorkommen, werden sie doch weitaus häufiger als Ausdruck einer pathologischen Volumenüberlastung bei myokardialer Insuffizienz beobachtet. Hier liegt die besondere klinische Bedeutung des vierten Herztons bzw. des präsystolischen Galopps! Die Parallele zum dritten Herzton ist offenkundig.
Ein volumenbedingter Vorhofton, dessen häufigste Ursachen der Tabelle 5 zu entnehmen sind, ist meist leiser und fällt später ein als ein druckbedingter vierter Herzton. Sein zeitliches Intervall zum Anfang oder Ende der P-Zacke bzw. zum ersten Herzton ist nicht zuletzt vom myokardialen Kompensationsgrad abhängig. Dekompensation läßt den Vorhofton näher an die P-Zacke rücken, Rekompensation verschiebt ihn in Richtung zum ersten Herzton (Abb. 6).

Tabelle 5 Häufigste Ursachen eines druck- und volumenbedingten vierten Herztons

druckbedingt		volumenbedingt	
sinistrokardial	dextrokardial	sinistrokardial	dextrokardial
Hypertonie	Mitralklappenfehler	Myokarditis	Lutembacher-Komplex
Aortenstenose	Cor pulmonale	koronarsklerotische	Morbus Ebstein
Aortenisthmusstenose	Pulmonalstenose	Kardiopathie mit und	Pulmonalvenentranspo-
	Eisenmenger-Reaktion	ohne Infarkt	sition
	Fallotsche Mißbildung	Aorteninsuffizienz	Vorhofseptumdefekt
	(sehr selten, fast stets	Trikuspidalatresie	(sehr selten)
	nur zu registrieren und		
	nicht zu hören)		

Ein sinistrokardialer druckbedingter Vorhofton tritt gewöhnlich erst bei stärkeren links-ventrikulären Drucksteigerungen (enddiastolisch > 16 mm Hg, systolisch > 160 mm Hg) in Erscheinung. Im rechten Ventrikel genügt eine Drucksteigerung von »nur« 100 bis 120 mm Hg systolisch. Dem Auftreten eines vierten Herztons gebührt bei Hypertonien des großen Kreislaufs dann eine ominöse Bedeutung, wenn er der elektrischen Aktivierung des Vorhofs, also der P-Zacke, rasch folgt. Benigne Hypertonieformen weisen, ent-sprechend ihren im Durchschnitt niedrigeren arteriellen Mitteldruckwerten, meist ein deutlicheres Intervall zwischen P-Zacke und viertem Herzton auf.[1] Die Therapie mit antihypertensiven Substanzen vermag, wenn sie effektiv ist, das Intervall zu verlän-gern oder einen Vorhofton gar zum Verschwinden zu bringen.

Leitungsbedingte Vorhoftöne können gelegentlich eine besondere diagnostische Bedeu-tung besitzen, wenn es sich um einen Atrioventrikularblock dritten Grades handelt. Hier können die in die lange Diastole fallenden Vorhofkontraktionen zu Vorhoftönen führen, die meist allerdings sehr leise und dumpf sind und gelegentlich dem zweiten Herz-ton wie ein ein- oder mehrfaches Echo nachhallen (»Echosystolen«). In Kombination mit einer Bradykardie und wechselnd lauten ersten Herztönen bilden diese multiplen und ohne feste zeitliche Beziehungen zu den ersten und zweiten Herztönen einfallenden Vorhoftöne eine wichtige akustische Trias für die Diagnose der Kammerautomatie bei komplettem atrioventrikulärem Block.
Atrioventrikuläre Blockierungen vom Typ Wenckebach sind nur ausnahmsweise mit Vorhoftönen vergesellschaftet. Gelegentlich ist in Koinzidenz mit den progredienten Verlängerungen der Überleitungszeit ein Abrücken solcher Vorhoftöne vom ersten Herzton zu beobachten. Um diese Besonderheit zu erfassen, wird es jedoch fast stets der phonokardiographischen Registrierung bedürfen. Das jeweils gleichzeitig angefertigte EKG ist für die Diagnose ungleich wichtiger.

---

[1] HULTGREN, H. N. u. H. HUBIS: Amer. Heart J. *19*, 306 (1965)

IX. Frühsystolischer Klick

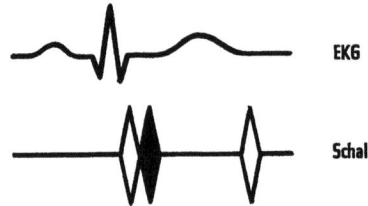

EKG

Schall

DEFINITION: *Der frühsystolische Klick (ejection click) entsteht durch eine Verstärkung der letzten Schwingungen des Tonsegmentes oder der Schwingungen des Nachsegmentes des ersten Herztones. Sein heller »klickender« Klang beruht auf seinem Gehalt an hohen Frequenzen. Er ist meist mäßig laut bis laut, folgt dem Beginn des QRS-Komplexes nach 0,06–0,18 sec, dem Beginn des ersten Herztons nach 0,02–0,14 sec.*
Der frühsystolische Klick stellt die pathologische Verstärkung physiologisch inaudibler Schallschwingungen dar, hervorgerufen durch die Öffnung der Semilunarklappen oder die Dehnung postvalvulärer Gefäßabschnitte. Seine klinische Bedeutung ist darin zu sehen, daß er, abgesehen von der unmittelbaren postnatalen Periode, stets relevante pathologische Verhältnisse anzeigt. Für die Annahme eines frühsystolischen Klicks genügt nicht die phonokardiographische Registrierung. Er muß hörbar sein!

1. Unterscheidung des frühsystolischen Klicks vom ersten Herzton und Vorhofton

Verwechslungen des frühsystolischen Klicks mit einem ersten Herzton sind dadurch möglich, daß einmal bei abgeschwächtem oder sehr leisem erstem Herzton (z. B. bei Aortenstenose) der Klick selbst für den ersten Herzton gehalten wird. Zum anderen kann der Klick zusammen mit dem ersten Herzton eine weite Spaltung dieses Tones (z. B. Schenkelblock) vortäuschen. Infolge eines weiten Streubereiches des zeitlichen Intervalls beim frühsystolischen Klick kann selbst phonokardiographisch seine Identifizierung sehr schwierig, unter Umständen nur vermutungsweise möglich sein. Diese Schwierigkeiten bestehen allerdings nur bei kurzem Intervall zwischen erstem Herzton bzw. Beginn von QRS und frühsystolischem Klick. Je ausgeprägter das Intervall, umso weniger wahrscheinlich ist eine weite Spaltung des ersten Herztons. Tonartige Erscheinungen, die zeitlich dem Ende von QRS entsprechen oder ihm gar folgen, sind kaum jemals ein verspäteter erster Herzton oder Teil einer weiten Spaltung dieses Tones, sondern, soweit sie vor Systolenmitte einfallen, frühsystolische Klicks.
Auskultatorisch ist die Unterscheidung mitunter leichter möglich als phonokardiographisch, da hierbei Lautstärke und Klangfarbe richtungweisend werden. Weiterhin: Der erste Herzton hat sein p. m. fast stets im Spitzenbereich, der frühsystolische Klick dagegen basal, über Herzmitte oder am linken unteren Sternalrand. Wird nun ein vermeintlicher erster Herzton bei stufenweiser Auskultation von der Herzspitze zur Basis immer heller und lauter, demaskiert er sich durch dieses Verhalten als frühsystolischer

Klick. Das gilt sowohl für einen ungespaltenen als auch für einen gespaltenen ersten Herzton. Umgekehrt ist dann ein erster Herzton und kein frühsystolischer Klick anzunehmen, wenn der zu prüfende Ton sein Lautstärkemaximum an der Spitze hat und basiswärts dumpfer, leiser oder unhörbar wird.

Täuschungen sind auch dergestalt möglich, daß ein aus Vorhofton und erstem Herzton bestehendes Tonpaar als erster Herzton + frühsystolischer Klick interpretiert wird. Hier erlaubt das Phonokardiogramm stets eine zuverlässige Differenzierung. Die Unterscheidung ist in der Regel aber auch bereits mit dem Stethoskop möglich: Ein Vorhofton wird bei aufrechter Körperhaltung leiser oder verschwindet völlig, ein frühsystolischer Klick bleibt unverändert oder wird gelegentlich sogar lauter.

2. Unterscheidung zwischen aortalem und pulmonalem frühsystolischen Klick

Sowohl die Aorten- als auch die Pulmonalklappe oder die klappennahen Abschnitte der Pulmonalarterie und der Aorta können zum Ursprungsort eines frühsystolischen Klicks werden.

Obwohl die Pulmonalklappenöffnung physiologischerweise der Aortenklappenöffnung vorausgeht, taugen selbst bei subtilster phonokardiographischer Registriertechnik die zeitlichen Beziehungen zum ersten Herzton wegen der erheblichen, völlig unübersehbaren und im Einzelfall nicht abschätzbaren zeitlichen Überschneidungen nicht zur Differenzierung zwischen pulmonalem und aortalem frühsystolischem Klick. Dem Ohr kommt in dieser Hinsicht von vornherein keine Bedeutung zu.

Eine Abgrenzung gelingt in der Regel bei Beachtung des p. m. und der respiratorischen Beeinflußbarkeit (Abb. 7).

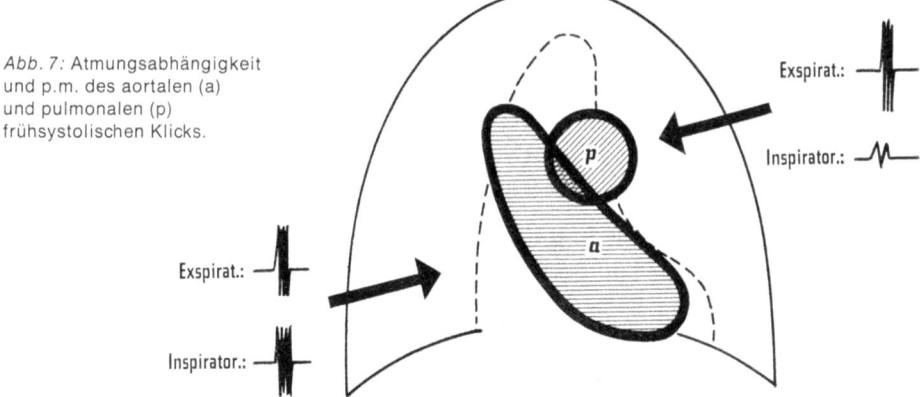

Abb. 7: Atmungsabhängigkeit und p.m. des aortalen (a) und pulmonalen (p) frühsystolischen Klicks.

Der pulmonale frühsystolische Klick ist am lautesten während des Exspiriums bzw. nimmt exspiratorisch an Lautstärke zu, wird im Inspirium dagegen leiser, häufig sogar unhörbar. Der aortale frühsystolische Klick bleibt demgegenüber durch die Atmung im wesentlichen unbeeinflußt.

Der pulmonale frühsystolische Klick hat sein p. m. über der Auskultationsstelle der Art.

pulmonalis, eine Fortleitung entlang dem Sternalrand ist fast stets nur in geringem Maße vorhanden. Das p. m. des aortalen frühsystolischen Klicks liegt über der Aorta und Herzmitte. Schärpenförmige Ausstrahlung in Richtung Trikuspidalis und Herzspitze ist eher die Regel als die Ausnahme.

Als weiteres Glied in der differentialdiagnostischen Kette sind die Grundkrankheiten zu berücksichtigen: Krankheiten des linken Herzens führen zu einem aortalen, Krankheiten des rechten Herzens zu einem pulmonalen frühsystolischen Klick. Eine Ausnahme können Anomalien mit einem erheblichen Links-Rechts- oder Rechts-Links-Shunt machen.

3. Differentialdiagnose des frühsystolischen Klicks

Der frühsystolische Klick entsteht entweder durch Öffnung der Aorten- oder Pulmonalklappe (Aorten- oder Pulmonalklappenöffnungston) oder durch Dehnung der klappennahen Gefäßabschnitte (Aorten- oder Pulmonaldehnungston). Nach neueren Untersuchungen kann es jedoch nicht als ausgeschlossen gelten, daß auch bei den »Öffnungstönen« die Dehnung der postvalvulären Gefäßabschnitte keine geringe Rolle spielt.

Da die Öffnung normaler Semilunarklappen nicht zu einem auf der vorderen Brustwand hörbaren Ton führt, hat der hörbare Aorten- oder Pulmonalöffnungston pathologische Klappenveränderungen zur Voraussetzung. Sie bestehen in Analogie zu den strukturellen Vorbedingungen für den Mitralöffnungston in schwingungsfähig-stenosierten oder zumindest nennenswert sklerosierten Klappen.

Auch die mit der Herzaktion verbundene Dehnung der efferenten großen Gefäße geht unter normalen Bedingungen nicht mit einem hörbaren Ton einher. Ursache eines audiblen Aorten- oder Pulmonaldehnungstones sind verstärkte Gefäßwandschwingungen, hervorgerufen durch

ein abnorm großes kardiales Auswurfvolumen bei normaler oder annähernd normaler Gefäßwand,
eine abnorme Änderung der Gefäßstruktur bzw. Gefäßelastizität bei normalem oder annähernd normalem kardialem Auswurfvolumen,
eine Kombination beider Voraussetzungen.

Bei dem Versuch, aus auskultatorischen oder phonokardiographischen Kriterien einen Öffnungs- von einem Dehnungston abzutrennen, stehen theoretische Überlegungen Pate. In der Praxis ist eine solche Trennung nahezu unmöglich. Unter Umständen kann einmal ein frühsystolischer Klick, der einem Strömungsgeräusch unmittelbar vorausgeht, für einen Öffnungston, ein frühsystolischer Klick andererseits, der ein Strömungsgeräusch überlagert, für einen Dehnungston sprechen[1]. In der Regel haben aber für die Beurteilung eines frühsystolischen Klicks als Öffnungs- oder Dehnungston nicht akustische Besonderheiten dieses Extratones, sondern die zugrunde liegende Erkrankung und die durch sie geschaffene pathophysiologische Situation Bedeutung. Sie gilt es zu erkennen. Da bei dieser Erkennung der frühsystolische Klick aber keine besondere Rolle

---

[1] ZUCKERMANN, R.: Herzauskultation, Leipzig 1963

zu spielen pflegt, stellt er auch kein Leitsymptom für differentialdiagnostische Überlegungen dar. Diese Einschränkung schließt nicht aus, daß er bei gegebener Diagnose funktionsdiagnostische Aussagen erlaubt oder erlauben kann. Unter Berücksichtigung klinischer und pathophysiologischer Überlegungen und Daten sei das Wissens- und Bemerkenswerte vom frühsystolischen Klick nachstehend zusammengefaßt:

a) Aortaler frühsystolischer Klick

ÖFFNUNGSTON:

Aortenstenose. Der Klick kommt praktisch nur bei valvulärer, nicht hingegen bei subvalvulärer oder supravalvulärer Stenose vor[1]. Er ist der leichten bis mittelschweren Aortenstenose zugeordnet und fehlt so gut wie stets bei Klappenverkalkungen.

Aortenklappensklerose. Im Gegensatz zur Aortenstenose ist der Aortenklappenschlußton meist laut.

Aorta bicuspida. Auch hierbei wird fast immer ein verstärkter Aortenklappenschlußton beobachtet.

DEHNUNGSTON:
primär gefäßbedingt:
Aortensklerose. Ein Dehnungston wird im Greisenalter in rund 15% der Fälle wahrgenommen. Eine röntgenologisch erkennbare Aortenektasie ist für die Diagnose nicht Voraussetzung.

Aortenaneurysma. Die röntgenologisch nachweisbare Erweiterung der Aorta ascendens ist Leitsymptom.

Hypertonie. Fast stets besteht zusätzlich eine stärkere Aortensklerose. Die Höhe des systolischen Drucks ist für den Klick nicht ausschlaggebend.

Aortenisthmusstenose. Im Gegensatz zur arteriellen Hypertonie anderer Ursache kommt der Druckhöhe wesentliche Bedeutung für den Klick zu.

primär volumenbedingt:
Aorteninsuffizienz. Ausmaß der Regurgitation und Aortendilatation bestimmen das Auftreten eines Klicks.

Karditis. Ein Klick wird höchstens vorübergehend beobachtet.

Fallotsche Tetra- und Pentalogie, Pulmonalatresie, Trikuspidalatresie. Das Auswurfvolumen des linken Ventrikels wird durch einen Rechts-Links-Shunt vergrößert. Mischungszyanose! Der Klick ist Anomalien mit großem Shuntvolumen zugeordnet.

---

[1] EDWARDS, F. R. u. R. S. JONES: Thorax 17, 218 (1962)

b) Pulmonaler frühsystolischer Klick

ÖFFNUNGSTON:

> *Pulmonalstenose.* Das Intervall des Klicks zum ersten Herzton ist druckabhängig: Je niedriger der rechtsventrikuläre systolische Druck ist, desto später tritt der Klick auf. Zusätzliche Befunde: Weite Spaltung des zweiten Herztons mit Abschwächung des Pulmonalklappenschlußtons, Pulmonalstenosegeräusch.

DEHNUNGSTON:

primär gefäßbedingt:

> *Pulmonale Hypertonie* bei Cor pulmonale und Mitralklappenfehlern. Meist weitere Symptome der pulmonalen Hypertonie vorhanden: Pulmonales Strömungsgeräusch, enge Spaltung des zweiten Herztons mit Intensitätszunahme des Pulmonalklappenschlußtons, dextroatrialer vierter Herzton, gelegentlich Graham-Steel-Geräusch.

> *Idiopathische Pulmonaldilatation.* Zusätzlich: Weite Spaltung des zweiten Herztons mit Intensitätszunahme des Pulmonalklappenschlußtons.

primär volumenbedingt:

> *Funktionell.* Vorwiegend bei Jugendlichen mit großem pulmonalem Durchflußvolumen (z. B. bei Erregung, nach Arbeit u. ä.).

> *Anomalien mit Links-Rechts-Shunt* (Vorhofseptumdefekt, Pulmonalvenentransposition, gemeinsamer Atrioventrikularkanal, Ductus Botalli apertus, aortopulmonale Fistel, Ventrikelseptumdefekt, Aortenatresie, Unterbrechung des Aortenbogens, Transposition der großen Gefäße). Das Auftreten des Klicks ist von der Shuntgröße abhängig.

> *Eisenmenger-Reaktion.* In 80% der Fälle frühsystolischer Klick. Enge Spaltung des zweiten Herztons mit lautem Pulmonalklappenschlußton. Häufig dürfte auch die pulmonale Drucksteigerung für den Klick eine Rolle spielen.

> *Morbus Ebstein.* Der Klick wird ausnahmsweise wahrscheinlich nicht durch eine Dehnung der Art. pulmonalis, sondern durch die Öffnung der verlagerten Trikuspidalklappe bzw. Anspannung der Muskulatur der supravalvulären rechten Kammer hervorgerufen[1]. Zusätzliche akustische Erscheinungen: Häufig dritter und vierter Herzton sowie trikuspidales Insuffizienzgeräusch.

> *Hyperthyreose.* Ein pulmonaler Klick ist nur ausnahmsweise feststellbar.

> *Gravidität.* Ein Klick ist nur bei ungewöhnlicher Vergrößerung des pulmonalen Durchflußvolumens hör- oder registrierbar.

---

[1] MICHEL, D.: Angeborene Herzfehler. Berlin, Göttingen, Heidelberg 1964

X. Meso- und spätsystolischer Klick

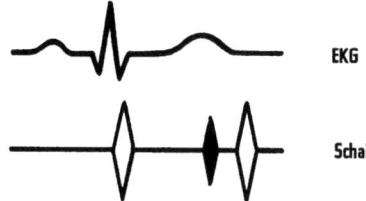

DEFINITION: *Meso- und spätsystolische Klicks sind Schallerscheinungen, die in das zweite Drittel, die Mitte oder die zweite Hälfte der Systole fallen, meist aus wenigen Schwingungen höherer Frequenz bestehen, gelegentlich von einem kurzen, häufig rauhem oder kratzendem, mitunter musikalischem Geräusch gefolgt sind und auskultatorisch fast stets als ohrnah imponieren. Ihre Dauer schwankt zwischen 0,01 und 0,07 sec. Zum vorausgehenden ersten und nachfolgenden zweiten Herzton können konstante oder variable (»gleitende«) zeitliche Beziehungen bestehen. Der meso- oder spätsystolische Klick hat sein p. m. über der Herzmitte, der absoluten Herzdämpfung und/oder der Herzspitze, fast nie dagegen über der Herzbasis. Weitreichende Fortleitungen werden nur ausnahmsweise beobachtet.*

1. Unterscheidung des meso- und spätsystolischen Klicks von einem frühsystolischen Klick

Abgesehen von hochgradigeren tachykarden Zuständen, gelingt in der Regel auch dem ungeübten Ohr die für die Differenzierung richtige zeitliche Einordnung. Der frühsystolische Klick folgt dem ersten Herzton und läßt bis zum zweiten Herzton das längere zeitliche Intervall. Der meso- oder spätsystolische Klick aber halbiert die Systole oder geht nach einem längeren Intervall nach dem ersten Herzton dem zweiten Herzton mehr oder weniger kurz voraus. Ferner sind die häufig unterschiedlichen p. m. beider Klickarten zu beachten.

Weiterhin wird ein frühsystolischer Klick durch Inspiration nicht verändert, oder er wird abgeschwächt, ein meso- oder spätsystolischer Klick aber (insbesondere bei tiefer Inspiration) verstärkt. Der gleiche Effekt kann durch Heben der Arme erzielt werden.

Frühsystolische Klicks sind schließlich meist mit bedeutsameren oder auffallenderen Geräuschen kombiniert. Meso- oder spätsystolische Klicks stellen demgegenüber fast immer entweder die einzige akustische Besonderheit dar oder finden sich neben unscheinbaren oder spätsystolischen Geräuschen.

Im Zweifelsfalle bringt das Phonokardiogramm, das eine eindeutige zeitliche Zuordnung zu den einzelnen Phasen der Systole gestattet, Klarheit.

2. Unterscheidung des meso- und spätsystolischen Klicks von einem gespaltenen zweiten Herzton und frühdiastolischen Extratönen

Bei beiden Verwechslungsmöglichkeiten wird der Klick für den zweiten Herzton oder den ersten Anteil des zweiten Herztons (Aortenklappenschlußton) und der zweite Herzton für den zweiten Anteil dieses Tons (Pulmonalklappenschlußton) oder einen frühdiastolischen Extraton (dritter Herzton, Mitralöffnungston, protodiastolischer Perikardton) gehalten. Vor allem weite Spaltungen des zweiten Herztons können akustisch zur irrtümlichen Annahme eines spätsystolischen Klicks + zweiter Herzton Anlaß geben.

Die im letzten Abschnitt erwähnte Akzentuation des Klicks bei tiefer Inspiration genügt in nahezu allen Fällen, um eine Spaltung des zweiten Herztons oder einen frühdiastolischen Extraton auszuschließen; diese Töne erfahren bei forcierter Inspiration meist eine Abschwächung. Zwar kann eine Spaltung des zweiten Herztons auch einmal durch die Inspiration verstärkt und damit dem explorierenden Ohr bedeutsamer werden, das p. m. dieses Vorganges liegt aber nahezu stets über der Auskultationsstelle der Art. pulmonalis, das des Klicks jedoch tiefer. Darüberhinaus zeichnet sich der Klick durch eine so erhebliche Variabilität in Abhängigkeit von der Körperlage, der Herzschlagfolge und der Atmung aus, wie sie selbst bei einem protodiastolischen Perikardton höchstens ausnahmsweise beobachtet wird (S. 53).

Ferner vermag das Phonokardiogramm alle eventuellen Unklarheiten zweifelsfrei zu beseitigen. Auskultatorisch kann man sich schließlich folgenden Tricks bedienen: Man prägt sich zunächst die Rhythmik der Herztöne an einer Stelle des Herzens oder der vorderen Brustwand ein, an der nur zwei Töne, also der erste und zweite Herzton vorhanden sind. Unter Umständen erleichtert es die Erkennung, den Takt dieser zwei Töne mit dem Finger mitzuklopfen. Unter regelmäßigem und rhythmischem Weiterklopfen setzt man das Stethoskop nun auf jenen Punkt auf, über dem der fragliche Ton zu hören ist. Selbst bei nicht sehr ausgeprägtem rhythmischem und zeitlichem Empfinden läßt sich auf diese Weise meist recht gut entscheiden, ob der zusätzliche Ton vor oder hinter dem zweiten Herzton liegt.

Hüten sollte man sich vor Verwechslungen mit atmungsabhängigen skelettbedingten Tönen oder Geräuschen (kostochondrales, kostosternales Knacken). Im Gegensatz zum Klick, der stets Beziehungen zur Herzaktion hat und im exspiratorischen Atemstillstand vorhanden ist, verschwinden diese Töne und Geräusche, wenn der Atem angehalten wird.

3. Differentialdiagnose des meso- und spätsystolischen Klicks

Im Gegensatz zum frühsystolischen Klick, der, wie erwähnt, stets relevant pathologischen Prozessen zugeordnet ist, tritt der isolierte meso- und spätsystolische Klick nahezu regelhaft bei klinisch normalem Herzen auf. Zwar stellt er selbst keinen normalen Befund dar, doch ist er auch kein Pathologikum im Sinne eines krankhaften oder als Krankheit wirkenden Geschehens.

Der meso- und spätsystolische Klick verdankt seine Entstehung zumindest in der Mehrzahl der Fälle extrakardialen Veränderungen, wobei es sich meist um Restzustände und nicht um Veränderungen im Rahmen eines akuten Krankheitsprozesses handelt. Patienten mit spät- oder mesosystolischen Klicks imponieren deshalb meist nicht nur kardial, sondern überhaupt als gesund. Beim Gros der Fälle läßt sich keine plausible Ursache eruieren, und nur auf Grund von Analogieschlüssen ist eine Vermutung über die Genese unter diesen Bedingungen möglich.

Als Ursache meso- und spätsystolischer Klicks kommen in Betracht:

Perikardiale, pleuroperikardiale, mediastinoperikardiale, pleuromediastinale und pleurodiaphragmale Verwachsungen ohne klinische bzw. funktionelle Bedeutung. Hier ist auch die Accretio pericardii einzureihen, die zu diagnostizieren ist, wenn neben dem Klick bei normaler Herzgröße umschriebene systolische Einziehungen der Brustwand (so z. B. auch dorsolateral im Bereich der 10. bis 12. Rippe: Broadbentsches Zeichen) vorhanden sind. Vielfach weisen lediglich anamnestische Angaben auf eine durchgemachte pleurale, pleuropulmonale oder perikardiale (Rheumatismus!) Affektion und so indirekt auf die mögliche Ursache des Klicks.

Floride pleurale Erkrankungen, vor allem eine linksseitige Pleuritis sicca oder exsudativa. Gelegentlich wird ein meso- oder spätsystolischer Klick auch bei linksseitigem kleinerem Pneumothorax beobachtet.

Thoraxdeformierungen wie Trichter- oder Hühnerbrust.

Von den bisherigen Möglichkeiten ist eine zahlenmäßig kleine Gruppe abzusondern, bei der das wesentliche Kriterium »klinisch herzgesund« fehlt. Gelegentlich kann nämlich ein meso- oder spätsystolischer Klick bei Personen zu hören sein, bei denen eine zirkumskripte oder – seltener – diffuse Herzvergrößerung (allgemeine Dilatation, Herzwandaneurysma, Vergrößerung eines Herzohres) bei der Herzaktion mit präkardialen Strukturen in Beziehung tritt und dabei durch Anspannung oder Dehnung, vielleicht auch durch bloßes »Anklopfen« einen Klick erzeugt.

Zum Schluß sei noch auf eine besondere, aber sehr seltene differentialdiagnostische Schwierigkeit hingewiesen. Bei offenem Ductus Botalli mit großem Shuntvolumen kann in relativ herzfernen Abschnitten der Art. pulmonalis ein pulmonaler Dehnungston entstehen, der unter Umständen nicht in die frühe, sondern in die mittlere Systole fällt und deshalb für einen mesosystolischen und damit belanglosen Klick gehalten werden könnte. Dieser »späte frühsystolische Klick« weist selbstverständlich aber die früher apostrophierten respiratorischen Besonderheiten des frühsystolischen Klicks auf. Zum anderen werden die diagnostischen Überlegungen durch die eindrucksvollen Geräuschphänomene des offenen Ductus Botalli gelenkt.

Neuere Untersuchungen bei Patienten mit spätsystolischen Geräuschen, denen ein meso- oder spätsystolischer Klick vorausgeht, haben gezeigt, daß diesen Geräuschen eine Mitralinsuffizienz (S. 124) zu Grunde liegen kann. Es wäre absurd, in diesen Fällen das Geräusch auf eine Klappeninsuffizienz, den Klick aber auf eine extrakardiale Ursache zurückzuführen. Tatsächlich spricht viel dafür, daß bei diesen Patienten der Klick durch Anspannung der Klappen bzw. Ventilebene hervorgerufen wird. An diese besondere Genese eines spät- oder mesosystolischen Klicks ist, das sei, um Mißverständnisse zu vermeiden, besonders betont, nur bei der Kombination eines solchen Klicks mit einem spätsystolischen Geräusch zu denken.

XI. Galopprhythmus

Unter einem Galopprhythmus versteht man einen Dreierrhythmus, also aus drei Tönen zusammengesetzten Rhythmus. Nicht jeder Dreierrhythmus aber ist entsprechend der medizinischen Terminologie ein Galopp. Diese Bezeichnung ist für jene Dreierrhythmen reserviert, die durch Hinzutreten eines pathologischen dritten oder vierten Herztons zum ersten und zweiten Herzton gebildet werden. Einfache Tonspaltungen gehören nicht dazu. Mitralöffnungstöne imitieren – so will es wiederum die Terminologie, und so ist es der Verständigung auch förderlich – mit dem ersten und zweiten Herzton einen »Wachtelschlag« und nicht den Galopp eines Pferdes. In gleicher Weise sollte, um Verwirrungen vorzubeugen, auch die Bezeichnung »systolischer Galopp« für die Kombination der normalen Herztöne mit einem meso- oder spätsystolischen Klick fallengelassen werden.

Umstritten und zwiespältig ist die Anwendung des Ausdrucks »Galopp« beim protodiastolischen Extraton, hervorgerufen durch eine konstriktive Kardiopathie. Nachdem der protodiastolische Extraton zwar dem dritten Herzton verwandt ist, trotzdem nach den pathogenetischen Mechanismen nicht einfach von einem zeitlich vorverlagerten dritten Herzton gesprochen werden kann, entspricht es insbesondere auch hinsichtlich der diagnostischen Aussage einem klinischen Postulat, den Dreierrhythmus durch einen protodiastolischen Extraton bei den Galopprhythmen auszuklammern.

Als »echte« Galopprhythmen bleiben damit der protodiastolische oder ventrikuläre (dritter Herzton) und der präsystolische oder atriale (vierter Herzton) Galopp. Bezüglich der differentialdiagnostischen Überlegungen, der Abgrenzung dieser Extratöne gegenüber gleichzeitigen oder benachbarten Tönen sowie ihrer dextro- oder sinistrokardialen Zuordnung sei auf die entsprechenden Kapitel verwiesen.

Grundsätzlich kommt dem ventrikulären Galopp die größere Wertigkeit zu. Ihm liegen in der Mehrzahl abnorme Verhältnisse im Kammermyokard zu Grunde, die sich funktionell im Sinne einer drohenden oder manifesten Herzmuskeldekompensation auswirken. Die Ursache dieser abnormen Verhältnisse ist von zweitrangiger Bedeutung. Der ventrikuläre Galopp ist, von nachstehenden Ausnahmen abgesehen, ein funktionsdiagnostisches Kriterium und erheischt dementsprechende Maßnahmen (z. B. Insuffizienzbehandlung!). Der protodiastolische Galopp ist zwar nicht mit einer Herzinsuffizienz identisch, deutet aber fast stets auf eine ernstere Myokardaffektion mit der möglichen Konsequenz eines myokardialen Versagens.

Eine günstigere Einschätzung kann der ventrikuläre Galopp erfahren, wenn er auf eine Klappenaffektion oder kongenitale Fehlbildung mit konsekutiver Volumenbelastung der zugehörigen Kammer zurückgeht (z. B. Mitralinsuffizienz, Aorteninsuffizienz, Vorhofseptumdefekt u. a.). Da in diesen Fällen aber nur selten eine verbindliche Beurteilung der Myokardsituation möglich ist, erscheint auch hier eine skeptische Zurückhaltung bei prognostischen Schlüssen angebracht. Das gleiche gilt für protodiastolische Galopps, die bei anscheinend normaler Kammermuskulatur als Folge vergrößerter Füllungsvolumina auftreten, so z. B. in der Gravidität, nach stärkeren physischen Belastungen, bei Anämie oder im Anschluß an eine paroxysmale Tachykardie. Das Fehlen objektiver pathologischer Herzveränderungen entbindet nicht von der Notwendigkeit einer subtilen Überwachung und Beobachtung.

Besonders hervorgehoben sei die eminente Bedeutung des protodiastolischen Galopps für die Erkennung einer initialen Herzinsuffizienz im Greisenalter[1]. Ein hörbarer dritter Herzton ist hier der Indikation zur Glykosidtherapie gleichzusetzen!

Der atriale Galopp geht häufiger auf eine Vorhofhypersystolie als Folge einer enddiastolischen ventrikulären Drucksteigerung bei Stenose der Semilunarklappen oder Hypertonie im großen oder kleinen Kreislauf als auf eine Drucksteigerung im Vorhofbereich als Folge eines insuffizienten Ventrikels zurück. Letztere Deutung eines präsystolischen Galopps ist in der Regel nur dann vorzunehmen, wenn keine Hypertrophie einer Kammer besteht oder keine Erkrankung erkennbar ist, die mit einer Hypertrophie oder anhaltenden ventrikulären systolischen Druckbelastung verbunden ist. In welchem Umfange aber mit Überschneidungen gerechnet werden muß, erhellt aus den Beobachtungen eines atrialen Galopps bei Lungenembolie, im Status asthmaticus oder während einer intravenösen Infusion bei Hypertonie und koronarsklerotischen Kardiopathien[2].

Interessant und beachtenswert ist das Verschwinden eines atrialen Galopps als Ausdruck einer drohenden oder manifesten Herzmuskelinsuffizienz, sobald sich eine relative Mitral- oder Trikuspidalinsuffizienz ausbildet. Er macht dann häufig einem protodiastolischen Galopp Platz (zusätzlich systolische Geräusche der Mitral- oder Trikuspidalinsuffizienz!). Andererseits kann ein solcher Galopp auch in gleicher Weise wie der ventrikuläre Galopp bei erfolgreicher Therapie der Herzmuskeldekompensation verschwinden. Er erlaubt damit in gewissen Grenzen eine Beurteilung des Therapieeffektes.

Es sollte kaum des Hinweises bedürfen, daß der atriale Galopp, da er durch die Vorhofkontraktion hervorgerufen wird, bei Vorhofflimmern oder -flattern nicht vorkommt.

Einer Sonderform des Galopps begegnen wir beim *Summationsgalopp,* dem häufigsten Galopp des Kindesalters. Er entsteht durch Superposition eines ventrikulären und atrialen Galopps (Abb. 8). Voraussetzung für eine derartige Überlagerung eines dritten und vierten Herztons ist entweder eine Verkürzung der Diastole oder eine Vorverlegung der Vorhofsystole. Weitaus am häufigsten ist diese Voraussetzung bei der Sinustachykardie realisiert. Seltener wird ein Summationsgalopp bei atrioventrikulären Überleitungsstörungen, wobei jeder Blockierungsgrad vorliegen kann, und bei supraventrikulären Extrasystolen beobachtet.

Die Schwierigkeit liegt in der Regel darin, daß man dem Galopprhythmus nicht anhört oder bei phonokardiographischer Registrierung nicht ansieht, ob es sich um einen isolierten ventrikulären, einen isolierten atrialen oder einen Summationsgalopp handelt.

---

[1] Bethel, C. S. u. E. W. Crow: Amer. J. Cardiol. *11,* 763 (1963)
[2] Kontos, H. A., W. Shapiro u. V. E. Kemp: Circulation *28,* 877 (1963)

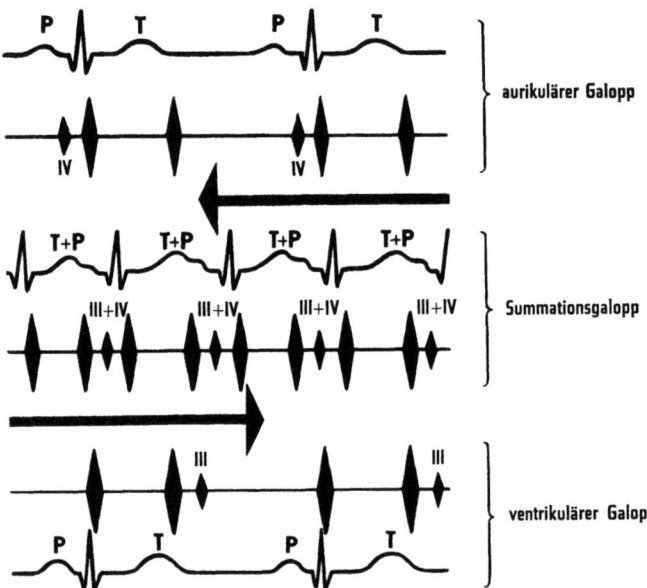

aurikulärer Galopp

Summationsgalopp

ventrikulärer Galopp

Abb. 8: Graphische Darstellung der Entwicklung eines Summationsgalopps aus präsystolischem und protodiastolischem Galopp. Durch
Verkürzung der Diastolendauer (Tachykardie) rücken dritter und vierter
Herzton mehr und mehr zueinander, bis sie sich schließlich völlig
überlagern.

Alle drei Möglichkeiten führen bei tachykarder Herzaktion zum gleichen akustischen Befund. Hier hilft differentialdiagnostisch nur die Analyse bei langsamerer Herzschlagfolge weiter. Rückt unter dieser Bedingung der Extraton unter Vergrößerung des Intervalls zum nachfolgenden ersten Herzton mehr an den zweiten Herzton, ist bei normaler
Überleitungszeit ein ventrikulärer Galopp erwiesen, bei umgekehrtem Verhalten ein
atrialer Galopp. Treten bei Frequenzverlangsamung aber zwei diastolische Extratöne
zutage, hat es sich um einen Summationsgalopp gehandelt. Das Phonokardiogramm ermöglicht in Zweifelsfällen eine recht präzise Aussage.
Da es im Einzelfall sehr mißlich sein kann zu warten, bis eine Abnahme der Tachykardie spontan oder als Therapieeffekt einsetzt, kann man die für die Analyse des Galopps erforderlichen Frequenzänderungen durch den Valsalvaschen Versuch erzwin-
gen[1]. In der postpressorischen Phase kommt es meist, zumindest für mehrere Sekunden,
zu einer Bradykardie und damit zu einer Trennung eines dritten von einem vierten
Herzton. Da infolge übergroßer Volumina postpressorisch aber auch ohne präpressori-
schen dritten Herzton ein solcher dritter Herzton nicht allzu selten beobachtet werden
kann[2], ist neben einem vierten Herzton nur ein längere Zeit nachweisbarer dritter

[1] SCHLITTER, J. G. u. P. SCHÖLMERICH: Z. Kreislforsch. 47, 1081 (1958)
[2] MICHEL, D.: Ärztl. Wschr. 1956, 15

Herzton für die Annahme eines Summationsgalopps bei tachykarder Herzaktion beweisend.

Als weitere Methoden zu Erzielung einer raschen Frequenzverlangsamung seien genannt: Karotisdruckversuch, Bulbusdruckversuch.

XII. Perikardiales Reiben

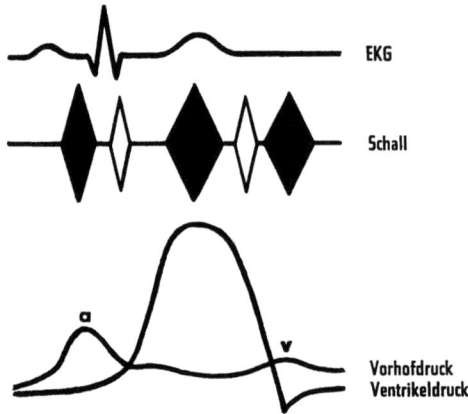

EKG

Schall

Vorhofdruck
Ventrikeldruck

DEFINITION: *Bei pathologischen Prozessen des Herzbeutels können viszerales und pa-*
rietales Perikard in Abhängigkeit von kardialen Größen- und Formänderungen als
Folge systolisch-diastolischer Füllungsschwankungen aneinander reiben und dabei ton-
oder geräuschartige Schallerscheinungen hervorrufen. Entsprechend den Zeitpunkten
der größten Volumenverschiebungen zeigt das perikardiale Reiben gewöhnlich drei
Maxima: Systolisch im Zusammenhang mit der ventrikulären Austreibungsphase, pro-
tomesodiastolisch im Zusammenhang mit der raschen ventrikulären Füllung und prä-
systolisch im Zusammenhang mit der Vorhofsystole.

Gruppenbildung in Form einer Dreier- (meist) bis Fünferperiodik (selten), wobei die
zeitlichen Beziehungen zu den vorausgehenden normalen Herztönen nicht stabil zu
sein brauchen, ist ein besonderes, aber nicht stets vorhandenes Merkmal des perikar-
dialen Reibens. Die präsystolische Komponente erfordert eine zeitgerechte Vorhofkon-
traktion, fehlt also z. B. bei Vorhofflimmern.

Auskultatorisch ist das perikardiale Reiben, das gewöhnlich aus Schwingungen zwischen
100 bis mehr als 600 Hz besteht und gelegentlich als Schwirren fühlbar ist, durch seinen
ohrnahen knisternden oder lederartig knarrenden, meist rauhen oder schabenden
Klangcharakter gekennzeichnet. Es wird innerhalb der perkussorischen Herzdämpfung
wahrgenommen, hat sein p. m. meist sternal oder links parasternal, zeigt keine Fort-
leitung und ist auf Grund seiner besonderen akustischen Merkmale auskultatorisch
besser erkennbar als phonokardiographisch.

1. Unterscheidung des perikardialen Reibens von kardialen Tönen und Geräuschen

Verwechslungen des extrakardialen Perikardreibens mit kardialen Tönen und Geräuschen sind vor allem dann möglich, wenn durch Wegfall einzelner Komponenten die
charakteristische Gruppenbildung des perikardialen Reibens verlorengeht oder mas-
kiert wird, oder wenn das an sich geräuschartige, also länger anhaltende Reiben auf
eine oder zwei Schwingungen reduziert ist und dadurch tonartig wird. Folgende Möglichkeiten können differentialdiagnostisch bedeutsam werden:

Verwechslung der systolischen Komponente des Reibegeräusches mit einem kardialen systolischen Strömungsgeräusch.

Diese Möglichkeit gewinnt praktische Bedeutung, wenn Reibegeräusche während der Diastole fehlen.

Verwechslung der systolischen und protomesodiastolischen Komponente des Reibegeräusches mit einem kardialen systolisch-diastolischen Zweitaktgeräusch.

Diese Möglichkeit ist fast ausschließlich bei längerer Dauer, also ausgesprochenem Geräuschcharakter des Reibens und Fehlen der häufig dominierenden präsystolischen Komponente gegeben.

Verwechslungen der systolischen Komponente des Reibens mit einem meso- oder spätsystolischen Klick, der frühdiastolischen Komponente mit einem dritten Herzton oder frühdiastolischen Extraton und der präsystolischen Komponente mit einem Vorhofton.

Diese Möglichkeit setzt voraus, daß das Reiben tonartig ist, mithin lediglich aus wenigen Schwingungen von kurzer Gesamtdauer besteht.

Sehr selten: Verwechslung mit einem systolisch-diastolischen kontinuierlichen Geräusch.

Diese Möglichkeit kommt nur in den wenigen Fällen in Betracht, in denen das perikardiale Reiben ausnahmsweise nicht voneinander getrennte Schwingungsgruppen erzeugt, sondern ein durchgehendes systolisch-diastolisches Geräusch bildet. Dem perikardialen Reiben fehlt in diesen Fällen aber praktisch stets die Gleichmäßigkeit, die gewöhnlich das echte kontinuierliche Geräusch auszeichnet. Unmotivierte und unregelmäßige Geräuschverstärkungen oder tonartige Einblendungen stören die Geräuschkontinuität und sorgen für Unruhe im akustischen Eindruck und in der phonokardiographischen Kurve (vgl. S. 162).

Extreme Ausnahme: Verwechslung eines um den zweiten Herzton gruppierten tonartigen Reibens mit Wirbelstromtönen (eddy sounds) eines offenen Ductus Botalli mit großem Shuntvolumen.

Diese Möglichkeit besitzt nahezu keine klinische Bedeutung, da das durch den Ductus hervorgerufene Geräusch (S. 167) für Diagnose und Differentialdiagnose bestimmend wird, zum anderen die Koinzidenz eines Ductus Botalli apertus mit einer Pericarditis sicca, deren Reiben gar noch die erwähnte Besonderheit aufweist, kaum mehr als eine gedankliche Kombination darstellt.

In der Regel genügt für die differentialdiagnostische Abgrenzung der aufgezählten Töne und Geräusche, die mit einem perikardialen Reiben konkurrieren könnten, die Beachtung akustischer Besonderheiten, die das perikardiale Reiben gegenüber kardialen Tönen und Geräuschen auszeichnen und die in Tabelle 6 zusammengefaßt wurden. Zwar vermögen in Zweifelsfällen das gesamte klinische Bild und die kardiovaskuläre Symptomatik – besondere Bedeutung für die Diagnose einer Pericarditis sicca fällt dem EKG zu – häufig die diagnostische Entscheidung bezüglich kardialer oder extra- bzw. perikardialer Geräusche oder Töne zu erleichtern, der Umstand aber, daß zusammen mit oder im Verlauf einer endo- und/oder myokardialen Erkrankung eine Perikarditis auftreten kann, darf nicht übersehen werden. Die Existenz kardialer Töne und

Geräusche schließt deshalb ein perikardiales Reiben nicht aus. Gelegentlich lassen sich erst aus dem Verlauf retrospektiv die richtigen Schlüsse ziehen. Verschwinden systolischer, frühdiastolischer und präsystolischer Geräusche und Töne im zeitlichen Zusammenhang mit raschen und erheblichen Größenänderungen des Herzens (Zunahme: Ergußbildung; Abnahme: Ergußresorption) spricht für eine perikardiale Genese derartiger Töne und Geräusche!

Tabelle 6 Akustische Unterscheidung von perikardialem Reiben und kardialen Tönen und Geräuschen
(der positive, nicht der negative Ausfall ist bei den aufgeführten Kriterien entscheidend!)

	perikardiales Reiben	kardiale Töne und Geräusche
Besonderheiten im Geräuschcharakter	ohrnahe »schabt über den Herztönen«	ohrfern
Konstanz	Sehr inkonstant, von Mal zu Mal in der Art, der Lokalisation, der Dauer und dem Klang wechselnd. Thoraxkompression kann Geräusch verstärken.	Weitgehend konstant, zumindest bei stündlicher oder täglicher Auskultation nur in geringem Maße oder nicht wechselnd
Atmungsabhängigkeit	Erheblich Meist Zunahme während des Inspiriums	Geringer Von wenigen Ausnahmen abgesehen Abnahme während des Inspiriums
Lageabhängigkeit	Meist sehr ausgeprägt, Zunahme bei Bauch- oder Knie-Ellbogenlage	Wechselnd, stärkere Beeinflussung vor allem bei Seitenlage oder im Stehen
Fortleitung	$\emptyset$	Mehr oder weniger ausgeprägt, häufig recht deutlich.

2. Unterscheidung des perikardialen Reibens von anderen extrakardialen Geräuschen

Meso- und spätsystolischer Klick: Wegen ihres perikardialen Ursprungs weisen diese Klicks die gleichen akustischen Charakteristika auf wie perikardiale Reibegeräusche. Da das Fehlen der diastolischen Geräuschkomponente einen floriden perikardialen Prozeß nicht ausschließt, kann allein auf Grund akustischer Kriterien die Unterscheidung belangloser perikardialer Verwachsungen und perikarditischer Residuen von akuten Erkrankungen mit relevanter perikardialer Beteiligung schwierig, unter Umständen unmöglich sein. Praktisch kommt dieser Schwierigkeit jedoch keine Bedeutung zu. Einmal stellt ein auf einen Ton in der Meso- oder Spätsystole beschränktes perikardiales Reiben eine extreme Ausnahme dar, zum anderen wird es fast stets bei ernster kranken Menschen, und zwar in Beziehung zur Grundkrankheit, beobachtet. Der meso- und spätsystolische Klick dagegen findet sich bei klinisch gesunden Personen oder gibt bei Patienten einen Zufalls- und Nebenbefund ab ohne Bezug zur Erkrankung, die den Patienten zum Arzt führt.

Kardiopulmonale Geräusche: Kardiopulmonale Geräusche können als Symptom mechanischer Auswirkungen der Tätigkeit zwischen Herz und Lunge bzw. von Verwachsungen zwischen Pleura und Perikard ein perikardiales Reiben imitieren. Sie zeichnen sich durch erhebliche Veränderlichkeit aus, werden durch die Inspiration meist verstärkt, pflegen aber auch bei Atemstillstand vorhanden zu sein. Sie haben häufig einen musikalischen Beiklang und lassen eine Gruppierung im Sinne eines »Mehrfachrhythmus« in der Regel vermissen. Sie sind am besten, gewöhnlich an umschriebener Stelle, am Herzrand und nicht wie das perikardiale Reiben innerhalb der perkussorisch erfaßbaren Herzfigur hörbar.

Pleurales Reiben: Diagnostische Irrtümer unterlaufen bei herznaher Lokalisation pleuraler Prozesse. Auch hierbei wird das Geräusch am Herzrand und nicht über der Herzdämpfung gehört. Für die Zuordnung beweisend ist aber die Abhängigkeit von der Atmung. Pleurales Reiben verschwindet bei Atemstillstand, perikardiales Reiben bleibt bestehen.

Besonderen diagnostischen Schwierigkeiten kann man gegenüberstehen, wenn eine Erkrankung sowohl zu einer perikardialen als auch zu einer pleuralen Beteiligung führt (z. B. Tuberkulose, Lupus erythematodes, »Polyserositis«, Postkardiotomiesyndrom, Postinfarktsyndrom), wenn also perikardiales und pleurales Reiben nebeneinander vorhanden sind oder sein können. In diesen Fällen kann nur peinliche Beachtung der Atemabhängigkeit des Geräusches und des Verhaltens bei Atemstillstand über dem Herzen, dem Herzrand und den Lungen vor diagnostischen Trugschlüssen oder Halbheiten bewahren. Reibegeräusche, die zur gleichen Zeit sowohl über der absoluten Herzdämpfung als auch über pulmonalen Partien gehört werden, sind stets auf koexistente pleuroperikardiale Prozesse verdächtig.

Mühlengeräusch und Muskeltöne: s. S. 163.

3. Differentialdiagnose des perikardialen Reibens

In der großen Mehrzahl der Fälle ist das perikardiale Reiben Symptom einer Pericarditis sicca, wesentlich seltener geht es auf peri- oder parakardiale Tumoren zurück. Der Pericarditis exsudativa sind Reibegeräusche zwar nicht eigen, doch besteht trotz Ergusses für beide Perikardblätter mitunter die zirkumskripte Möglichkeit, aneinander zu reiben (besonders häufig am Anfang und Ende einer exsudativen Perikarditis). Perikardiales Reiben und Perikarderguß schließen sich gegenseitig also nicht aus.
Sieht man von der ätiologisch noch unklaren idiopathischen benignen Perikarditis ab, ist die Pericarditis sicca stets Symptom und nicht Krankheit sui generis. Der Nachweis eines perikardialen Reibens bringt deshalb keine diagnostische Klärung, sondern gibt den Anstoß zu differentialdiagnostischen Überlegungen, die die Kenntnis der verschiedenen Ursachen zur Voraussetzung und nicht allein die kardiovaskuläre Symptomatik, sondern Anamnese und das gesamte klinische Bild zu berücksichtigen haben.

Idiopathische benigne Perikarditis. Das Reibegeräusch ist meist vom Krankheitsbeginn an für Tage oder Wochen hörbar. Es tritt gleichzeitig mit perikardialen Schmerzen (retrosternaler Schmerz mit Ausstrahlung nach oben, unten und/oder hinten, lage- und atmungsabhängig) auf, die fast stets sehr erheblich sind und das führende subjektive Symptom darzustellen pflegen.
Besonderheiten: Das männliche Geschlecht ist bevorzugt betroffen. Infekte der oberen Luftwege

gehen häufig voraus oder begleiten die Perikarditis. Hohe Temperaturen, Leukozytose, häufig gleichzeitig Pleuraergüsse. Neigung zu Rezidiven.

EKG: »Perikarditis-EKG« (ST-Hebung im Frühstadium, T-Abflachung bis -Inversion im Spätstadium) meist nachweisbar.

Röntgenbefund: Durch Ergußbildung kann es zur raschen Herzvergrößerung kommen.

Rheumatische Perikarditis. Ein Reibegeräusch ist häufig zumindest vorübergehend oder flüchtig wenige Tage nach Fieberbeginn hörbar. Perikardialer Schmerz unterschiedlicher Intensität. Auch ohne Ausbildung eines Perikardergusses sind die Herztöne gelegentlich abgeschwächt. Klappengeräusche (Endokarditis) und Galopprhythmen (Myokarditis) sind häufig.

Besonderheiten: Man suche nach anderen Manifestationen eines rheumatischen Fiebers oder einer rheumatischen Erkrankung. Serologische Reaktionen?

EKG: Ein »Perikarditis-EKG« wird alles andere als regelmäßig gefunden. In einem größeren Prozentsatz der Fälle – besonders im Kindesalter – PQ-Verlängerung.

Röntgenbefund: Herzfigur und Herzgröße können durch Erguß oder rheumatische Herzklappen- und Herzklappenmuskelerkrankung verändert sein.

Tuberkulöse Perikarditis. Perikardiales Reiben und perikardiale Schmerzen sind meist nur unscheinbar oder fehlen ganz.

Besonderheiten: Schleichender Krankheitsverlauf. Man suche nach anderen Manifestationen einer tuberkulösen Erkrankung. Subfebrile Temperaturen, mäßige Anämie. In der Regel bleibt das akute Stadium der tuberkulösen Perikarditis unerkannt. Erst die konstriktive Perikarditis als Folgestadium führt zu Erscheinungen, die den Patienten den Arzt aufsuchen lassen.

EKG: »Perikarditis-EKG« möglich.

Röntgenbefund: Durch Ergußbildung rasche oder langsame Herzvergrößerung möglich.

Urämische Perikarditis. Es besteht meist ein deutliches und lautes perikardiales Reiben, das bei erheblicher Herzvergrößerung auch dorsal hörbar sein kann. Galopprhythmen nicht ungewöhnlich.

Besonderheiten: Stets Begleiterscheinungen einer Niereninsuffizienz mit Rest-N-Werten über 180 mg %.

EKG: »Perikarditis-EKG« möglich, aber selten.

Röntgenbefund: Das Herz ist als Folge der chronischen Nierenerkrankung häufig beträchtlich vergrößert.

Perikarditis bei Lupus erythematodes oder Periarteriitis nodosa. Das Reibegeräusch ist meist nur an umschriebener Stelle und leise hörbar. Man muß danach suchen! Zusätzliche endokardiale Geräusche möglich.

Besonderheiten: Man suche nach anderen Manifestationen der Grundkrankheit (z. B. Pleura, Niere, Gefäße, Nervensystem).

EKG: »Perikarditis-EKG« möglich.

Röntgenbefund: Durch Ergußbildung oder Myokardbeteiligung kommt es nicht selten zu einer Herzvergrößerung.

Perikarditis bei Postkardiotomie- oder Postinfarktsyndrom. Das Reibegeräusch kann recht eindrucksvoll sein, es tritt meist aber nur kurzzeitig auf. Zusätzliche endokardiale Geräusche sind insbesondere beim Postkardiotomiesyndrom häufig.

Besonderheiten: Vorgeschichte beachten! Plötzlicher Beginn mit Fieber, Retrosternalschmerz, perikardialen, pleuralen, pulmonalen, rheumatoiden und/oder renalen Symptomen. Neigung zu Rückfällen.

EKG: Das »Perikarditis-EKG« wird meist durch vorbestehende EKG-Veränderungen überdeckt oder unterdrückt.

Röntgenbefund: Pathologische Vergrößerung und Konfiguration des Herzens als Folge der Grundkrankheit die Regel, zusätzliche Ergußbildung nicht ungewöhnlich.

Pericarditis epistenocardica. Als Folge einer zirkumskripten Perikarditis bei Myokardinfarkt pflegen perikardiale Reibegeräusche nur diskret und an umschriebener Stelle hörbar zu sein. Gelegentlich finden sich zusätzliche systolische Geräusche, Galopprhythmen oder paradoxe Spaltung des zweiten Herztons. Im Gegensatz zu anderen mit Präkordialschmerz einhergehenden Formen der Perikarditis setzt das Reiben nicht gleichzeitig mit dem Schmerz, sondern ein bis wenige Tage später ein.

Besonderheiten: Temperaturanstieg und Schmerzen treten nicht gleichzeitig auf. Fermentbestimmungen! Eine Pericarditis epistenocardica ist nicht nur bei Vorderwandinfarkten hörbar.

EKG: Den Infarktveränderungen des EKG kommt für die Differentialdiagnose größte Bedeutung zu. Da das Perikarditis- und Infarktelektrokardiogramm gleichartige Elemente aufweisen, sind Verwechslungen leicht möglich. Für Perikarditis sprechen ST-Hebung in allen Standardableitungen, unveränderte QRS-Komplexe; für Infarkt sprechen ST-Hebung in einer oder zwei Standardableitungen, veränderte QRS-Komplexe, R-Verlust in präkordialen Ableitungen.

Röntgenbefund: Herzvergrößerung nicht ungewöhnlich.

Seltene Sonderformen (z. B. Cholesterinperikarditis, posttraumatisch, per continuitatem, Pericarditis carcinomatosa). Ein Reibegeräusch wird nur selten gehört und kaum jemals zum führenden Symptom.

Besonderheiten: Exsudative Formen überwiegen eindeutig. Der akustische Befund ist für differentialdiagnostische Überlegungen meist ohne jede Bedeutung.

EKG: »Perikarditis-EKG« nur ausnahmsweise vorhanden.

Röntgenbefund: Durch Ergußbildung kommt es fast regelmäßig zu einer Herzvergrößerung.

Peri- oder parakardiale Tumoren. Das Reibegeräusch kann relativ deutlich, laut und von langer Dauer sein.

Besonderheiten: »Tumorsymptomatik«. Eingehende kardiologische Untersuchung nicht zu umgehen.

EKG: »Perikarditis-EKG« fehlt praktisch stets.

Röntgenbefund: Herzsilhouette meist markant verformt. Ergußbildung nicht selten.

XIII. Unterscheidung von Herztönen und Herzgeräuschen

Die Anwendung der Begriffe »Ton« und »Geräusch« in der Kardiologie spricht physikalischen Formulierungen Hohn. Im physikalischen Sinn ist ein Ton durch regelmäßige (sinusförmige) Schwingungen gleicher Frequenz, ein Geräusch durch unregelmäßige Schwingungen verschiedener (unharmonischer) Frequenz definiert. Damit äußert sich aus der Sicht des Physikers das Herz akustisch nahezu ausschließlich in Form von Geräuschen. Der einzige wirkliche Ton ist das musikalische Geräusch.

In der Kardiologie werden Ton und Geräusch nicht auf Grund einer Schwingungsanalyse, sondern nach ihrer Dauer unterschieden. Unter einem Ton wird eine Schallerscheinung kurzer, unter einem Geräusch eine Schallerscheinung längerer Dauer verstanden. Was mit »kürzer« und »länger« gemeint ist, ist nicht genau festgelegt. Die Grenze liegt »ungefähr« bei 0,1 sec. Da Überschneidungen in beiden Richtungen vorkommen – Töne von mehr als 0,1 sec und Geräusche von weniger als 0,1 sec –, kann es der subjektiven Ansicht überlassen bleiben, ob eine Schallerscheinung noch zum Ton oder schon zum Geräusch erklärt wird.

Wenn auch Herztöne im allgemeinen nieder- bis mittelfrequent, seltener hochfrequent, Geräusche dagegen mittel- bis hochfrequent und seltener niederfrequent sind, so kommen auch hier so erhebliche und häufige Überlappungen vor, daß mit diesem Unterschied in der praktischen Medizin nichts angefangen werden kann.

Wesentlich ist – und hier haben wir ein echtes Unterscheidungsmerkmal –, daß Herzgeräusche *neben* und *zusätzlich* zum ersten und zweiten Herzton auftreten, also stets eine akzessorische Schallerscheinung sind, welche die normalen Herztöne allein oder in Kombination mit Extratönen begleiten.

Ursache von Geräuschen ist in der Regel ein Übergang von laminarer in turbulente Strömung. Unregelmäßigkeiten und Unebenheiten im Strom und Beschleunigung der Strömungsgeschwindigkeit spielen hierbei die entscheidende Rolle. Seltener liegen ihnen Schwingungen fester Strukturen zugrunde (z. B. musikalische Geräusche).

Turbulente Strömung ist während beider Phasen der Herzrevolution möglich. Entsprechend muß zwischen systolischen und diastolischen Geräuschen unterschieden werden. Unter normalen Bedingungen – Bradykardie, Normokardie oder mäßige Tachykardie – stellt diese Unterscheidung keine besonderen Anforderungen an das Gehör, da bei diesen Frequenzen die Diastole länger dauert als die Systole und dadurch eine Einordnung von Geräuschen in Systole und Diastole leicht gelingt. Das gleiche Prinzip ist bei tachykarden Arrhythmien mit stärkeren Periodenschwankungen anzuwenden: Bei Schlägen mit längerer Diastolendauer läßt sich in der Regel klar beantworten, ob ein Geräusch zur Systole, also zu dem zwischen erstem und zweitem Herzton weitgehend

gleichbleibenden Intervall, oder zur Diastole, also zu dem zwischen zweiten und ersten Herzton schwankenden Intervall, gehört.
Wesentlich schwieriger kann sich die Differenzierung aber bei regelmäßiger höhergradiger Tachykardie oder bei tachykarder Arrhythmie mit geringen Periodenschwankungen, also bei weitgehender Angleichung von Systole und Diastole, gestalten, zumal in diesen Fällen auch erster und zweiter Herzton häufig Intensitätsunterschiede vermissen lassen, mithin nicht ohne weiteres zu identifizieren sind. Neben Provokationsmethoden mit dem Ziel einer vorübergehenden Frequenzverlangsamung (z. B. Karotisdruckversuch, postpressorische Phase beim Valsalvaschen Versuch) ist unter dieser Voraussetzung für die Unterscheidung von systolischen und diastolischen Geräuschen auf die gleichen Überlegungen und Hilfsmöglichkeiten zurückzugreifen, die im Abschnitt über die Unterscheidung des zweiten vom ersten Herzton besprochen worden sind (S. 25). Das Phonokardiogramm vermag bestehende Zweifel stets und rasch zu lösen.

Neben der zeitlichen Zuordnung sind für die Beurteilung von Geräuschen und damit ihrer Ursache folgende Fakten bedeutsam:
a) Zeitliche Beziehung zum vorausgehenden Herzton,
b) punctum maximum,
c) Fortleitung,
d) Dauer,
e) Lautstärke,
f) Frequenz.

zu a) Die zeitlichen Beziehungen zum vorausgehenden ersten oder zweiten Herzton entscheiden in wesentlichem Maße über die Diagnose. Je nachdem, ob sich ein Geräusch sofort und mehr oder weniger ideal nahtlos aus dem vorausgehenden Herzton entwickelt oder erst nach einem längeren oder kürzeren Intervall beginnt, ist zwischen *Sofortgeräuschen* und *Intervallgeräuschen* zu trennen. Diese Trennung, die bei einiger Übung mit dem Stethoskop gelingt, bei phonokardiographischer Registrierung in der Regel keine Mühe bereitet, entspricht nicht einem Bedürfnis zu deskribieren, sondern berücksichtigt die pathophysiologischen Gegebenheiten. Sofortgeräusche werden durch retrograden Blutfluß (Rückflußgeräusche), Intervallgeräusche durch orthograden Blutfluß (Strömungsgeräusche, Austreibungsgeräusche) erzeugt. Sofortgeräusche weisen somit auf eine organische oder relative Klappeninsuffizienz bzw. ihr gleichgeordnete hämodynamische Mechanismen, Intervallgeräusche auf eine organische oder relative Klappenstenose.
Der unterschiedliche zeitliche Anfang fußt auf dem Umstand, daß Insuffizienzgeräusche sofort mit Einsetzen der Systole oder Diastole und damit, je nachdem welche Klappe schlußunfähig ist, im Moment des Atrioventrikular- oder Semilunarklappenschlusses, also vor der Öffnung der zur Herzseite des Vitiums gehörenden Atrioventrikular- oder Semilunarklappe, beginnen können, Stenosegeräusche aber erst mit der Öffnung der relativ oder organisch eingeengten Atrioventrikular- oder Semilunarklappe. Die besonderen zeitlichen Beziehungen und die daraus zu ziehenden diagnostischen Folgerungen wurden auch bei simultaner intrakardialer Schall- und Druckregistrierung bestätigt[1].

---

[1] Soulié, P., J. Carlotti, J. Valty u. F. Joly: Acta cardiol. *19*, 381 (1964)

Aus physikalischen Gründen muß jedes Geräusch aus einem Crescendo, einem Maximum und einem Decrescendo bestehen. Während Intervallgeräusche diese Konfiguration eindeutig erkennen lassen (Crescendo-Decrescendo-Geräusch, Spindelgeräusch, <>-Geräusch), imponieren Sofortgeräusche akustisch und phonokardiographisch überwiegend als reine Decrescendogeräusche (>-Geräusch). Die physikalische Regel wird hierbei nur scheinbar durchbrochen. Bei Geräuschen, die nur ein Decrescendo erkennen lassen, fällt das Crescendo mit dem vorausgehenden Herzton zusammen. Analoges gilt für Crescendogeräusche (spätsystolisch, präsystolisch). Bei ihnen bilden Geräuschdecrescendo und nachfolgender Herzton eine akustische Einheit.

Es sei nochmals betont, daß die Unterteilung in Sofort- und Intervallgeräusch für die Diagnose und damit selbstverständlich auch für die Differentialdiagnose von größtem Wert ist. Einschränkend muß aber gesagt werden, daß es mitunter auch dem Erfahrenen nicht leichtfällt, verbindlich zu entscheiden, ob es sich um ein Sofort- oder Intervallgeräusch handelt (vergleiche die entsprechenden Kapitel dieses Buches). Zum anderen gibt es seltene Ausnahmen, bei denen Klappeninsuffizienzen im Gewande eines Intervallgeräusches posieren. Als Beispiel seien hier schon die leichten Semilunarklappeninsuffizienzen genannt, bei denen sich ein Rückfluß geräuschfähigen Ausmaßes nur auf die Phase der raschen Kammerfüllung erstrecken und damit als Intervallgeräusch in Erscheinung treten kann.

zu b) Gegenüber der Frage »Intervall- oder Sofortgeräusch« ist die Frage nach dem p. m. von nachgeordnetem Wert. Ein systolisches Intervallgeräusch typischer Art beweist eine relative oder organische Semilunarklappenstenose auch dann, wenn es sein p. m. außerhalb des Ausflußtraktes, evtl. sogar im Spitzenbereich hat. Bedeutung gewinnt das p. m. erst, wenn die Unterscheidung in Intervall- oder Sofortgeräusch getroffen ist. Diese Unterscheidung legt fest, ob das Geräusch an einer Semilunar- oder Atrioventrikularklappe erzeugt wird. Das p. m. präzisiert die Diagnose dann insofern, als es zu entscheiden hilft, ob die Semilunar- oder Atrioventrikularklappe des linken oder rechten Herzens Geräuschursprung ist.
Auf Einzelheiten sowie auf die Bedeutung des p. m. für manche Ausflußtraktstenosen, kontinuierliche und Gefäßgeräusche wird später einzugehen sein.

zu c) Die Geräuschfortleitung ist ein relativ unspezifisches Symptom. Sie erfolgt in Richtung des Blutstroms, der das Geräusch hervorruft, zum anderen aber auch mehr oder weniger einsehbar transthorakal. Lautstärke und Frequenzgehalt des Geräusches, Schwingungsfähigkeit »angestoßener« Strukturen, Leitfähigkeit thorakaler Organe und transthorakaler Durchmesser determinieren Ausmaß und Richtung einer Geräuschfortleitung. Generell läßt sich sagen, daß akzidentelle Geräusche höchstens in geringem Umfange fortgeleitet werden. Eine ausgeprägte gerichtete oder diffuse Fortleitung spricht deshalb für organische Klappenerkrankung oder kongenitale Fehlbildung. An den Atrioventrikularklappen oder in ihrer Nähe entstehende organische Geräusche strahlen bevorzugt nach lateral oder medial, Geräusche der Aortenklappe schärpenförmig nach oben und unten aus. Infolge der engen Nachbarschaft von Aorten-, Pulmonal- und Mitralklappe kann die Aorta aber auch zur Antenne pulmonaler und mitraler Geräusche werden, die dann einen »aortalen Ausbreitungsmodus« annehmen.
Dorsale Fortleitung eines Geräusches spricht stets, soweit nicht ein ungewöhnlich ge-

ringer anteriorposteriorer Thoraxdurchmesser vorliegt, für eine organische Geräuschursache.

zu d) Geräuschdauer und Schwere der das Geräusch verursachenden Anomalie oder
Funktionsstörung verhalten sich direkt proportional. Um eine Verständigung zu ermöglichen, werden Systole und Diastole in Drittel unterteilt: 1. Drittel = Protosystole bzw.
Protodiastole; 2. Drittel = Mesosystole bzw. Mesodiastole; 3. Drittel = Spät- oder
Telesystole bzw. Präsystole. Auf diese Weise können nicht nur Beginn und Lokalisation
eines Geräusches, sondern auch seine Dauer unmißverständlich festgelegt und mitge-
teilt werden. Ein Geräusch, das die gesamte Systole oder Diastole ausfüllt, wird holosystolisch oder holodiastolisch genannt.

zu e) Die Lautstärke und damit die dem Anfänger imponierendste Eigenschaft eines Geräusches ist weder diagnostisch noch funktionsdiagnostisch von Belang. Die Lautstärkeskala kardialer und vaskulärer Geräusche reicht von »sehr leise« bis »sehr laut«. Folgerungen sind aus diesen Adjektiven nicht zu ziehen, selbst dann nicht, wenn das Geräusch von brüllender Lautheit ist und evtl. schon aus einer gewissen Distanz vor der
Brustwand gehört werden kann (Distanzgeräusch).
Angesichts dieser Tatsache entsprechen Versuche, welche die Lautstärke numerisch
festlegen wollen – z. B. 1 (sehr leise) bis 4 bzw. 6 (sehr laut) –, keinem praktischen Bedürfnis.

zu f) Erwartungen, die man an die Frequenzanalyse kardialer und vaskulärer Geräusche
geknüpft hat, haben sich nicht oder nur bei einzelnen Geräuschen erfüllt. Zwischen
Lautstärke und Frequenz eines Geräusches besteht eine lockere Proportionalität. Zunahme an Amplitude (Lautstärke) geht in der Regel mit einer Zunahme an Frequenz
(Klanghöhe) einher und umgekehrt. Nachdem Lautstärke und Frequenz im wesentlichen Maße Resultanten aus Druck, Volumen und Strömungsgeschwindigkeit sind, läßt
sich lediglich folgern, daß Geräusche, bei deren Entstehung höherer Druck, größere Volumina und erhebliche Beschleunigung der Strömungsgeschwindigkeit mitwirken, im
allgemeinen höherfrequent und lauter sein werden als Geräusche, die unter niederem
Druck, kleinem Volumen und geringer Beschleunigung der Strömungsgeschwindigkeit
zustande kommen. Die meist mäßige Lautstärke und der dumpfe Klang der Geräusche
einer Mitral- oder Trikuspidalstenose finden z. B. auf diese Weise ihre plausible Er-
klärung.
Niederfrequente Geräusche oder die niederen Frequenzen eines gemischtfrequenten
Geräusches können als Schwirren fühlbar sein.

XIV. Systolisches Sofortgeräusch

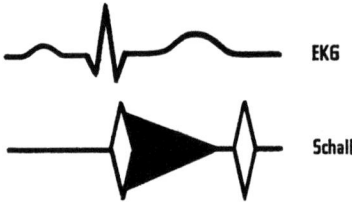

EKG

Schall

DEFINITION: *Systolische Sofortgeräusche entwickeln sich ohne hör- oder phonokardio-graphisch erkennbare Unterbrechung im direkten Anschluß an den ersten Herzton und bilden mit ihm eine mehr oder weniger vollständige akustische Einheit. Ihre Dauer ist unterschiedlich und reicht von der proto- über protomeso- bis zur holosystolischen Aus-dehnung. Das Geräusch endet gelegentlich erst kurz nach dem Aortenklappenschluß-ton. Kennzeichnendes Kriterium ist nicht die Dauer, sondern die zeitliche Beziehung zum vorausgehenden ersten Herzton.*

Das systolische Sofortgeräusch kann aus tiefen, meist aber mittleren oder hohen Fre-quenzen bestehen. Es setzt sich entweder überwiegend aus Schwingungen gleicher Fre-quenz zusammen, ist dann musikalisch, oder es enthält Frequenzen verschiedener Mi-schung. Sein Klang erstreckt sich von weich und hauchend bis zu scharf, rauh, hallend, gießend oder brummend.

Die Geräuschform ist uneinheitlich. Bei kurzer Dauer stellt sich das Geräusch fast stets als Decrescendogeräusch dar. Bei holosystolischer Ausdehnung werden Decrescendo-, Crescendo-Decrescendo- und Bandformen (das Geräusch verbindet 1. und 2. Herzton ohne wesentliche Lautstärkeschwankungen) beobachtet. Gelegentlich imponiert das Ge-räusch als Distanzgeräusch.

In einem Teil der Fälle wird das Geräusch von einem systolischen Schwirren mit glei-chem p.m. begleitet. Systolische Sofortgeräusche sind organischen oder funktionellen Ursprungs.

1. Unterscheidung des systolischen Sofortgeräusches von Schallerscheinungen mit gleichem zeitlichen Einfall

A) Gespaltener erster Herzton und frühsystolischer Klick

Protosystolische Geräusche geringer Ausdehnung können bei kurzer, oberflächlicher oder einmaliger Exploration ausnahmsweise Anlaß zu Verwechslungen mit einem gespaltenen ersten Herzton (»unreiner erster Herzton«) oder einem »geräuschartigen« frühsystolischen Klick geben. Um evtl. Zweifel auszuräumen, wird kein Phonokardio-graph benötigt. Es genügt die auskultatorische Kontrolle bei Lagewechsel und nach motorischer Belastung. Selbst kurze Geräusche ändern hierbei ihren Klang und insbe-sondere ihre Dauer. Vor allem nach motorischer Belastung (mehrmaliges Aufrichten,

Kniebeugen oder Treppensteigen), gelegentlich aber auch schon bei Seitenlage und im Stehen werden sie länger und damit »geräuschartiger«.

B) Perikardiales Reiben

Im allgemeinen bereitet es keine Mühe, ein systolisches Geräusch kardialen von einem solchen perikardialen Ursprungs zu unterscheiden, wenn es durch die für das perikardiale Reiben charakteristischen diastolischen und präsystolischen Geräuschgruppen ergänzt wird. Gelegentlich ist das perikardiale Reiben aber auf die systolische Komponente reduziert. Die Variabilität und Inkonstanz des perikardialen Geräusches vermögen, da auch ein Teil systolischer Sofortgeräusche diese Eigenschaften in abgeschwächter Form aufweist, vor Fehlinterpretationen nicht völlig zu bewahren. Dienlicher ist der rauhe, ohrnahe Klang und die durch Stethoskopdruck provozierbare Lautstärkezunahme des perikardialen Reibegeräusches. Als wichtigstes Unterscheidungsmerkmal hat zu gelten, daß sich das perikardiale Reibegeräusch so gut wie nie unmittelbar aus dem ersten Herzton heraus entwickelt, sondern von ihm getrennt oder abgestuft ist. Die systolische Komponente des perikardialen Reibens ist mithin nicht von den Sofort-, sondern fast stets von den systolischen Intervallgeräuschen abzugrenzen. Zudem hat das systolische Reiben, auch wenn es nur von kurzer Dauer ist, nahezu regelmäßig eine mehr oder weniger ideale symmetrische oder asymmetrische Crescendo-Decrescendo-Form, das systolische Sofortgeräusch aber – gerade bei kurzer Geräuschdauer – Decrescendocharakter.

2. Unterscheidung zwischen systolischen Sofortgeräuschen funktionellen und organischen Ursprungs

Systolische Sofortgeräusche können auf organischen Klappenveränderungen, Defektbildungen, myokardialen Schädigungen beruhen und bei völlig normalem bzw. gesundem Herzen vorkommen. Überlegungen, die von der Vorstellung ausgehen, daß wir es bei funktionellen und organischen Geräuschen mit zwei grundsätzlich differenten Geräuschtypen zu tun haben, sind im Prinzip falsch. Da auch die funktionellen Geräusche zu ihrer Entstehung des organischen Anstoßes bedürfen, bestehen zwischen funktionellen und organischen Sofortgeräuschen keine profunden, sondern lediglich graduelle bzw. quantitative Unterschiede. Während bei den organischen Geräuschen aber die strukturelle Ursache, erst einmal vorhanden, konstant oder progredient zu sein pflegt, vom Pathologen meist erkenn- und objektivierbar ist und zu dem Geräusch in einer weitgehend regelhaften, durch Experiment und klinische Empirie erhärteten Beziehung steht, stellt die Annahme eines funktionellen Geräusches letztlich stets eine Vermutung dar, deren Richtigkeit laufend zu überprüfen ist. Erst die Längsschnittbeobachtung verleiht dieser Annahme Gewicht. Selbst der Pathologe kann nur als wahrscheinlich unterstellen, daß von ihm nachgewiesene kardiale Veränderungen mit oder ohne Krankheitswert zu Lebzeiten Ursache eines funktionellen systolischen Sofortgeräusches waren. Die Kompliziertheit und Komplexität des Ganzen wird dadurch noch unterstrichen, daß funktionelle Geräusche bei Herzerkrankungen jeglichen Schweregrades, daneben aber auch bei völlig gesundem Herzen vorkommen. Für diese Sonderform existiert im internationalen Schrifttum eine Fülle von Bezeichnungen: z. B. akzidentell, physiologisch,

innozent, harmlos. Auch das akzidentelle Geräusch muß direkt oder indirekt auf anatomische Besonderheiten zurückgehen, die freilich in diesem Falle ohne pathologische
oder hämodynamische Bedeutung, aber allein aus Form und Strömungsverhältnissen
des Herzens erklärbar sind. Im Hinblick auf die physiologischen Engen und Weiten,
die Diskontinuität des Blutflusses und die in die Strömung ragenden anatomischen
Strukturen des normalen Herzens ist nicht das Vorhandensein, sondern das Fehlen von
Geräuschen erstaunlich (SAHLI).

Systolische Sofortgeräusche sind mithin zu unterteilen in

organische Geräusche = Insuffizienz des Schlußmechanismus zwischen Vorhof und
Kammer auf dem Boden einer organischen Valvulopathie (Mitralinsuffizienz, Trikuspidalinsuffizienz) oder zwischen linkem Ventrikel und rechtem Herzen (Ventrikelseptumdefekt, Defekt des Septums zwischen linkem Ventrikel und rechtem Vorhof);

funktionelle Geräusche bei

organisch geschädigtem, mit oder ohne Dilatation einhergehendem Herzen, soweit
keine der oben genannten Bedingungen vorliegt;

organisch gesundem Herzen.

Einige Punkte, die bei der Differenzierung systolischer Sofortgeräusche beachtenswert
sind und nützlich sein können, wurden in Tabelle 7 zusammengestellt. Mit Nachdruck
sei nomals betont, daß bei der notwendigen Berücksichtigung der physiologischen und
pathologischen Gegebenheiten in diesen Punkten lediglich Hinweise und keine Beweise
gesehen werden dürfen.

FAUSTREGEL: *Die Annahme eines funktionellen Geräusches hat den Ausschluß einer
             organischen Klappenerkrankung und eines Ventrikelseptumdefektes, die
             Annahme eines akzidentellen Geräusches den Ausschluß einer organi-
             schen Herzerkrankung zu Voraussetzung.*

Da ein solcher Ausschluß nur zu häufig bei einmaliger Untersuchung nicht möglich ist,
muß größter Wert auf eine subtile Längsschnittbeobachtung gelegt werden. Noch nach
20 Jahren kann sich ein während oder nach einer rheumatischen Karditis aufgetretenes
systolisches Sofortgeräusch zurückbilden und damit seine funktionelle Natur dokumentieren!
Die Ursachen organischer Sofortsystolika wurden bereits oben aufgezählt. Funktionelle systolische Sofortgeräusche bei organischer Herzkrankheit gehen meist auf
eine relative Mitralinsuffizienz oder Trikuspidalinsuffizienz (Dilatation des Herzens,
zumindest des Klappenrings) oder auf pathologisch veränderte intrakardiale Formationen
(Endokard, Sehnenfäden, Papillarmuskel) zurück, wobei in diesen Fällen allein ein
Rück- oder Gegenfluß im Trabekelwerk des Ventrikels für turbulente Strömung sorgen
kann, eine Schlußunfähigkeit der Klappen also nicht Voraussetzung ist. Es handelt sich
dann um Pseudoinsuffizienzen, gekennzeichnet durch Strömungsbesonderheiten, nicht
aber durch den hämodynamischen Effekt einer Mitralinsuffizienz.

Tabelle 7 Differenzierung zwischen organischen und funktionellen systolischen Sofortgeräuschen

	organisches Sofort-systolikum	funktionelles Sofortsystolikum bei	
		Herzkranken	Herzgesunden (akzidentelles Geräusch)
Geräusch-dauer	proto- bis holosystolisch, längere Geräuschdauer häufiger	proto- bis holosystolisch, kürzere Geräuschdauer häufiger	proto- bis protomesosystolisch, kürzere Geräuschdauer die Regel
Klang-charakter	meist rauh und scharf	meist weicher, rauh und scharf aber möglich	meist weich, mitunter aber auch juchzend
Lautstärke	wechselnd, größere Lautstärken aber bevorzugt	unterschiedlich	unterschiedlich, meist aber von geringerer Lautstärke
Frequenz-gehalt	meist hochfrequent, in der Regel stärkere Frequenzmischungen, gelegentlich weitgehend regelmäßige Sinusschwingungen	nieder- bis hochfrequent, relativ gleichmäßiger Frequenzgehalt	nieder- bis hochfrequent, relativ gleichmäßiger Frequenzgehalt
p. m.	apikal > Herzmitte/links parasternal	apikal ≥ Herzmitte/links parasternal	Herzmitte/links parasternal > apikal, gelegentlich wandernd
Fortleitung	meist über weite präkordiale und thorakale Bereiche, Fortleitung zum Rücken nicht ungewöhnlich, gelegentlich Fortleitung bis zum Hals	meist relativ umschrieben, Fortleitung zum Rücken oder Hals spricht mehr gegen als für hier einzuordnende Geräusche	fast stets umschrieben, Fortleitung zum Rücken oder Hals schließt ein akzidentelles Geräusch aus
Konstanz	relativ konstant	relativ inkonstant	inkonstant (ausgeprägte Abhängigkeit von Körperlage, Atmung, Belastung: motorische Belastung und Exspiration wirken meist verstärkend, Stehen, Linksseitenlage, Vornüberbeugen meist abschwächend). Stärkerer Intensitäts- und Dauerwechsel aber auch ohne erkennbaren Anlaß
Schwirren	häufig	sehr selten	∅
sonstiger kardiologischer Befund (EKG, Röntgen)	pathologisch	pathologisch	normal
Alter	alle Altersstufen	alle Altersstufen, ältere Jahrgänge > Jugendliche	alle Altersstufen, Jugendliche > ältere Jahrgänge

Akzidentelle systolische Sofortgeräusche können eine intra- oder extrakardiale Ursache haben. Erkenn- oder vermutbar sind fast stets lediglich extrakardiale Faktoren. Unter ihnen seien hyperaktiver Kreislauf (z. B. psychische und motorische Belastung, im Fieber) und verminderte Blutviskosität (z. B. Anämie, Hyperhydratation) besonders genannt.

3. Unterscheidung zwischen mitralen und trikuspidalen systolischen Sofortgeräuschen

Organische und funktionelle Insuffizienzen der Atrioventrikularklappen sind die Hauptursachen systolischer Sofortgeräusche, die Mitralklappe bzw. das linke Herz ihr häufigster Bildungsort. Diese allbekannte banale Tatsache hat zur Folge, daß an die Möglichkeit eines trikuspidalen Ursprungs nicht oder zu wenig gedacht wird. Da zudem die Gleichheit oder Ähnlichkeit mitraler und trikuspidaler Sofortsystolica nicht dazu angetan ist, eine Differenzierung primär zu fördern, sind systolische Trikuspidalgeräusche ein diagnostisches Stiefkind. Eine solche Wertung entspricht jedoch nicht ihrer tatsächlichen Häufigkeit. Vor allem als Folge einer relativen Trikuspidalinsuffizienz stellen sie bei angeborenen und erworbenen Angiokardiopathien alles andere als eine Seltenheit dar.

Zur Differenzierung eines mitralen von einem trikuspidalen Insuffizienzsystolikum bedarf es einer subtilen Beachtung bestimmter Verhaltensweisen des Geräusches und vor allem der Berücksichtigung des gesamten Krankheitsbildes.

Tabelle 8 enthält die wesentlichen Unterscheidungsmöglichkeiten und -merkmale.

In Ergänzung der Hinweise in Tabelle 8 ist ein besonderes Wort noch dem Geräuschverhalten in Abhängigkeit von der Atmung zu widmen. Als Charakteristikum trikuspidaler Geräusche wird gern deren inspiratorische Intensitätszunahme betont (= Rivero-Carvallosches Zeichen). Nach den bisher publizierten Ergebnissen intrakardialer Schallregistrierung kann weder als erwiesen gelten, daß respiratorische Änderungen des dextrokardialen Füllungsvolumens, noch daß Änderungen der extrakardialen Schalleitungsbedingungen hierfür verantwortlich sind, da intrakardial, verglichen mit dem präkordialen Befund, sowohl ein analoges als auch ein divergentes Geräuschverhalten in Abhängigkeit von der Atmung gefunden wurde. Allein wichtig ist aber, daß das Rivero-Carvallosche Zeichen nur in der Minderzahl bzw. bei leichten Fällen[1] einen positiven Ausfall zu zeigen pflegt.

Der besondere Akzent wird bei den Schwierigkeiten einer Abgrenzung eines mitralen von einem trikuspidalen Insuffizienzsystolikum dadurch gesetzt, daß die Schlußunfähigkeit der Trikuspidalklappe meist nicht isoliert vorkommt, sondern Teilerscheinungen eines Mehrklappenvitiums ist, bei dem in der Mehrzahl der Fälle auch die Mitralklappe affiziert ist. Die Trikuspidalinsuffizienz muß dann nicht *von* einer Mitralinsuffizienz abgegrenzt, sondern *neben* einer Mitralinsuffizienz erkannt werden. Für diese mit wechselnden Schwierigkeiten verbundene Differenzierung sei die besondere Beachtung des oder der p. m. empfohlen. Systolische Sofortgeräusche, bei denen entsprechend

---

[1] SEPULVEDA, G. u. P. S. LUKAS: Circulation *11*, 552 (1955) – URICCHIO, J. F., L. BENTIVOGLIO, R. GILMAN u. W. LIKOFF: Amer. J. Med. *25*, 224 (1958)

Tabelle 8
Unterscheidung zwischen systolischen Sofortgeräuschen mitralen und trikuspidalen Ursprungs

	mitrales Sofortsystolikum	trikuspidales Sofortsystolikum
p. m.	Herzspitze und lateral davon	Links unten parasternal oder über dem Xiphoid, selten rechts unten parasternal. Bei starker Herzdilatation kann sich das p.m. mehr und mehr zur linken Medioklavikularlinie hin verschieben
Dauer	Proto- bis holosystolisch	Meist proto- oder protomesosystolisch, nur in etwa 10 % holosystolisch
Fortleitung	Vor allem in Richtung linker Axillarlinie und Axilla, weniger ausgeprägt und seltener in Richtung Herzbasis. Dorsale Fortleitung nicht ungewöhnlich, gelegentlich selbst über den Karotiden auskultier- und registrierbar	Vom p.m. nach links und/oder rechts, kaum jemals nach dorsal oder zum Hals
Atmungsabhängigkeit	Inspiration läßt das Geräusch unverändert oder – häufiger – schwächt es ab.	Das Geräusch kann während der Inspiration und in der postinspiratorischen Apnoe verstärkt werden, gelegentlich überhaupt erst während dieser Phase auftreten
Provokations-möglichkeiten	Linksseitenlage kann Geräusch verstärken	Rechtsseitenlage kann Geräusch verstärken. Beim Müllerschen Versuch Intensitätszunahme im Trikuspidalbereich [1]
Verhalten unter Amylnitritinhalation	Geräusch wird leiser und/oder kürzer	Geräusch wird lauter und/oder länger
Verhalten unter Therapie mit Herzglykosiden	Unverändert oder Zunahme	Unverändert, nicht selten aber Abnahme
Spaltung des zweiten Herztons	Normal oder weit (durch vorzeitigen Aortenklappenschlußton)	Normal oder aufgehoben (durch vorzeitigen Pulmonalklappenschlußton)
Systolischer Venenpuls	$\emptyset$	Meist vorhanden
Systolische Eigenpulsation der Leber	$\emptyset$	Meist vorhanden
Vergrößerung des Herzens nach rechts	$\emptyset$ bis $+$	$+$ bis $+++$
Dresslersches Zeichen (systolisches Anheben der rechten Zwerchfellkuppel)	$\emptyset$	$+$

dem in Tabelle 8 aufgeführten Verhalten zwei getrennte p. m. auffallen und die Geräuschintensität von einem p. m. in Richtung zum anderen p. m. zunächst ab-, dann aber wieder zunimmt, sind in stärkstem Maße auf eine Schlußunfähigkeit beider Atrioven-

---

[1] KOLB, P. u. H. BLÖMER: Z. Kreislforsch. *51*, 262 (1962)

trikularklappen verdächtig. Der Verdacht wird zur Gewißheit, wenn die Geräusche über den einzelnen p. m. die in Tabelle 8 erwähnten besonderen Merkmale mitraler und trikuspidaler Insuffizienzsystolika aufweisen.

Die klinische Erfahrung diktiert schließlich noch folgenden Hinweis: Bei einer Mitral-stenose wird ein zusätzliches Systolikum gern, ohne viel nachzudenken, auf eine Be-gleitinsuffizienz der Mitralklappe bezogen. Gerade bei der Mitralstenose mit ihrer häu-fig ausgeprägten pulmonalen Hypertonie resultieren aber nicht selten relative Trikuspi-dalinsuffizienzen. Man unterziehe sich deshalb in jedem dieser Fälle der Mühe, den Entstehungsort eines Sofortsystolikums zu prüfen, ehe man das Geräusch als Ausdruck einer Mitralinsuffizienz interpretiert.

4. Differentialdiagnose des systolischen Sofortgeräusches

A) Systolisches Sofortgeräusch als Folge einer Mitralinsuffizienz

Unabhängig von der Ursache, aber modifiziert durch die Schwere der Klappenverände-rungen und des Ausmaßes des systolischen mitralen Rückflusses, präsentiert die Mitral-insuffizienz den auf S. 189 zusammengefaßten akustischen Befund.

Wenn in dieser Aufstellung das systolische Sofortgeräusch als obligate akustische Er-scheinung aufgeführt wird, so geschieht das mit dem Vorbehalt, daß die Mitralinsuffi-zienz in Einzelfällen »stumm« sein, das systolische Geräusch also fehlen kann. Soweit bisher beurteilbar, scheinen derartige stumme Mitralinsuffizienzen nur als hämodyna-misch bedeutungsloser oder -armer Klappenfehler bei koexistenter Mitralstenose vor-zukommen.

Die Aussage des Schallbefundes der Mitralinsuffizienz erschöpft sich nicht im diagnosti-schen Bereich, er ermöglicht auch funktionsdiagnostische Schlüsse. Abb. 9 verdeutlicht in schematischer Weise, welche akustischen Erscheinungen mit der Schwere der Mitral-insuffizienz korrelieren. Wenn auch diese Zusammenstellung nicht im Sinne einer Quantifizierbarkeit des mitralen Rückflusses ausgelegt werden darf, so erlaubt sie doch für praktische Belange eine zureichende, häufig sogar erstaunlich zutreffende Abschät-zung. Geräuschdauer, Geräuschkonfiguration, Spaltungsintervall des zweiten Herztons und das protodiastolische Geräusch einer relativen Mitralstenose spiegeln die Schwere einer Mitralinsuffizienz am anschaulichsten wieder. Je erheblicher der Rückfluß, desto länger das Geräusch. Sofortgeräusche holosystolischer Ausdehnung bezeugen eine rele-vante Mitralinsuffizienz. Bei besonders hochgradiger Insuffizienz kann das Geräusch sogar den vorzeitigen Aortenklappenschluß überdauern, da in diesem Falle während der raschen Entspannungsphase noch ein Rückfluß ausreichender Stärke möglich ist, um ein präkordial wahrnehmbares Geräusch hervorzurufen. Weiterhin nimmt das Geräusch bei beträchtlicher Regurgitation mitunter statt des Decrescendocharakters eine Cre-scendo-Decrescendo-Form mit spätsystolischer Akzentuation an. Ein protodiastolisches mitrales Durchflußgeräusch, meist von einem dritten Herzton eingeleitet, bekundet stets eine schwere Mitralinsuffizienz.

Musikalische Sofortgeräusche holosystolischer Ausdehnung besagen im allgemeinen zwar nichts über die Ursache der Mitralinsuffizienz, sie werden aber bevorzugt bei

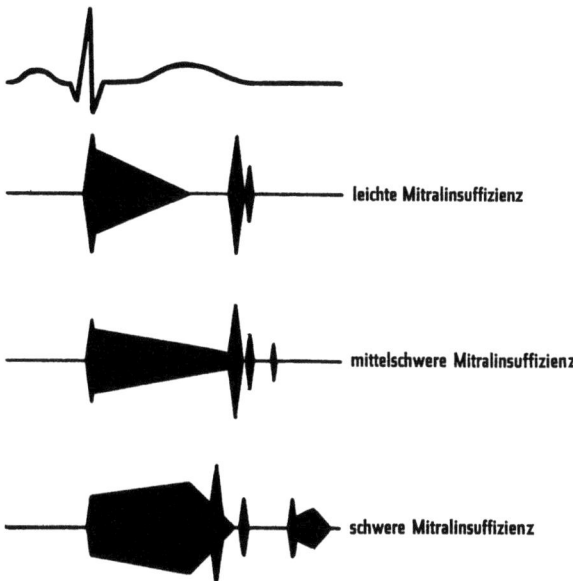

Abb. 9: Abhängigkeit des Schallbefundes von der Schwere einer Mitralinsuffizienz. Besonders zu beachten sind die Amplitudenabnahme des ersten Herztons, die Vorverlagerung des Aortenklappenschlußtons, die Veränderungen der Geräuschdauer und -konfiguration sowie das Auftreten eines protodiastolischen mitralen Durchflußgeräusches mit zunehmender Klappeninsuffizienz bzw. zunehmendem Regurgitationsvolumen.

Klappenschlußunfähigkeit infolge einer floriden bakteriellen und rheumatischen Endokarditis, bei fortgeschritteneren Klappenverkalkungen und beim Marfan-Syndrom mit re- oder invertierten Chordae tendineae beobachtet.

Die organische Mitralinsuffizienz geht auf eine Behinderung des Klappenschlusses durch Veränderungen der Klappen oder ihres Halteapparates zurück. Sie kann sämtliche Schweregrade und damit sämtliche in Abb. 9 skizzierten akustischen Bilder aufweisen.

Die relative Mitralinsuffizienz basiert auf der Unmöglichkeit eines vollständigen Klappenschlusses als Folge einer Dilatation des Anulus fibrosus, bzw. des Klappenringes, in der Regel hervorgerufen durch Erweiterung des linken Ventrikels. Seltener behindern regressive Veränderungen (z. B. Verkalkungen) des Anulus fibrosus die Bewegungsfähigkeit.

Auch die relative Schlußunfähigkeit erlaubt jedes Ausmaß eines mitralen Rückflusses, meist handelt es sich aber um leichte bis mittelschwere Insuffizienzen.

Intraventrikuläre Veränderungen als Ursache eines funktionellen Geräusches mit der Charakteristik eines Mitralinsuffizienzgeräusches bei intaktem Klappenschluß (Pseudomitralinsuffizienz, s. S. 90) rufen überwiegend die akustischen Erscheinungen einer leichten, seltener einer mittelschweren Mitralinsuffizienz hervor.

Als Ursachen eines Mitralinsuffizienzgeräusches sind zu nennen:

a) *Endocarditis mitralis* (rheumatisch, bakteriell) und *Zustand nach Endocarditis mitralis* = organische Mitralinsuffizienz.
Während des akuten endokarditischen Geschehens läßt sich eine Entscheidung über die Geräuschursache nur mit Vorsicht fällen. Eine organische Mitralinsuffizienz ist dann anzunehmen, wenn das Geräusch holosystolisch ist, nach Entfieberung und Abklingen der Tachykardie persistiert und bei Längsschnittbeobachtung konstant nachweisbar bleibt.
Eine Mitralinsuffizienz als »Restzustand« einer Endokarditis weist Befunde entsprechend Abb. 9, Tab. 10 und S. 189 auf. Subjektiv stehen meist und lange Zeit Müdigkeit, Abgeschlagenheit und unbestimmte körperliche Symptome im Vordergrund. Erst später gesellen sich Atemnot oder auf das Herz weisende Erscheinungen hinzu.

b) *Mitralstenose* = begleitende organische Mitralinsuffizienz.
Systolische Sofortgeräusche werden sowohl bei erworbener als auch angeborener Mitralstenose als auch beim Lutembacher-Komplex gefunden. Häufig kommt ihnen lediglich die Bedeutung eines belanglosen Begleitgeräusches zu. Nicht selten stehen sie in Zusammenhang mit Klappenverkalkungen. Wenn akustische Erscheinungen der Mitralstenose vorhanden sind, ist die Geräuschzuordnung meist relativ einfach. Bei kongenitaler Mitralstenose und beim Lutembacher-Komplex können die diastolischen Schallerscheinungen der Mitralstenose aber fehlen.
Je mehr beim akustischen Befund einer Mitralstenose das systolische Geräusch die Eigenschaften wie bei einer mittelschweren oder schweren Mitralinsuffizienz annimmt (Abb. 9), desto mehr verdichten sich die Argumente für ein kombiniertes Mitralvitium und gegen ein »harmloses« Begleitsystolikum.

c) *Klappen-* oder *Endokardsklerose* = organische Mitralinsuffizienz oder »Pseudomitralinsuffizienz«.
Das Mitralinsuffizienzgeräusch weist niemals holosystolische Ausdehnung auf und wird in der Regel durch die akustischen und röntgenologischen Symptome einer Aortensklerose (basales systolisches Intervallgeräusch, akzentuierter Aortenklappenschlußton, evtl. frühsystolischer aortaler Klick) ergänzt.

d) *Papillarmuskeldysfunktion* = relative Mitralinsuffizienz als Folge einer koronarsklerotischen Kardiopathie, eines Myokardinfarktes oder einer Myokarditis. Es findet sich entweder ein typisches Sofortgeräusch oder ein spätsystolisches Geräusch (S. 124). Eine Papillarmuskeldysfunktion wird meist nach Myokardinfarkt oder im Greisenalter, wo sie die häufigste Ursache systolischer Geräusche zu sein scheint, beobachtet.

e) *Riß eines Papillarmuskels oder einer Chorda tendinea* = organische Mitralinsuffizienz.
Papillarmuskelrisse werden entweder durch einen Myokardinfarkt traumatisch hervorgerufen, Risse der Chordae tendineae gehen auf Traumen und Endokarditis zurück oder erfolgen ohne erkennbare Ursache. In der Regel imponiert ein plötzlich auftretendes Mitralinsuffizienzgeräusch, kombiniert mit einem sehr schweren, meist rasch letal endenden Krankheitsbild, das durch Symptome einer akuten Linksherzinsuffizienz geprägt ist.
Ein Riß der Chorda tendinea führt gewöhnlich nur dann zu einem typischen Sofortge-

räusch, wenn die Sehnenfäden endokarditisch oder postendokarditisch verändert sind. Bei einem Riß »normaler« Sehnenfäden kommt es dagegen häufig zu einem systolischen Intervallgeräusch.

Traumatische Mitralinsuffizienzen durch Sehnenfaden- oder Papillarmuskelriß werden in zunehmender Häufigkeit als Folge von Verkehrsunfällen beobachtet.

f) *Traumatische Mitralklappenschädigung* = organische Mitralinsuffizienz.
Als Folge eines Unfalls oder ähnlich gearteter Schädigungen resultiert diese Form einer traumatischen Schlußunfähigkeit der Mitralklappe weitaus seltener als Papillarmuskel- oder Sehnenfadenrisse. Häufigste Ursache: Unerwünschte, aber nicht sicher vermeidbare Folge der operativen Korrektur einer Mitralstenose.

g) *Kongenitale Mitralinsuffizienz* = organische Mitralinsuffizienz.
Sie kommt entweder – extrem selten – isoliert oder – etwas häufiger – im Zusammenhang mit einem Canalis atrioventricularis communis vor.

h) *Mitralinsuffizienz als Folge einer Erweiterung des linken Ventrikels* = relative Mitralinsuffizienz oder »Pseudomitralinsuffizienz«.
Erworbene Kardiopathien, die auf diese Weise zu einer Mitralinsuffizienz führen können, sind:

Aortenklappenfehler. Sie sind durch die für diese Vitien charakteristischen Geräuschbefunde gekennzeichnet.

Arterielle Hypertonie. Neben dem Hochdruck als Leitsymptom finden sich gelegentliche basale systolische Intervallgeräusche und weitgehend regelhaft ein lauter Aortenklappenschlußton.

Linksherzinsuffizienzen verschiedener Genese. Das Geräusch der relativen Mitralinsuffizienz geht unter Glykosidtherapie bei Besserung der myokardialen Funktion zurück.

Myokarditis. Meist nur unscheinbare systolische Geräusche wahrnehmbar. Häufig bestehen Tachykardie und ein protodiastolischer Galopp (bei kurzer oder mäßig langer Geräuschdauer!).

Totaler atrioventrikulärer Block. Das Geräusch kann von Schlag zu Schlag wechseln oder läßt sich mitunter lediglich intermittierend feststellen.

Obstruktive Myokardiopathie (muskuläre subvalvuläre Aortenstenose). In rund 50 % der Fälle findet sich eine relative Mitralinsuffizienz. Besondere Kennzeichen dieser Myokardiopathieform: Intervallsystolikum über Herzmitte bzw. am linken Sternalrand, das während des Pressens und unter Amylnitrit an Intensität zunimmt; elektrokardiographische Veränderungen im Sinne einer Links- oder Links-Rechtshypertrophie; »ruckartiger« Karotispuls, gelegentlich doppelter Herzspitzenstoß.

Kongestive Myokardiopathie mit und ohne Endokardfibroelastose. Das Krankheitsbild wird geprägt durch eine weitgehend oder völlig therapieresistente Herzinsuffizienz bei erheblicher Herzvergrößerung ohne ersichtliche oder »gewöhnliche« Ursache. Ein ventrikulärer Galopp wird mit großer Regelmäßigkeit, Vorhofflimmern häufig beobachtet. Bei den Patienten, die fast nie über Herzschmerzen klagen, finden sich im EKG sehr oft Niederspannung und/oder Linksschenkelblöcke.

Bei kongenitalen Myokardiopathien ist die relative Mitralinsuffizienz infolge Erweiterung des linken Ventrikels mit großer Regelmäßigkeit Teilerscheinung komplexer oder in ihren hämodynamischen Auswirkungen schwerer Fehlbildungen, die nahezu immer bereits nach der Geburt oder in frühester Kindheit zu bedeutsamen subjektiven und objektiven Erscheinungen führen (z. B. komplette und korrigierte Transposition der großen Gefäße, totale Unterbrechung des Aortenbogens, Aortenhypoplasie, Cor triloculare biatriale). Zu ihrer Diagnose bedarf es des kardiologischen Speziallabors.

Einfacher kann sich die Diagnostik bei relativer Mitralinsuffizienz im Zusammenhang mit einer Koronargefäßanomalie durch den dieser Anomalie eignen infarktähnlichen EKG-Befund und im Zusammenhang mit einer Aortenisthmusstenose durch die dieser Anomalie eigenen Puls- und Blutdruckdifferenzen zwischen oberer und unterer Körperhälfte gestalten.

Weitere seltene und gewöhnlich nicht mit schweren klinischen Erscheinungen einhergehende Möglichkeiten einer relativen Mitralinsuffizienz bei kongenitalen Fehlbildungen: Klappenverziehung durch ein nicht in die Umgebung perforiertes Aneurysma eines Sinus Valsalvae und Transposition einer Körpervenenmündung.

i) »Idiopathische« *Erweiterung des Anulus fibrosus mit und ohne Verkalkung* = relative Mitralinsuffizienz oder »Pseudomitralinsuffizienz«.

Es handelt sich um einen Prozeß, der vorwiegend im Greisenalter beobachtet wird. Gelegentlich weist das Herz im Röntgenbild einen saturnähnlichen Kalkring auf. Proto- und protomesosystolische Geräusche treten im hohen Alter fast regelhaft auf. Sie gehen auf eine Papillarmuskeldysfunktion, Endokardsklerose, Erweiterung des Anulus fibrosus oder auf eine primäre Myokardamyloidose zurück.

k) *Vorhofmyxom* = relative Mitralinsuffizienz.

Ein systolisches Sofortgeräusch, meist mit p. m. am mittleren linken Sternalrand, wird in etwa der Hälfte der Fälle gefunden (weitere Besonderheiten S. 47).

l) *Chronisches Herzwandaneurysma* = »Pseudomitralinsuffizienz«.

Das systolische Sofortgeräusch ist meist weich und kurz und hat sein p. m. über Herzmitte. Gewöhnlich geht das chronische Herzwandaneurysma auf einen Infarkt zurück. Andere Ursachen (z. B. Myokarditis) sind weitaus seltener. Es fallen auf: Akzentuierter erster Herzton, Persistenz der ST-Hebung in präkordialen EKG-Ableitungen, Herzvergrößerung, evtl. mit schüsselförmiger Vorwölbung im Röntgenbild. Beim sehr seltenen kongenitalen Herzwanddivertikel kann ein dem erworbenen chronischen Herzwandaneurysma analoges systolisches Geräusch vorhanden sein.

Eingangs war auf die Variabilität funktioneller systolischer Geräusche eingegangen worden. Es bleibt abschließend zu erwähnen, daß auch systolische Sofortgeräusche einer organischen Mitralinsuffizienz unter gewissen Umständen die ihnen sonst eigentümliche weitgehende Konstanz vermissen lassen. Änderungen der Geräuschdauer und -intensität sind einmal im Gegensatz zu einer mitunter im Schrifttum verfochtenen Ansicht in Abhängigkeit von der Diastolendauer bei absoluten und extrasystolischen Arrhythmien zu beobachten. Zum anderen pflegen der Übergang eines Sinusrhythmus in ein Vorhofflimmern, das Einsetzen einer myokardialen Insuffizienz und die Entwicklung einer Mitralstenose das Geräusch abzuschwächen. Auch das Auftreten eines Knotenrhythmus läßt wegen der gleichzeitigen Kontraktion von Vorhof und Kammer das Geräusch leiser werden als bei Sinusrhythmus.

B) Systolisches Sofortgeräusch als Folge einer Trikuspidalinsuffizienz

Das Schallbild der Trikuspidalinsuffizienz gleicht, wie schon in Abschnitt 3 dieses Kapitels auseinandergesetzt, weitgehend jenem der Mitralinsuffizienz. Ferner sind in ähnlicher Weise wie bei der Mitral- auch bei der Trikuspidalinsuffizienz aus dem akustischen Befund Rückschlüsse auf die Schwere der Schlußunfähigkeit möglich (vergleiche Abb. 9). Holosystolische Geräusche sprechen in gleicher Weise für eine höhergradige Regurgitation wie ein dextroventrikulärer dritter Herzton und vor allem ein protodiastolisches Durchflußgeräusch sowie eine paradoxe Spaltung bei normaler Dauer der linksventrikulären Austreibungszeit. Wenn eine solche paradoxe Spaltung nur sehr selten beobachtet werden kann, liegt das nicht daran, daß schwere Trikuspidalinsuffizienzen kaum vorkommen, sondern daß in der Mehrzahl der gleichzeitig vorhandene Mitralklappenfehler auch die linksventrikuläre Systolendauer verkürzt. Auf die Schwierigkeiten, die für die Erkennung einer Trikuspidalinsuffizienz durch nahezu regelhaft begleitende Klappenfehler des linken Herzens erwachsen, wurde bereits hingewiesen (S. 92). Eine erneute Erörterung erübrigt sich deshalb.

Als Ursache einer organischen Trikuspidalinsuffizienz kommen als erworbene Erkrankungen bakterielle oder rheumatische Endokarditiden, das metastasierende Dünndarmkarzinoid und der sehr seltene rechtsventrikuläre Papillarmuskelabriß bei oder nach Myokardinfarkt, als kongenitale Prozesse das Ebstein-Syndrom, die angeborene isolierte Trikuspidalinsuffizienz und der Canalis atrioventricularis communis mit Einbeziehung der Trikuspidalklappen in Betracht. Einige dieser Erkrankungen können auch eine Mitralinsuffizienz verursachen (S. 96/97).

Die Trikuspidalinsuffizienz nach rheumatischer oder bakterieller Endokarditis kommt fast ausschließlich mit Klappenfehlern des linken Herzens vor. Beim Dünndarmkarzinoid ist neben der Trikuspidalinsuffizienz noch ein Pulmonalklappenfehler möglich, das Trikuspidalostium kann aber auch isoliert befallen sein. Das Krankheitsbild des metastasierenden Dünndarmkarzinoids ist mit Durchfallneigung, asthmatischen Zuständen, flush, krisenhaften Blutdruckanstiegen im allgemeinen charakteristisch genug, um zumindest die Verdachtsdiagnose stellen zu lassen. Bestimmungen des Serotonins und seiner Abbauprodukte helfen, die Diagnose zu sichern.

Eine besondere Erwähnung soll das Ebstein-Syndrom finden, weil diese kongenitale Anomalie, obwohl selten und vielen nur dem Namen nach bekannt, meist allein auf Grund ihrer klinischen Symptomatik diagnostiziert werden kann: Fakultative, häufig erst spät auftretende und dann mit abrupter Verschlimmerung des Krankheitsbildes verbundene Mischungszyanose, wechselnde Einschränkung des Leistungsvermögens; fast regelmäßig Dreier- oder Viererrhythmus durch einen protodiastolischen und/oder frühsystolischen Extraton, präsystolisches Spindelgeräusch nicht selten, gelegentlich perikardiale Reibegeräusche; im EKG atypische Schenkelblockbilder, in der Regel durch eine in der Standardableitung III stets positive, träge P-ähnliche Zacke (P') am Ende oder im Anschluß von QRS[1]; mitunter WPW-Syndrom, normale Elektrokardiogramme sehr selten; allseitig vergrößertes Herz von Kugel- oder Beutelform mit schmalem Gefäßstiel, Lungenfelder meist hell.

Relative Trikuspidalinsuffizienzen werden beobachtet:
bei Drucksteigerungen im rechten Ventrikel, so bei Pulmonalklappenfehlern, postkapillärer pulmonaler Hypertonie bei Mitralvitien und Cor triatriatum, Eisenmenger-

---

[1] MICHEL, D., G. GRUNER u. M. HERBST: Z. Kreislforsch. 44, 522 (1955)

Reaktion und bei akutem und chronischem Cor pulmonale (p. m. des Geräusches beim Cor pulmonale häufig tiefer: unterhalb des Xiphoids oder gar über dem freien Leberrand[1]),

bei manchen Rhythmusstörungen, so bei supraventrikulären Extrasystolen und tachykardem Nodalrhythmus,

bei erheblicher Volumenbelastung des rechten Ventrikels, so bei Septumdefekten, Lutembacher-Komplex, Aortenatresie,

bei kongestiver Myokardiopathie und Endomyokardfibrose (S. 97),

bei Verziehung der Trikuspidalklappe im Zusammenhang mit einem nicht perforierten Aneurysma eines Sinus Valsalvae,

bei rechtsseitigen Vorhoftumoren,

bei hochgradiger Dilatation und Wandverdünnung des rechten Vorhofs (Atrium papyraceum).

C) Systolisches Sofortgeräusch als Folge eines Ventrikelseptumdefektes

Der Ventrikelseptumdefekt nimmt geräuschmäßig eine gewisse Zwitterstellung ein. In der Regel präsentiert er ein typisches Sofortgeräusch, das am Punkt seiner größten Lautstärke die Abgrenzung des ersten und meist auch des zweiten Herztons unmöglich macht – die Zeit vom Beginn des ersten bis zum Ende des zweiten Herztons ist von einem in Lautstärke und Frequenz weitestgehend einheitlichen Geräusch ausgefüllt, das im Phonokardiogramm Band- oder Kastenform, seltener »gequetschte« Spindelform aufweist –, andererseits verdankt es seine Entstehung einem durch den Defekt erzeugten Stenoseeffekt, müßte mithin als systolisches Intervallgeräusch in Erscheinung treten. Tatsächlich sind auch alle Übergänge vom typischen Sofort- bis zum typischen Intervallgeräusch möglich. Das Geräusch wird, zumindest bei den angeborenen Ventrikelseptumdefekten, meist von einem eindrucksvollen Schwirren mit gleichem p. m. begleitet.

Das beschriebene Geräuschverhalten darf als typisch für die Mehrzahl der Ventrikelseptumdefekte bezeichnet werden. Obwohl sich keine sicheren Beziehungen zwischen sinistrodextroventrikulärem Druckgradienten, Geräuschform und -dauer ableiten lassen, darf gesagt werden: je kleiner der Defekt, desto lauter das Geräusch, desto ausgeprägter der Sofortcharakter (»viel Lärm um nichts«).

Größere Shuntvolumina rufen die auf S. 196 unter »fakultativ« aufgezählten Schallerscheinungen hervor und führen in gleicher Weise wie eine pulmonale Drucksteigerung zu mehr oder weniger atypischen Geräuschen (Konfiguration, Dauer). Ein begleitender dritter Herzton ist volumenbedingt. Er fehlt oder verschwindet deshalb bei der Eisenmenger-Reaktion.

Ein vordem typisches Geräusch kann auch atypisch werden oder sich völlig verlieren durch einen »Spontanverschluß« des Defektes, der in etwa 18 % der Fälle[2], sei es durch eine Verlegung des Defektes durch das septale Trikuspidalsegel, sei es durch eine fibröse

---

[1] VEREL, D., G. SANDLER u. S. J. MAZURKIE: Brit. Heart J. 24, 441 (1962)
[2] WALKER, W. J., E. GARCIA-GONZALES, R. J. HALL, S. W. CZARNECKI, R. B. FRANKLIN, S. K. DAS u. M. D. CHEITLIN: Circulation 31, 54 (1965)

Abdichtung im Rahmen bakteriell-infektiöser oder rheumatischer Prozesse, erfolgen soll.

Beim Ventrikelseptumdefekt überwiegt bei weitem die kongenitale Genese. Der Ventrikelseptumdefekt tritt als isolierte Anomalie oder als Teilerscheinung komplexer Fehlbildungen (Fallotsche Tetra- und Pentalogie, Trikuspidalatresie, Transposition der großen Gefäße, Truncus arteriosus communis, komplette Pulmonalvenentransposition u. a.) auf. Es bedarf wohl kaum des Hinweises, daß der bedingt pathognomonische Geräuschbefund nur bei isoliertem Ventrikelseptumdefekt verwertet werden kann. Die Modifikationen, die der akustische Befund durch zusätzliche Mißbildungen erfährt, sind vielgestaltig und erschweren die Diagnose in der Regel in einem Ausmaß, daß die Klärung umfangreiche kardiologische Untersuchungen erfordert. Zumindest ist dem akustischen Befund unter diesen Bedingungen die Bedeutung eines Leit- oder entscheidenden Symptoms abzusprechen.

Eine besondere Form stellt der ventrikuloatriale Septumdefekt dar. Bei ihm kommuniziert der linke Ventrikel mit dem rechten Vorhof oberhalb der Ansatzstelle des septalen Segels der Trikuspidalklappe. Ist dieser Defekt die einzige Anomalie, resultiert klinisch und akustisch ein Befund, der sich von dem des typischen Ventrikelseptumdefektes nicht unterscheiden läßt. Gewöhnlich sind aber eine oder beide Atrioventrikularklappen in die Fehlbildung einbezogen. Das stets schwere und prognostisch ungünstige Krankheitsbild ähnelt dann hämodynamisch und akustisch dem des Canalis atrioventricularis communis.

Gemessen an der Zahl angeborener Ventrikelseptumdefekte sind erworbene recht selten. Sie sind entweder das Resultat eines stumpfen oder penetrierenden Brustwandtraumas (meist Folge eines Verkehrsunfalls) oder gehen auf eine Ruptur infarzierter Septummuskulatur zurück. Besondere Kennzeichen des erworbenen Ventrikelseptumdefektes: Plötzliches Auftreten des Defektgeräusches, verbunden mit einer sich meist rasch entwickelnden und fortschreitenden Herzinsuffizienz mit letalem Ausgang, soweit der Defekt nicht rechtzeitig erkannt und operativ verschlossen werden kann.

An dieser Stelle sei kurz auf zwei differentialdiagnostische Probleme eingegangen:
a) Woran ist zu denken, wenn plötzlich ein lautes und sicher als pathologisch zu deklarierendes Geräusch auftritt?
b) Welche Ursache haben systolische Geräusche bei Myokardinfarkt?

zu a) Plötzlich auftretende pathologische Geräusche, die sich zudem meist in der Folgezeit noch verstärken, zeigen praktisch stets eine akute und gravierende hämodynamische Änderung an. Sie werden durch den Riß der Chordae tendineae, eines Papillarmuskels, einer Semilunar- oder Atrioventrikularklappe oder durch die Perforation des Septum interventriculare verursacht. Eine Perforation der Kammerwand mit freier Kommunikation zwischen Herzinnerem und Herzbeutel pflegt demgegenüber entweder keine oder nur unscheinbare Geräusche hervorzurufen.
Als auslösende Faktoren kommen in Betracht:
Trauma für alle Möglichkeiten (Anamnese entscheidend).

Endokarditische bzw. postendokarditische Zustände (z. B. auch syphilitische Prozesse und Periarteriitis nodosa) für Klappenriß, Riß der Chordae tendineae und (selten) der Papillarmuskeln.

Da bei dieser Voraussetzung schon vor dem plötzlichen Ereignis Geräusche vorhanden sind oder zumindest sein können, ist nicht das plötzliche Vorhandensein eines Geräusches, sondern die plötzliche Änderung der Geräuschcharakteristik oder das unvermittelte Auftreten zusätzlicher Geräusche im Zusammenhang mit einer akuten und schwerwiegenden Verschlechterung des Krankheitsbildes diagnostisch wegweisend. Die Geräusche können systolisch oder diastolisch liegen.

Myokardinfarkt für Papillarmuskelriß und Septumperforation. Im Gegensatz zum Geräusch bei angeborenem Ventrikelseptumdefekt ist das Defektgeräusch nur ausnahmsweise von einem palpablen Schwirren begleitet.

zu b) Bei systolischen Geräuschen im akuten Stadium eines Myokardinfarktes handelt es sich entweder um vorbestehende Geräusche, die durch den Infarkt allenfalls in ihrer Lautstärke und Dauer modifiziert werden, sonst aber von ihm unabhängig sind, oder um mittelbare Infarktfolgen. Zu ihnen gehören der Papillarmuskelriß, die Papillarmuskeldysfunktion, die Septumperforation, die relative Mitralinsuffizienz bei Dilatation des linken Ventrikels und das perikardiale Reiben.
In gleicher Weise wie bei Septumperforation ist dem Papillarmuskelriß das akute Auftreten eines lauten und fast stets holosystolischen Sofortgeräusches eigentümlich. Während der Papillarmuskelriß in der Regel mit einer Linksherzinsuffizienz kombiniert ist, beherrschen bei der Septumperforation Symptome einer Rechtsherzinsuffizienz das klinische Bild. Schocksymptome gehören zu beiden Krankheitsbildern.
Der Papillarmuskeldysfunktion liegt eine Beteiligung des anterolateralen Papillarmuskels am Infarktgeschehen zu Grunde. Es kann eine Mitralinsuffizienz mit systolischem Sofortgeräusch resultieren, häufig sind spätsystolische Geräusche (S. 124). Das Geräusch tritt in der Regel nicht plötzlich auf, sondern entwickelt sich während einiger Tage. Dramatische Zuspitzungen des Krankheitsbildes wie beim Papillarmuskelriß oder der Septumperforation sind der Papillarmuskeldysfunktion im allgemeinen fremd.
Der Myokardinfarkt kann schließlich über eine erhebliche Beeinträchtigung der Herzmuskelfunktion zu einer ausgeprägteren oder progredienten Dilatation des linken Ventrikels und auf diese Weise zu einer relativen Mitralinsuffizienz führen. Auch in diesem Falle pflegt das Geräusch nicht abrupt nachweisbar zu sein, sondern allmählich in Erscheinung zu treten. Es ist selten holo-, meist nur proto- oder protomesosystolisch, oft relativ leise und von weicherem Klang. Fast regelmäßig nimmt das klinische Bild bedrohliche Formen an, das Geräusch steht aber nicht wie beim Papillarmuskelriß und der Septumperforation am Anfang der dramatischen Entwicklung, sondern hinkt ihr mit einem mehr oder weniger langen zeitlichen Intervall nach.
Ein lediglich aus einer systolischen Komponente bestehendes perikardiales Reiben (Pericarditis epistenocardica) kann gelegentlich ein intrakardiales Geräusch vortäuschen. Bezüglich der Unterscheidungsmerkmale sei an die Ausführungen auf S. 83 erinnert.

XV. Systolisches Intervallgeräusch

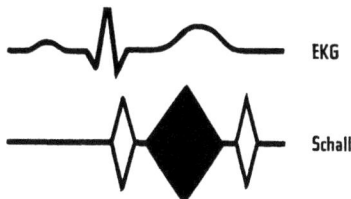

EKG

Schall

DEFINITION: *Systolische Intervallgeräusche bilden mit dem vorausgehenden ersten Herzton keine akustische Einheit, sondern sind von ihm durch ein mehr oder minder deutliches, längeres oder kürzeres geräuschfreies Intervall getrennt. Bei sehr kurzem Intervall schließt sich das Geräusch dem ersten Herzton unmittelbar an oder kann aus ihm »herauslaufen«. Auch in diesem Falle verlangt die Annahme eines Intervallgeräusches, daß zwischen erstem Herzton und Geräuschbeginn Intensitäts- und/oder Klangunterschiede bestehen. Erster Herzton und Geräusch verschmelzen nicht nahtlos miteinander, sondern das Geräusch beginnt, und zwar mit seiner geringsten Schwingungsamplitude, mit dem Ende des ersten Herztons.*

Das Intervallgeräusch kann Teile oder die gesamte Systole ausfüllen, hat Crescendo- oder Decrescendocharakter und im phonokardiographischen Bild Spindelform. Ein frühsystolischer Klick kann vorausgehen oder in den Anfangsteil des Geräusches fallen.

Das Geräusch setzt sich überwiegend aus mittleren und hohen Frequenzen zusammen. Niederfrequente Geräusche kommen vor, sind aber fast immer von kurzer Dauer. Es kann musikalischen Charakter annehmen, seine Intensität durchmißt die gesamte Lautstärkeskala kardialer Geräusche.

Kardiale systolische Intervallgeräusche entstehen, abgesehen vom spätsystolischen Geräusch (S. 122), ganz überwiegend an der Aorten- und Pulmonalklappe.

1. Unterscheidung des systolischen Intervallgeräusches von benachbarten Schallerscheinungen und Schallerscheinungen mit gleichem zeitlichem Einfall

A) Systolisches Sofortgeräusch

Als einzige sichere Unterscheidungsmöglichkeit zwischen systolischem Sofort- und Intervallgeräusch ist die zeitliche und akustische Beziehung zum ersten Herzton zu nennen. Im typischen Fall superponieren sich Beginn und Crescendo des systolischen Sofortgeräusches mit dem ersten Herzton. Am Ende des ersten Herztons ist das Geräusch deshalb schon voll ausgebildet, es vereinigt sich mit dem ersten Herzton akustisch zu einem Takt, dessen Anfang mitunter durch eine größere Lautstärke des ersten Herztons akzentuiert sein kann (im musikalischen Sinne etwa einem sforzato piano entsprechend). Beim Intervallgeräusch dagegen erstreckt sich eine solche Superposition höchstens auf das Ende des ersten Herztons und den Beginn des Geräusches, in der

Regel trennt aber ein Intervall Ton und Geräusch, das mitunter eindrucksvoller zu hören als im Phonokardiogramm zu sehen ist.

Neben diesen zeitlichen Beziehungen besitzen die folgenden *Besonderheiten* nur relativen differentialdiagnostischen Wert, da Überschneidungen zwar nicht allzu häufig sind, aber vorkommen:

Das systolische Sofortgeräusch hat Decrescendocharakter (>), das Intervallgeräusch Crescendo-Decrescendo-Charakter (<>); das systolische Sofortgeräusch kann in den Semilunarklappenschlußton des zugeordneten Ventrikels übergehen oder ihn kurz überdauern, das Intervallgeräusch endet vor ihm; das systolische Sofortgeräusch hat sein p. m. in der Regel im Mitral- und Trikuspidalbereich, das Intervallgeräusch über Herzmitte und den Ausflußbahnen;

das systolische Sofortgeräusch wird durch Änderungen der Diastolendauer wenig, das Intervallgeräusch deutlich beeinflußt (je kürzer die Diastolendauer, desto leiser und kürzer das Geräusch).

Der Frequenzgehalt des Geräusches taugt für differentialdiagnostische Überlegungen nicht.

Schwierigkeiten in der Beurteilung treten besonders da auf, wo die zeitlichen Beziehungen zwischen erstem Herzton und Geräusch verwischt sind, das Intervallgeräusch also nicht oder nicht sicher vom ersten Herzton getrennt oder trennbar ist. Das kann vor allem auch dann der Fall sein, wenn der erste Herzton hochgradig abgeschwächt ist und auskultatorisch und phonokardiographisch nicht hinreichend geortet werden kann (z. B. schwere Mitralinsuffizienz oder Aortenstenose). In dieser Situation kommt den genannten indirekten Unterscheidungsmerkmalen unter zusätzlicher Berücksichtigung der Fortleitungsrichtung der Geräusche und sonstigen Schallerscheinungen (z. B. frühsystolischer Klick, protodiastolischer Ton) größere differentialdiagnostische Bedeutung zu. Die subtile Beachtung sämtlicher Kriterien ermöglicht auch in derartigen komplizierten Fällen fast regelmäßig die richtige Zuordnung des Geräusches.

B) Früh- und mesosystolischer Klick

Die Differenzierung ist einfach und bereitet auch dem Anfänger kaum jemals Mühe. Unterscheidungsmerkmal: Als Ton besteht der Klick nur aus wenigen Schwingungen, ist also sehr kurz und erweckt damit weder auskultatorisch noch phonokardiographisch den Eindruck eines Geräusches, das, selbst wenn es von ungewöhnlich kurzer Dauer ist, länger anhält als ein Klick, der zudem in seinem meist »explosiv-hellen« Klang ein besonderes Kennzeichen hat.

C) Perikardiales Reiben

Wie bereits beim systolischen Sofortgeräusch dargelegt (S. 89), kann ein perikardiales Reiben im wesentlichen nur Verwechslungen mit systolischen kardialen Geräuschen veranlassen, wenn die für das perikardiale Reiben so charakteristischen diastolischen Geräuschkomponenten fehlen. Dann aber ist, da das perikardiale Reiben sowohl hinsichtlich seiner zeitlichen Einordnung, als auch seines Frequenzgehaltes, als auch seiner Crescendo-Decrescendo-Form völlig mit einem systolischen Intervallgeräusch übereinstimmen kann, eine falsche Interpretation nicht nur durchaus möglich, sondern keineswegs ungewöhnlich. Sie kann vermieden werden, wenn auf den rauhen, häufig kratzenden oder krachenden ohrnahen Klang und die unter Stethoskopdruck zunehmende Lautstärke des perikardialen Reibens geachtet wird. Das Phonokardiogramm ist für eine solche Differenzierung unbrauchbar, die Klangbesonderheiten werden allein mit dem Stethoskop erfaßt! Es vermittelt bei perikardialem Reiben meist einen so einprägsamen Eindruck, daß der Arzt ein perikardiales Reiben, selbst wenn es lediglich systolisch auftritt, nicht zu verkennen pflegt, sobald er ein perikardiales Reiben vorher nur mehrmals gehört und damit akustisch in Erinnerung hat.

Als weitere Besonderheiten seien noch erwähnt: Dem perikardialen Reiben ist eine weitaus größere Variabilität und Inkonstanz eigen als intrakardialen Intervallgeräuschen, wobei besonders auf die unterschiedliche respiratorische Beeinflußbarkeit (Tab. 6) und auf die Intensitätszunahme perikardialer Geräusche bei Thoraxkompression und willkürlicher intrathorakaler Drucksteigerung (Valsalvascher Versuch) hinzuweisen ist.

2. Unterscheidung zwischen systolischen Intervallgeräuschen funktionellen und organischen Ursprungs

In Analogie zu den Sofortgeräuschen lassen sich auch die systolischen Intervallgeräusche in organische und funktionelle Geräusche unterteilen, wobei bei funktioneller Genese wiederum eine Trennung in Geräusche bei Herzkreislauferkrankungen und bei gesundem Herzkreislaufsystem vorzunehmen ist. Zur Vermeidung von Wiederholungen sei auf die Darstellung im Kapitel XIV, S. 90/91 verwiesen, deren Grundsätze ohne Ausnahme auf die systolischen Intervallgeräusche übertragen werden können. Das gilt besonders auch für Tabelle 7. Organische systolische Intervallgeräusche basieren auf Prozessen der Semilunarklappen mit mehr oder weniger ausgeprägtem Stenoseeffekt. Funktionellen systolischen Intervallgeräuschen bei pathologisch verändertem Herzkreislaufsystem liegt gewöhnlich eine »relative Stenose« (vermehrtes Durchflußvolumen oder erhöhte Strömungsgeschwindigkeit bei normaler Klappe) der Aorten- oder Pulmonalklappe zu Grunde. Funktionelle Geräusche bei intaktem Herzkreislaufsystem (= akzidentelle Geräusche) können eine intra- oder extrakardiale Ursache haben. Auch bei den als Intervallgeräuschen auftretenden akzidentellen Geräuschen sind im wesentlichen nur die extrakardialen Ursachen erkenn- oder vermutbar, die in gleicher Weise wie bei den Sofortgeräuschen vor allem in hyperaktiven bzw. erethischen Kreislaufzuständen und Veränderungen der Blutviskosität zu suchen sind.

Als Haupturspungsort akzidenteller systolischer Intervallgeräusche kommt die Pulmonalklappe in Betracht, während die akzidentelle Natur eines aortalen Geräusches stets nicht nur mit einem Fragezeichen zu versehen ist.

Unter den akzidentellen pulmonalen Geräuschen sind auch das sogenannte Stillsche Geräusch und das Conus-pulmonalis-Geräusch zu rubrizieren, fast ausschließlich bei Kindern und Jugendlichen zu beobachtende funktionelle Geräusche, deren Ursache zum Teil ungeklärt ist oder die auf Kaliberungleichheit zwischen rechter Kammer und Art. pulmonalis und auf eine hohe Entleerungsgeschwindigkeit des rechten Ventrikels bei sympathikotoner Kreislaufeinstellung zurückgeführt werden, ein relativ weites Ausbreitungsfeld zeigen und musikalisch sein können. Die Geräusche sind entweder Zufallsbefunde, oder die jugendlichen Patienten suchen den Arzt wegen verschiedenartiger funktioneller Beschwerden auf. Ein pathologischer kardiovaskulärer Befund ist nicht zu erheben. Gelegentlich vorkommende inkomplette Rechtsschenkelblöcke können durchaus physiologisch sein.

Zusammenfassend ist zu sagen, daß die funktionellen systolischen Intervallgeräusche im wesentlichen jene Besonderheiten widerspiegeln, welche die leichte bis mittelschwere organische Stenose auszeichnen (Abb. 10), wobei sowohl Geräuschkonfiguration und -dauer als auch zusätzliche akustische Erscheinungen (z. B. frühsystolischer Klick, Verhalten des zweiten Herztons, S. 36) beachtet werden müssen.

Für Pulmonalgeräusche konnte bei simultaner Registrierung von Schall- und dextroventrikulärer Druckkurve gezeigt werden[1], daß die Geräusche bei relativen Pulmonalstenosen ohne Synchronizität mit der Druckkurve in die erste Hälfte der Austreibungsphase fallen, bei organischen Pulmonalstenosen dagegen auf die gesamte Dauer der Austreibungszeit ausgedehnt sind und ihr Intensitätsmaximum mit dem systolischen Gipfel der Druckkurve haben.

3. Unterscheidung zwischen aortalen und pulmonalen systolischen Intervallgeräuschen

Systolische Intervallgeräusche aortalen und pulmonalen Ursprungs gleichen sich in Klang, Frequenzgehalt, Lautstärke, Geräuschkonfiguration und in der Abhängigkeit ihrer Charakteristik von der hämodynamischen Situation. Diese Kriterien können folglich für differentialdiagnostische Überlegungen nicht herangezogen werden. Mit Einschränkung hat diese Behauptung auch für den Fortleitungsmodus Gültigkeit. Für organische aortale Intervallgeräusche ist zwar eine Fortleitung mit dem Blutstrom, also zum Jugulum, in die Karotiden und zur Art. axillaris weitgehend typisch, das Geräusch der kongenitalen Pulmonalstenose kann aber in sehr deutlicher Weise auch zum Jugulum und zum Hals ausstrahlen. Fortleitung zum Rücken findet sich sowohl bei aortalen als auch pulmonalen Geräuschen. Wichtiger als die Geräuschfortleitung ist für die Differentialdiagnose, ob über den Karotiden und besonders mit dem im Jugulum gegen den Aortenbogen vorgeführten Finger ein Schwirren gefühlt werden kann. Ein solches Schwirren ist praktisch stets Attribut der Aortenstenose, nicht dagegen der Pulmonalstenose.

Funktionelle pulmonale Intervallsystolika werden nicht zum Jugulum oder Hals, funktionelle aortale Intervallsystolika gelegentlich, alles andere aber als gewöhnlich oder gar regelmäßig fortgeleitet. Damit beibt als Konsequenz, daß, soweit organische Aorten- und Pulmonalklappenveränderungen als ausgeschlossen gelten können, ein zum Hals oder Jugulum fortgeleitetes basales Intervallsystolikum aortalen und nicht pulmonalen Ursprungs ist.

Ausschlaggebender als die Geräuschfortleitung hat für die Differentialdiagnose das p. m. des Geräusches zu sein:

Pulmonale Intervallsystolika haben ihr p. m im 2., seltener 3.–4. ICR links parasternal, meist relativ dicht am Sternalrand, radiäre Ausstrahlung ist mehr die Regel als die Ausnahme;

Aortale Intervallsystolika haben ihr p. m. im 2. ICR rechts parasternal bis 3. ICR links

---

[1] WOLTER, H. H.: Verh. dtsch. Ges. Kreislforsch. 1963, 398

parasternal bzw. Herzmitte – ein apikales p. m. kommt, besonders im Kleinkindes- und Kindesalter, vor –, sie strahlen schärpenförmig nach oben, rechts oben und links unten aus.

Auch die p. m. der aortalen und pulmonalen Intervallgeräusche können sich also am mittleren linken Sternalrand überschneiden und erlauben damit keine zweifelsfreie Differenzierung. Um eine solche zu erzielen, ist es notwendig, das gesamte klinische Bild, insbesondere EKG und Röntgenbefund in die Überlegungen einzubeziehen. Aortale Intervallsystolika, und zwar auch solche funktioneller Art, gehen fast stets mit einem »Links-EKG«, das zudem nicht selten Hinweise auf eine Linksbelastung, -schädigung oder -hypertrophie enthält, einher. Pulmonale Intervallsystolika, und zwar auch solche funktioneller und akzidenteller Art, sind fast stets mit einem Steil- oder Rechtstyp im EKG kombiniert. Rechtsbelastungs- und -hypertrophiezeichen finden sich nur bei organischer oder relativer Pulmonalstenose. Rechtsschenkelblockbilder können sowohl bei aortalem als auch pulmonalem Intervallsystolikum vorkommen, bei pulmonalem Ursprung freilich ungleich häufiger. Bei der Kombination Linksschenkelblock + basales systolisches Intervallgeräusch handelt es sich nahezu ausnahmslos um ein aortales Geräusch.

Die in jedem Lehrbuch nachlesbaren Puls- und Blutdruckbesonderheiten der Aortenstenose eignen sich kaum jemals für differentialdiagnostische Erörterungen bei basalem Intervallsystolikum. Einmal kommen sie nur bei organischer Aortenstenose vor, die differentialdiagnostisch gegenüber einer Pulmonalstenose an sich kaum oder nur geringe Schwierigkeiten macht, zum anderen gehören sie zur Symptomatik der schweren und fortgeschrittenen Aortenstenose, deren Abgrenzung von einer Pulmonalstenose weder geräuschmäßig noch klinisch problematisch zu sein pflegt.

4. Differentialdiagnose des systolischen Intervallgeräusches

A) Systolische Intervallgeräusche als Folge einer Aortenstenose

Im systolischen Intervallgeräusch findet die Aortenstenose ihre diagnostisch entscheidende, nicht aber ihre einzige akustische Äußerung, wie die Synopsis auf S. 191 verdeutlichen mag. Die dort unter »fakultativ« registrierten Schallerscheinungen tragen weniger zur Diagnose der Aortenstenose als zur Abschätzung ihrer Schwere und hämodynamischen Bedeutung bei. Abb. 10 demonstriert, auf welche Weise aus den akustischen Erscheinungen, dem Verhalten der Karotispulskurve und der aus dieser Kurve ablesbaren Austreibungszeit des linken Ventrikels auf die Schwere einer Aortenstenose rückgeschlossen werden kann. Wenn es auch richtig ist, daß sich mit zunehmender Schwere Geräuschbeginn, -maximum und -ende, gemessen bis Beginn des ersten Herztons, mehr und mehr verspäten, der Crescendoanteil synchron dazu dominierender wird, so läßt sich aus diesem Verhalten doch kein allgemein gültiges Gesetz ableiten. Die Zahl der Ausnahmen von dieser Regel ist zu groß. In gleicher Weise erlaubt das Aorteninsuffizienzdiastolikum nur approximative Schlüsse. Zwar findet es sich vorwiegend bei mittelschweren bis schweren Aortenstenosen, doch kann seine Existenz bei leichter Aortenstenose nicht gerade als ungewöhnlich erklärt werden. Wesentlich aussagekräftiger sind Lautstärke des ersten Herztones, frühsystolischer Klick und Verhalten des zweiten Herztons, wobei man sich aber vor leichtfertigen oder ungerechtfertigten Folgerungen hüten sollte. So spricht zwar eine Abschwächung des ersten Herztons und/oder Aortenklappenschlußtons für eine relevante Aortenstenose, normale oder übernormale Lautstärke dieser Töne schließt eine solche aber nicht aus.

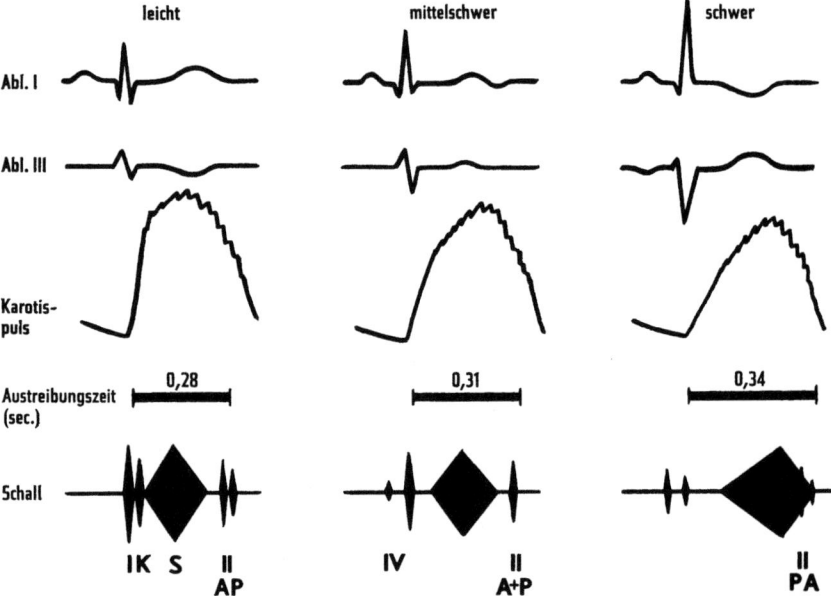

Abb. 10: Abhängigkeit des Schallbefundes von der Schwere einer Aortenstenose. Besonders zu beachten sind die Amplitudenabnahme des ersten Herztons (I), das Verschwinden des frühsystolischen Klicks (K), das Auftreten einer paradoxen Spaltung des zweiten Herztons und eines Vorhoftons (IV) mit zunehmender Stenosierung bzw. zunehmendem Druckgradienten zwischen linkem Ventrikel und Aorta. Parallel zu diesen akustischen Veränderungen kommt es zur Ausbildung eines pathologischen Linkstyps bzw. einer Linkshypertrophie im EKG, zur Verformung der Karotispulskurve mit verzögertem Anstieg und verspätetem Gipfel (die sägezahnförmige Aufsplitterung des Kurvengipfels findet sich bei allen Schweregraden) und zu einer progredienten Verlängerung der Austreibungszeit des linken Ventrikels. S = systolisches Intervallgeräusch.

Besonderes Gewicht in funktionsdiagnostischer Hinsicht besitzt die paradoxe Spaltung des zweiten Herztons. Bei gesicherter organischer Aortenstenose beweist sie deren exzessive Schwere. Das systolische Austreibungsgeräusch kann in diesen Fällen den dem Aortenklappenschlußton vorausgehenden Pulmonalklappenschlußton überdauern bzw. in seiner Endphase in sich »aufnehmen«. Weitere wichtige Kriterien für die Schwere einer Aortenstenose vermittelt das EKG. Linkshypertrophiezeichen und negative T-Zacken links präkordial dokumentieren das fortgeschrittene Krankheitsbild.

Als Ursache der erworbenen Aortenklappenstenose kommen die rheumatische Endokarditis, die Klappensklerose und Klappenxanthome bei Störungen des Lipidstoffwechsels in Betracht. Weiterhin sind die meist recht geringfügigen stenotischen Effekte hierher zu zählen, die von einer Ballprothese nach Operation eines Aortenklappenfehlers hervorgerufen werden (fast stets ist an typischer Stelle ein kurzes systolisches Intervallgeräusch, dem als Klick ein Prothesenöffnungston vorausgeht, zu hören).

Geräuschmäßig begegnet uns die Aortenstenose mit und ohne klinische Bedeutung auch als nicht seltene kongenitale Anomalie. Entweder handelt es sich hierbei um eine Stenose im valvulären, subvalvulären oder supravalvulären Bereich, um eine Aorta bicuspida, deren Besonderheit, solange sie nicht mit einer Schlußunfähigkeit der Aortenklappen verbunden ist, nicht in hämodynamischer Richtung, sondern als Prädilektionsstelle für bakterielle Endokarditiden zu sehen ist, oder um ein Aneurysma eines Sinus Valsalvae, das, wenn es nicht in eine Herzhöhle oder ein benachbartes Gefäß perforiert ist (dann meist kontinuierliches Geräusch), zwar akustisch in Erscheinung tritt, klinisch aber, zumindest häufig und für längere Zeit, stumm bleibt.

An eine Aorta bicuspida oder ein Aneurysma eines Sinus Valsalvae ist dann zu denken, wenn sich bei einem akustischen Befund im Sinne einer leichten bis höchstens mäßig schweren Aortenstenose, der seit frühester Kindheit bekannt ist, im weiteren Verlauf jene Sekundärerscheinungen (EKG, Röntgenbild) *nicht* einstellen, die bei einer Aortenstenose erwartet werden müßten.

Viel Mühe wurde aufgewandt, um den Schallbefund der Lokalisationsdiagnose einer Aortenstenose dienstbar zu machen. Die Ergebnisse dieser Bemühungen sind, von bestimmten Ausnahmen abgesehen, enttäuschend. Dabei ist eine solche Differenzierung nicht allein für die kongenitale, sondern auch für die postnatale Aortenstenose bedeutsam, nachdem sich in den letzten Jahren gezeigt hat, daß eine subvalvuläre muskuläre Stenose der Ausflußbahn des linken Ventrikels (obstruktive Myokardiopathie) erworben werden kann und augenscheinlich häufiger vorkommt, als gegenwärtig gemeinhin noch angenommen wird. Insgesamt gilt es damit, zwischen folgenden Formen einer Aortenstenose zu unterscheiden:

Angeboren: valvuläre Aortenstenose (Klappenstenose im eigentlichen Sinn), supravalvuläre Aortenstenose, subvalvuläre bandförmige, fixierte Stenose des Ausflußtraktes des linken Ventrikels, subvalvuläre muskuläre, nicht fixierte Stenose (Stenoseeffekt nur während der systolischen Kontraktion des Ventrikels) im Bereich der crista saliens.

Erworben: valvuläre Aortenstenose, subvalvuläre muskuläre, nicht fixierte Stenose.

Das aortale systolische Intervallgeräusch kommt bei allen Formen gleichermaßen vor. Sein p. m. kann sich bei der subvalvulären von jenem der valvulären und supravalvulären unterscheiden: Es liegt tiefer, und zwar am linken und unteren Sternalrand, über Herzmitte, gelegentlich sogar im apikalen Bereich. Man vergesse aber nicht, daß im Kindesalter auch die valvuläre Aortenstenose ihr p. m. in diesen Bezirken und nicht über der Auskultationsstelle der Aorta hat oder haben kann. Vorhoftöne kommen ebenfalls bei allen Formen vor, wenn auch bei valvulärer und subvalvulärer Stenose offenbar häufiger und regelmäßiger. Ein dritter Herzton ist bei Stenosen jeglicher Lokalisation Symptom der Ventrikeldilatation und einer drohenden oder manifesten myokardialen Insuffizienz. Frühsystolische Klicks wurden bisher lediglich bei valvulärer und subvalvulärer Stenose, nicht dagegen bei supravalvulärer Stenose, Aorteninsuffizienzdiastolika dagegen überwiegend bei supravalvulärer und valvulärer Lokalisation beobachtet.

In diesem diagnostischen Dschungel hat sich als Lichtblick besonderer Art eine Reaktionsweise des Geräusches subvalvulärer muskulärer Stenosen erwiesen, die nicht nur eine Abgrenzung gegenüber allen anderen Formen der Aortenstenose, sondern auch gegenüber jenen Prozessen, mit denen die subvalvuläre Aortenstenose am ehesten verwechselt wird, nämlich dem Ventrikelseptumdefekt und der Mitralinsuffizienz, möglich macht. Der für Geräuschdauer und -stärke wesentlich verantwortliche ventrikuloaortale Druckgradient ist bei valvulärer, supravalvulärer und subvalvulärer bandförmiger Stenose in ähnlicher Weise fixiert wie die Ursache, die die Geräusche der Mitralinsuffizienz und des Ventrikelsseptumdefektes formen. Bei der subvalvulären muskulären Stenose fehlt diese Fixation, da hier das Ausmaß der Kontraktion im hypertrophierten subvalvulären Ventrikelabschnitt den Druckgradienten mitbestimmt. Faktoren, die unter Nutzung dieser Besonderheit den Druckgradienten erhöhen (z. B. körperliche Belastung, Herzglykoside, Katechinamine, Amylnitrit, Valsalvascher Preßversuch [1]), verstärken und/oder verlängern, Faktoren dagegen, die den Druckgradienten reduzieren (Hockstellung über eine dadurch hervorgerufene Bradykardie [2]), verkürzen das Intervallgeräusch der subvalvulären muskulären Stenose und schwächen es ab. Als besonders brauchbare Provokationsmethode hat sich der Valsalvasche Versuch erwiesen. Verwertbar ist jedoch nur der positive Ausfall = Zunahme der Geräuschintensität und/oder -dauer während der pressorischen Phase. Das Austreibungsgeräusch von Aortenstenosen anderer Lokalisation, der bandförmigen subvalvulären Stenose sowie die Geräusche der Mitralinsuffizienz und des Ventrikelseptumdefektes erfahren während des Pressens eine Abnahme bis völligen Schwund. Zur Prüfung des Geräuschverhaltens während des Valsalvaschen Versuchs genügt in der Regel das Stethoskop.

Als besondere bzw. weitere differentialdiagnostische Kriterien seien noch angeführt: Bei subvalvulärer muskulärer Stenose ist häufig ein »doppelter« Herzspitzenstoß erkennbar, röntgenologisch fehlt eine postvalvuläre Dilatation der Aorta, der Steilanstieg der Karotispulskurve erfolgt nicht verzögert, die Kurve kann doppelgipflig sein. In etwa der Hälfte der Fälle findet sich zusätzlich eine Mitralinsuffizienz, familiäre Häufung wurde in rund einem Drittel der Fälle beobachtet. Die obstruktive Myokardiopathie kann Teilerscheinung einer peripheren Myopathie oder einer Friedreichschen Ataxie sein.
Bei valvulärer Stenose wird röntgenologisch mit großer Regelmäßigkeit eine poststenotische Dilatation angetroffen, der Steilanstieg der Karotispulskurve erfolgt in Abhängigkeit von der Schwere verzögert, der Pulskurvengipfel kann sägezahnförmig aufgesplittert sein. Bei hochgradiger Stenose geht die Inzisur verloren, die Pulskurve wird zeltförmig.
Bei supravalvulärer Stenose fehlt eine poststenotische Dilatation. Die Karotispulskurve taugt wider Erwarten nicht zur Abgrenzung anderer Lokalisationsformen. Aortenklappenschlußton stets abgeschwächt. Die supravalvuläre Stenose der Aorta kombiniert sich häufig mit einer peripheren Pulmonalstenose. Geistige Defekte, Schielen, Hypoplasie des Unterkiefers mit Kauschwierigkeiten, Fehlen einzelner Milchzähne sind bei Kindern mit supravalvulären Aortenstenosen nicht selten.

Stenosen auf dem Boden einer Aortenklappensklerose erreichen kaum jemals erheblichere Grade. Ihr Geräuschbefund entspricht deshalb jenen der leichten bis mittelschweren Aortenstenose, das Geräusch kann, wie gern bei kalzifizierter Stenose, musikalisch sein. Die diagnostische Situation kann dadurch unübersichtlich werden, daß neben der Klappen- eine relevante Gefäßsklerose besteht. Der Aortenklappenschlußton wird um so mehr abgeschwächt, je stärker die Klappensklerose, er wird um so akzen-

---

[1] BRAUNWALD, E., C. T. LAMBREW, S. D. ROCKOFF, J. ROSS u. A. G. MORROW: Circulation *30*, Suppl. X 4, 3 (1964) – ROSENBLUM, R. u. A. J. DELMAN: Amer. J. Cardiol. *15*, 868 (1965)
[2] NELLEN, N., M. S. GOTSMAN u. V. SCHRIRE: V. Weltkongr. Kardiol., New Delhi 1966

tuierter sein, je stärker die Gefäßsklerose im Vordergrund steht. Umgekehrt kann die Klappensklerose für das Intervallgeräusch größere Bedeutung haben. Neben den organischen Klappenveränderungen spielen für seine Lautstärke und Dauer Schlagvolumen und Blutdruckamplitude eine Rolle.

Recht kompliziert kann die Deutung des systolischen Intervallgeräusches bei der Aorteninsuffizienz sein. Dieses Geräusch geht entweder auf eine relative Stenose oder auf eine valvuläre Begleitstenose (S. 187) zurück. Für die Beurteilung ist es aber nicht gleichgültig, ob eine relative oder organische Stenose Geräuschursache ist.

FAUSTREGEL: Eine organische Stenose ist um so wahrscheinlicher, je länger das systolische Geräusch anhält, je mehr das Geräusch also Form und zeitliche Einordnung eines Geräusches bei mittelschwerer bis schwerer Stenose annimmt.

Merkliche Abschwächung des ersten Herztons spricht, soweit keine hochgradige Aorteninsuffizienz vorliegt, für eine organische Stenose als Ursache des systolischen Intervallgeräusches. Schwirren im Jugulum und die oben erwähnten Besonderheiten der Karotispulskurve sind beweisend für eine organische Begleitstenose.

Das Geräusch der *relativen* Aortenstenose entspricht, wie schon erwähnt, jenem der leichten bis mittelschweren organischen Stenose. Es beginnt also im Mittel mit oder bald nach dem ersten Herzton, erreicht seine größte Lautstärke bis zur Systolenmitte und endet mehr oder weniger deutlich vor dem zweiten Herzton. Fortleitung in die Karotiden ist möglich, sie wird bei relativer Stenose aber nicht von einem Schwirren begleitet. Zu den übrigen Schallerscheinungen, die nach Abb. 10 die Schwere der organischen Stenose abschätzen lassen, ist zu sagen: Der zweite Herzton pflegt bei relativer Aortenstenose nicht nur nicht abgeschwächt, sondern normal bis paukend zu sein. Mit einem frühsystolischen Klick ist bei relativer Stenose häufiger als bei organischer zu rechnen. Austreibungszeit des linken Ventrikels und Steilanstieg der Karotispulskurve sind bei relativer Aortenstenose normal, zumindest nicht verlängert (Ausnahme: relative Aortenstenose mit paradoxer Spaltung des zweiten Herztons, s. u.).

Aus der Reihe tanzt die Spaltung des zweiten Herztones, da die paradoxe Spaltung – Symptom der schweren organischen Stenose – auch bei relativer Stenose nachweisbar sein kann, dann nämlich, wenn der linke Ventrikel sein Schlagvolumen gegen erhöhten Widerstand auswerfen muß (arterielle Hypertonie, Aortenisthmusstenose) oder infolge myokardialer Schädigung (z. B. Myokardinfarkt, Angina pectoris-Anfall) länger benötigt, um ein bestimmtes Volumen auszutreiben. Wenn unter dieser Bedingung das Geräusch einer relativen Aortenstenose vorhanden ist, kann es sich mit einer paradoxen Spaltung kombinieren, die allein Ausdruck der Schwere der hämodynamischen Situation ist, mit der relativen Aortenstenose aber selbst nichts zu tun hat.

Als wesentlichste Ursache einer relativen Aortenstenose darf eine arterielle Drucksteigerung angenommen werden, sei es auf dem Boden einer Widerstands- oder Volumenerhöhung. Diese Beziehung ist so eng, daß bei Normotonie ein aortales Intervallgeräusch für eine angeborene Anomalie der Aortenklappe, eine erworbene Klappenerkrankung, eine erweiterte oder veränderte Aorta ascendens, nicht aber für ein akzidentelles Geräusch spricht.

An erworbenen Ursachen einer relativen Aortenstenose kommen in Betracht:

Hypertonie verschiedener Genese. Das Intervallgeräusch wird um so lauter, je stärker die Aorta sklerosiert ist. Der Aortenklappenschlußton imponiert in der Regel als laut bis paukend, eine paradoxe Spaltung des zweiten Herztons ist möglich.
Für die Diagnose sind die generalisierte Blutdrucksteigerung und die für die Hypertonie charakteristischen Sekundär- und Organveränderungen ausschlaggebend.

Aortensklerose. Es handelt sich um eine häufige Ursache aortaler Intervallgeräusche im Greisenalter (bei Progerie fast regelmäßig). Der Aortenklappenschlußton ist laut bis paukend, eine paradoxe Spaltung des zweiten Herztons fehlt, soweit sie nicht durch eine zusätzliche koronarsklerotische Kardiopathie hervorgerufen wird. Für die Diagnose ist die Kombination des akustischen Befundes mit hohem Lebensalter bei fehlender Hypertonie wichtig. Liegt eine Hypertonie vor, ist es unmöglich zu entscheiden, ob das Geräusch zu Lasten der Hypertonie oder der Sklerose geht. Sichtbare Kalkdepots im Aortenbogen beweisen eine Aortensklerose, nicht aber die sklerotische Genese eines aortalen Intervallgeräusches.

Supravalvuläre Aortendilatation bei Aortensklerose, Hypertonie, Aortitis, Aneurysma. Zusätzlich zum systolischen Geräusch kann das diastolische Sofortgeräusch einer Aorteninsuffizienz samt deren sonstigen akustischen Erscheinungen (S. 187) vorhanden sein.

Aneurysma dissecans der Aorta. Neben dem systolischen Geräusch wird ein Aorteninsuffizienzdiastolikum nur ausnahmsweise vermißt. Das Krankheitsbild wird von einem plötzlichen retrosternalen Schmerz, einem Wechsel von Kollaps, Bewußtlosigkeit und beschwerdefreien Perioden, zerebralen Durchblutungsstörungen und Symptomen im Sinne embolischer Gefäßverschlüsse beherrscht. Arterienpulse häufig seitendifferent. Differentialdiagnostisch steht vor allem, wenn nicht allein, der Myokardinfarkt zur Diskussion. Das Fehlen elektrokardiographischer Infarktveränderungen ist für die Diagnose von größter Wichtigkeit.

Erhöhung des linksventrikulären Schlagvolumens. Das systolische Intervallgeräusch wird häufig durch einen frühsystolischen aortalen Klick eingeleitet.
Zu einer Erhöhung des linksventrikulären Schlagvolumens führen oder können führen: Motorische Belastung, Verabreichung von Sympathikomimetika, postextrasystolische Schläge, Aorteninsuffizienz, totaler atrioventrikulärer Block (zusätzlich häufig Mitralinsuffizienzgeräusch, wechselnde Lautstärke des ersten Herztons, gelegentlich Vorhoftöne bzw. Echosystolen; das systolische Intervallgeräusch variiert in seiner Intensität: Größere Lautstärke, wenn die Vorhofkontraktion der Kammerkontraktion mit einem Intervall vorausgeht, das der normalen Überleitungszeit entspricht), Hyperthyreose, Anämie.

An angeborenen Ursachen einer relativen Aortenstenose seien erwähnt:

Aortenisthmusstenose. Erhöhter Druck im prästenotischen Gefäßabschnitt und Aortensklerose formen das aortale systolische Intervallgeräusch als fakultative akustische Sekundärerscheinung bei Aortenisthmusstenose, für deren Diagnose dorsale Verspätungsgeräusche (S. 192), Puls- und Blutdruckdifferenzen zwischen oberer und unterer Körperhälfte ausschlaggebend sind.

Das aortale Intervallgeräusch kann funktionellen oder organischen Ursprungs sein. Als organische Ursache kommen eine Aorta bicuspida, zum anderen eine zusätzliche valvuläre Stenose in Betracht. Es ist deshalb peinlich auf akustische und klinische Symptome (s. o.) zu achten, die eine organische Stenose wahrscheinlich machen könnten.

Anomalien des Aortenbogens (z. B. Pseudokoarktation, Unterbrechung, falsche Gefäßabgänge). Anomalien ohne besondere hämodynamische Bedeutung sind entweder akustisch stumm oder äußern sich in einem Intervallgeräusch protomesosystolischer Lokalisation. Der Aortenklappenschlußton ist häufig verstärkt. Subjektive Symptome fehlen meist, gelegentlich werden Schluckbeschwerden geklagt. Keine Puls- und Blutdruckdifferenzen zwischen oberen und unteren Gliedmaßen!
Bei totaler Unterbrechung des Aortenbogens entstehen durch zusätzliche Anomalien sehr variable akustische Befunde. Sie ruft als schwere Fehlbildung sofort nach der Geburt beträchtliche Erscheinungen hervor und ist von schlechter Prognose.

Anomalien mit vergrößertem linksventrikulärem Auswurfvolumen. Nicht die relative Aortenstenose, sondern die primäre Anomalie und anderweitige hämodynamische Besonderheiten prägen in der Regel den akustischen Befund. Das systolische Intervallgeräusch ist deshalb für die Diagnose nicht entscheidend, kann aber zu Trugschlüssen führen.

B) Systolisches Intervallgeräusch als Folge einer Pulmonalstenose

Die isolierte Pulmonalstenose ist akustisch das auf die rechte Herzseite übertragene Spiegelbild der Aortenstenose mit einem wesentlichen Unterschied: Die Verlängerung der rechtsseitigen Systolendauer bedingt eine weite Spaltung des zweiten Herztons.
Auch die Schwere einer Pulmonalstenose ist in ähnlicher Weise wie bei der Aortenstenose aus dem Schallbefund ablesbar (Abb. 11). Mit zunehmender Schwere verschieben sich Geräuschbeginn, -maximum und -ende mehr und mehr in Richtung Pulmonalklappenschlußton, der gleichzeitig vom Aortenklappenschlußton wegwandert, immer leiser, schließlich unhörbar und allenfalls noch registrierbar, vom Geräusch selbst aber nicht erreicht wird. Dagegen kann bei schwerer Pulmonalstenose das Geräusch den Aortenklappenschlußton durchlaufen und ausnahmsweise gar »verschlucken«. Ein pulmonaler frühsystolischer Klick wird bei leichten bis mittelschweren Stenosen gefunden, er rückt mit zunehmender intraventrikulärer Drucksteigerung an den ersten Herzton heran. Ein rechtskardialer Vorhofton schließlich ist bei schweren Fällen nahezu obligat.
Wiederum in weitgehender Analogie zur Aortenstenose kann auch die Pulmonalstenose valvulär, subvalvulär (infundibulär) und supravalvulär lokalisiert sein. Soweit es sich um eine Pulmonalstenose bei intaktem Ventrikelseptum handelt, sind durch den Schallbefund lediglich für die infundibuläre Stenose Verdachtsmomente gegenüber der valvulären Form gegeben, indem das p. m. des Geräusches tiefer, also am mittleren linken Sternalrand liegt (im Gegensatz zur subvalvulären Aortenstenose, die das gleiche Geräusch-p. m. haben kann, Rechtsbelastungs- und -hypertrophiezeichen und verbreiterte Spaltung des zweiten Herztons!). Für die Sicherung einer extravalvulären Stenoselokalisation sind die Beachtung des Kurvenverlaufs bei intrakardialer Druckregistrierung und evtl. das angiokardiographische Bild unentbehrlich. Als Ursache einer infundibulären Stenose sind Muskelhypertrophie (in der Regel) und strangförmige perikardiale

Bänder[1] (extrem selten), wobei es sich meist um postoperative Zustände handelt, zu nennen. Bei infundibulärer muskulärer Stenose kann es sich um einen primären (z. B. bei Fallotschen Anomalien, seltener isoliert) oder sekundären Befund (z. B. bei valvulärer Pulmonalstenose) handeln. Derartige sekundäre infundibuläre Stenosen sind

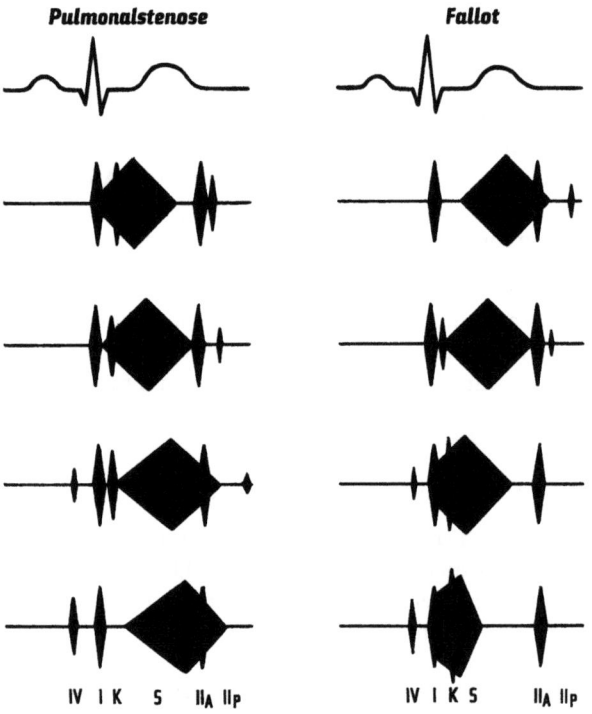

Abb. 11: Abhängigkeit der Schallerscheinungen von der Schwere des Krankheitsbildes bei Pulmonalstenose mit intaktem Ventrikelseptum und Pulmonalstenose mit Ventrikelseptumdefekt (Fallotsche Tetra- und Pentalogie). Oberste Schallkurve: leichte Fälle; zweite Schallkurve: mittelschwere Fälle; dritte Schallkurve: schwere Fälle; unterste Schallkurve: sehr schwere Fälle (I = erster Herzton, II_A = Aortenklappenschlußton, II_P = Pulmonalklappenschlußton, IV = Vorhofton, K = frühsystolischer Klick, S = systolisches Geräusch). Besonders zu beachten sind das spiegelbildliche Verhalten des frühsystolischen Klicks (bei isolierter Pulmonalstenose pulmonalen, bei Fallotschen Fehlbildungen aortalen Ursprungs), des Spaltungsintervalls des zweiten Herztons und der Geräuschlokalisation. Der Vorhofton korreliert bei beiden Anomalien gleichsinnig mit der Schwere bzw. dextroventrikulären Drucksteigerung (nota bene: Die Drucksteigerung im rechten Ventrikel ist bei den Fallotschen Fehlbildungen im allgemeinen geringer als bei isolierter Pulmonalstenose. Sie erreicht in der Regel lediglich den arteriellen Druck – Druckausgleich – während sie ihn bei isolierter Pulmonalstenose nicht unbeträchtlich übersteigen kann. Vorhoftöne sind deshalb bei isolierter Pulmonalstenose generell häufiger als bei Fallotschen Mißbildungen).

akustisch insofern interessant, als sie nach erfolgreicher Operation einer valvulären Stenose noch für längere Zeit für ein pulmonales Intervallsystolikum sorgen können, das im typischen Fall mit zunehmendem zeitlichem Abstand von der Operation leiser und

---

[1] WEGLICKI, W. B., J. F. LEE, J. W. BROWN u. R. E. WHALEN: Amer. J. Cardiol. *16*, 262 (1965)

unscheinbarer wird, da sich die infundibuläre Hypertrophie nach Wegfall der valvulären Stenose zurückbildet.

Supravalvuläre Stenosen – nicht zu verwechseln mit der peripheren Pulmonalstenose – sind Raritäten, die gelegentlich auch einmal durch die Umschlagstelle des Perikards verursacht werden können.

Die valvuläre Pulmonalstenose tritt uns in der großen Mehrzahl als angeborene Anomalie gegenüber. Als erworbener Klappenfehler wird sie ausnahmsweise auf rheumatischer Basis und bei metastasierendem Dünndarmkarzinoid beobachtet, in diesen Fällen aber auch kaum jemals isoliert, sondern bei rheumatischer Genese mit Klappenfehlern des linken Herzens, beim Dünndarmkarzinoid mit einem Trikuspidalvitium kombiniert.

Besonders kompliziert gestalten sich die hämodynamischen und damit auch die akustischen Vorgänge bei der organischen Pulmonalstenose dadurch, daß sie sowohl bei intaktem Ventrikelseptum als auch zusammen mit einem Ventrikelseptumdefekt vorkommt, wobei über den Defekt ein Druckausgleich zwischen beiden Ventrikeln erfolgen (Rechts-Links-Shunt: Fallotsche Tetra- und Pentalogie) oder ein sinistrodextroventrikulärer Druckgradient (Links-Rechts-Shunt: Pulmonalstenose mit Ventrikelseptumdefekt) bestehen kann. Daraus resultiert, daß auch akustisch einmal mehr der Ventrikelseptumdefekt und seine Folgen, ein anderes Mal mehr die Pulmonalstenose und ihre Folgen in den Vordergrund rücken, ein Umstand, der bei normaler akustischer »Grundausrüstung« bei der Fallotschen Tetra- und Pentalogie in Abhängigkeit von der Schwere ein gerade umgekehrtes Verhalten der einzelnen Schallerscheinungen (Abb. 11) zutage treten läßt wie bei der isolierten Pulmonalstenose, bzw. der Fallotschen Trilogie (Pulmonalstenose mit Vorhofseptumdefekt bzw. offenem Foramen ovale und intaktem Ventrikelseptum).

Durch diese engen gegenseitigen Beziehungen wird natürlich auch die Differentialdiagnose gegenüber dem isolierten Ventrikelseptumdefekt erschwert, ganz besonders gegenüber jenen Defekten, die zu Drucksteigerung im kleinen Kreislauf (Eisenmenger-Reaktion) geführt haben und dadurch mit einer relativen Pulmonalstenose einhergehen bzw. einhergehen können. Tabelle 9 soll beitragen, die differentialdiagnostischen Abgrenzungen der einzelnen Formen zu erleichtern.

Relative Pulmonalstenosen begegnen uns in Klinik und Praxis weitaus häufiger als organische. Der schon mehrfach wiederholte Satz, das relative Vitium imitiere die leichte bis mittelschwere Form des organischen Vitiums gleicher Art und Lokalisation, trifft auch für die Pulmonalstenose zu.

Im Verhalten des Pulmonalklappenschlußtons bzw. zweiten Herztons steht uns bei der Pulmonalstenose aber ein weiteres akustisches Symptom zur Verfügung, das nicht nur eine Unterscheidung zwischen leichter bis mittelschwerer und relativer Pulmonalstenose, sondern auch zwischen den einzelnen Formen einer relativen Pulmonalstenose ermöglicht (Abb. 12).

Bei Berücksichtigung pathophysiologischer Gegebenheiten bietet sich folgende Unterteilung an:

Relative Pulmonalstenose bei pulmonaler Hypertonie.
Ursachen der pulmonalen Hypertonie: Postkapilläre Drucksteigerung bei Mitralklappenfehlern, Cor triatriatum und Linksherzinsuffizienz; präkapillare Drucksteigerung bei

Tabelle 9 Differentialdiagnose der isolierten Pulmonalstenose, des isolierten Ventrikelseptumdefektes und der Kombination Pulmonalstenose + Ventrikelseptumdefekt[1]

	I. Ventrikelseptumdefekt	II. Pulmonalstenose
Mischungszyanose	$\emptyset$	$\emptyset$
Lungendurchblutung	vermehrt	normal
Spaltung des 2. Herztons	weit	weit oder nicht erkennbar
II$_P$	mittellaut bis laut	abgeschwächt oder fehlend
systolisches Geräusch p. m.	3. bis 4. ICR links parasternal, unteres Sternum	2. bis 3. ICR links parasternal
Dauer	holosystolisch, vom 1. und 2. Herzton nicht abgesetzt, Ende mit 2. Herzton	mehr oder weniger holosystolisch, vom 1. Herzton fast stets, vom 2. Herzton dagegen häufig nicht abgesetzt. Das Geräusch kann II$_A$ überdauern
Konfiguration	meist bandförmig, seltener »gedrückte« Spindelform	meist ideale oder asymmetrische Spindelform, nur ausnahmsweise bei kleinen oder schmalbrüstigen Kindern Bandform
diastolische Geräusche	apikale Intervallgeräusche mäßig häufig, diastolisches Sofortgeräusch über der Basis selten	unter Umständen trikuspidales Intervallgeräusch
Vorhofton	selten	häufig
ejection click aortal pulmonal	$\emptyset$ nicht ungewöhnlich	$\emptyset$ bei leichten Fällen

---

[1] MICHEL, D.: Angeborene Herzfehler, Berlin–Göttingen–Heidelberg 1964

III. Ventrikelseptumdefekt $+$ Pulmonalstenose	IV. Fallot	V. Ventrikelseptumdefekt $+$ Eisenmenger-Reaktion
$\emptyset$	$+$	$+$
vermehrt	vermindert	unterschiedlich
weit	meist nicht nachweisbar	eng
mäßig bis stark abgeschwächt	fehlend, seltener abgeschwächt	laut
häufig 2 p.m.: 2. bis 3. ICR und 3. bis 4. ICR links parasternal, unteres Sternum	3. bis 4. ICR links parasternal	2. bis 4. ICR links parasternal
entweder wie unter I oder II, evtl. auch über der Basis wie unter II, über dem unteren Sternum und links lateral davon wie unter I	mehr oder weniger holosystolisch, vom 1. Ton meist nicht, vom 2. Ton häufig abgrenzbar. Das Geräusch überdauert kaum jemals II_A	fast stets proto- oder protomesosystolisch. Zwischen Geräusch und 2. Herzton nahezu immer freies Intervall
Band- oder Spindelform	Band-, Spindel- oder Decrescendo-Form	meist Decrescendo-, seltener Spindelform
apikale Intervallgeräusche mäßig häufig, diastolische Sofortgeräusche über der Basis selten	diastolische Sofortgeräusche über der Basis sehr selten	diastolisches Sofortgeräusch über der Basis mit p.m. links parasternal relativ häufig
mäßig häufig	ausnahmsweise	selten
$\emptyset$ nicht ungewöhnlich	bei schweren Fällen $\emptyset$	bei schweren Fällen

akutem und chronischem Cor pulmonale, Eisenmenger-Reaktion (pulmonale Hypertonie bei kongenitalen Vitien mit Links-Rechts-Shunt).

Besondere Kennzeichen: Aufgehobene bis enge Spaltung des zweiten Herztons mit Akzentuation des Pulmonalklappenschlußtons, frühsystolischer Klick relativ selten,

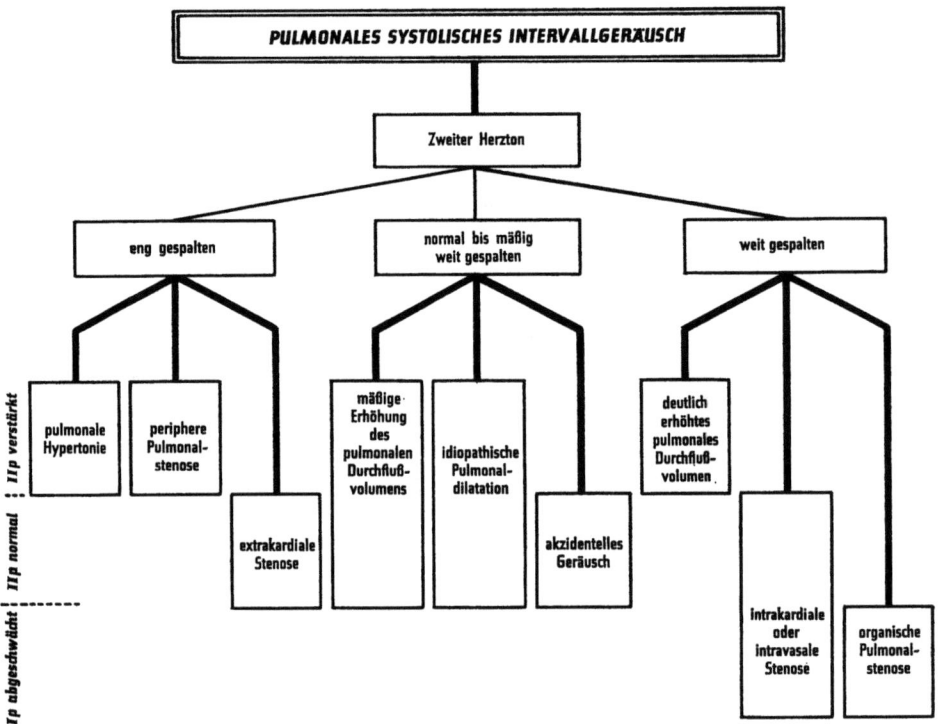

Abb. 12: Schematische Darstellung der differentialdiagnostischen Möglichkeiten, die sich bei systolischen pulmonalen Intervallgeräuschen durch Beachtung des Spaltungsintervalls des zweiten Herztons und der Intensität des Pulmonalklappenschlußtons eröffnen.

dextroatrialer Galopp und relative Trikuspidalinsuffizienz nicht ungewöhnlich, gelegentlich Pulmonalinsuffizienzgeräusch; der Vorhofton kann durch vorübergehende Druckerhöhung (z. B. körperliche Belastung, Asthmaanfall) provoziert werden. Sämtliche Schallerscheinungen sind mitunter infolge Lungenemphysems recht leise, das systolische Intervallgeräusch pflegt mit zunehmender Rechtsdilatation und bei Rechtsherzinsuffizienz leiser zu werden. Geht das Geräusch auf eine relative Pulmonalstenose bei Mitralklappenfehlern zurück, wird es nach erfolgreicher Operation schwächer oder verliert sich ganz. Je nach Grundkrankheit sind zusätzliche Schallphänomene möglich.

Relative Pulmonalstenose bei idiopathischer Pulmonaldilatation.
Besondere Kennzeichen: Intervallgeräusch von unterschiedlicher Lautstärke an typischer Stelle, gelegentlich von Schwirren begleitet, pulmonaler frühsystolischer Klick häufig, in der Minderzahl der Fälle Geräusch einer relativen Pulmonalinsuffizienz. Dilatation

des Pulmonalisstammes bei Beschwerdefreiheit bzw. weitgehend uneingeschränkter Leistungsfähigkeit. Herzvergrößerung und Zeichen einer Rechtsherzbelastung und -hypertrophie sprechen gegen idiopathische und für sekundäre Pulmonaldilatation als Folge einer Druck- oder Volumenüberlastung des kleinen Kreislaufs.

Relative Pulmonalstenose bei erhöhtem pulmonalem Durchflußvolumen.
Besondere Kennzeichen: Die Geräuschintensität steht in lockerer Beziehung zum Grad der Volumensteigerung. Geringere Volumenerhöhungen werden während der Schwangerschaft (pulmonales Intervallgeräusch hier physiologisch!), bei Anämie, Hyperthyreose und komplettem av-Block beobachtet. Das Geräusch ist hier häufig die einzige akustische Besonderheit, ein frühsystolischer Klick kann gelegentlich auftreten. Wahrscheinlich ist auch das akzidentelle pulmonale Geräusch nichts anderes als eine quantitative Variante.

Bunter und vielgestaltiger ist die akustische Palette bei erheblicher Vergrößerung des Durchflußvolumens. Als Prototyp sei der Vorhofseptumdefekt genannt, dessen akustische Äußerungen meist so charakteristisch sind, daß sie zusammen mit EKG und Röntgenbefund auch ohne Herzkatheterismus die Diagnose stellen lassen. Im EKG wird ein kompletter oder inkompletter Rechtsschenkelblock mit rechtstypischem QRS in den Gliedmaßenableitungen nur ausnahmsweise vermißt. Im Röntgenbild fällt ein mehr oder weniger kugelförmig konfiguriertes, häufig auch dilatiertes Herz mit Prominenz der rechtsventrikulären Ausflußbahn und der Art. pulmonalis, arterieller pulmonaler Blutüberfüllung und tanzenden Hili auf. Gleiche Befunde wie beim isolierten Vorhofseptumdefekt werden bei der partiellen Pulmonalvenentransposition – sie ist fast stets mit einem Vorhofseptumdefekt, meist hochsitzend (Sinus-venosus-Defekt), kombiniert –, ähnliche akustische Erscheinungen beim partiellen und kompletten Canalis atrioventricularis communis (der sogenannte Ostium-primum-Defekt ist hier einzuordnen), beim Lutembacher-Syndrom und gelegentlich beim Cor triatriatum (wenn es mit einem größeren Links-Rechts-Shunt auf Vorhofebene verbunden ist) gefunden. Auch Ventrikelseptumdefekt und offener Ductus Botalli können gelegentlich anstatt ihrer typischen Geräusche ein atypisches Geräusch in Form eines systolischen pulmonalen Intervallgeräusches aufweisen.

Beim gemeinsamen Atrioventrikularkanal werden neben den aufgeführten Befunden nahezu regelmäßig Geräusche einer organischen Mitral- und/oder Trikuspidalinsuffizienz gefunden.

Das EKG zeigt im Gegensatz zum »normalen« Vorhofseptumdefekt (Secundum-Defekt und Sinus-venosus-Defekt) bei komplettem oder inkomplettem Rechtsschenkelblock eine linkstypische QRS-Form in den Standardableitungen.

Beim Lutembacher-Syndrom (erworbene oder angeborene Mitralstenose + Vorhofseptumdefekt oder offenes Foramen ovale) können die akustischen Merkmale der Mitralstenose eindeutig, kaschiert sein oder fehlen. Bei einem in erster Linie für einen Vorhofseptumdefekt sprechenden Schallbefund denke man deshalb an ein Lutembacher-Syndrom, wenn atriale Reizbildungs- und -leitungsstörungen vorhanden sind, die nicht zwangsläufig zum Bild des Vorhofseptumdefektes gehören (z. B. Vorhofflimmern, Vorhofflattern, Interferenzdissoziation, interatriale und atrioventrikuläre Leitungsverzögerung). Andererseits sollte ein Lutembacher-Syndrom in Erwägung gezogen werden, wenn bei einem in erster Linie für eine Mitralstenose sprechenden Schallbefund ein kompletter oder inkompletter Rechtsschenkelblock vorhanden ist und wenn bei erheblicher Verbreiterung des Pulmonalsegmentes im Röntgenbild die Mitralstenose einen auffallend und unüblich gutartigen langzeitigen Verlauf nimmt.

In Parenthese, weil nur durch aufwendige kardiologische Untersuchungsverfahren zu klären, seien noch nachstehende kongenitale Angiokardiopathien mit fakultativ oder obligat erhöhtem pulmonalem Durchflußvolumen genannt: Totale Pulmonalvenentransposition Cor bi- und triloculare, Transposition der großen Gefäße, totale Unterbrechung des Aortenbogens.

Ein erhöhtes Durchflußvolumen als Ursache eines pulmonalen systolischen Intervallgeräusches begegnet uns schließlich noch bei der relativen und organischen Pulmonalinsuffizienz (S. 134). In ähnlicher Weise wie bei der Aorteninsuffizienz ist auch bei der Pulmonalinsuffizienz das Systolikum nahezu regelmäßiges Begleitgeräusch, das entweder durch Klappenveränderungen mit und ohne stenotischen Effekt oder durch das vergrößerte pulmonale Durchflußvolumen allein verursacht wird. Neben dem diastolischen Sofortgeräusch der Pulmonalinsuffizienz ist dem Verhalten des zweiten Herztons Beachtung zu schenken. Bei geringer bis deutlicher Zunahme des Spaltungsintervalls ist der Pulmonalklappenschlußton abgeschwächt, normal oder verstärkt, je nachdem ob die Klappenveränderungen oder das Durchflußvolumen als Geräuschursache im Vordergrund stehen.

Intrakardiale Stenosierung des rechten Ventrikels bzw. seines Ausflußtraktes; intravasale Einengung der Pulmonallichtung.
Hämodynamisch können echte Stenosen mit präpoststenotischen Druckgradienten vorliegen. In der Regel handelt es sich um Tumoren.

Wenn derartige Prozesse auch sehr selten sind, so rufen sie doch neben dem Intervallgeräusch einen relativ charakteristischen Symptomenkomplex hervor, der die Diagnose vermutungsweise stellen läßt: Rasch auftretendes und schnell fortschreitendes unbeeinflußbares Rechtsherzversagen, synkopale Anfälle, evtl. Seitenunterschiede der Lungenarterienpulsation, linker Vorhof nicht vergrößert.

Eine besondere Form einer Stenosierung des rechten Ventrikels, die größere literarische als klinische Bedeutung gefunden hat, stellt das Bernheim-Syndrom dar. Man versteht darunter eine Lichtungseinengung der rechten Kammer als Folge einer Septumhypertrophie bei Aortenklappenfehler. Es soll auf diese Weise primär nicht zu der zu erwartenden Linksherzinsuffizienz, sondern sofort zu einer Rechtsdekompensation kommen.

Eine hämodynamisch analoge Situation liegt bei den sehr seltenen Aneurysmen des membranösen Teiles des Ventrikelseptums vor, soweit sie sich in die Ausflußbahn des rechten Ventrikels vorwölben.

Extrakardiale Stenosierung des Ausflußtraktes des rechten Ventrikels oder des Stammes der Art. pulmonalis.
Als Pendant zum Strömungshindernis infolge intrakardialer oder intravasaler Neubildungen und häufiger als sie können extrakardiale Tumoren (Mediastinaltumoren, Thymome, Teratome, Lymphome, Perikardmesotheliome u. a.) den rechten Ventrikel und/oder die Art. pulmonalis komprimieren und eine Stenose mit allen ihren Konsequenzen erzeugen. Die Diagnose ist meist zweifelhaft. Subjektiv wird vor allem über Brustschmerzen und Atemnot geklagt.

Ein ähnlicher Effekt kann ausnahmsweise nach der Operation einer konstriktiven Perikarditis beobachtet werden, wenn der Ausflußtrakt des rechten Ventrikels ungenügend entpanzert wurde.

C) Systolische Intervallgeräusche anderer Ursache

Nachzutragen bleiben wenige Prozesse, die sich durch ein systolisches Intervallgeräusch präkordialer Lokalisation offenbaren können, ohne daß diesem Geräusch eine organische oder relative Stenose einer Semilunarklappe zu Grunde liegt:

Aortopulmonales Fenster:
Infolge der herznahen Lokalisation des aortopulmonalen Fensters projiziert sich sein Geräusch auf die Auskultationsstelle der Aorta oder Art. pulmonalis. Insbesondere bei sekundärer pulmonaler Druckerhöhung ist sehr häufig statt eines kontinuierlichen Geräusches ein systolisches Intervallgeräusch vorhanden. An die Möglichkeit eines aortopulmonalen Fensters sollte gedacht werden, wenn bei genügend Hinweisen auf eine kongenitale Angiokardiopathie ein systolisches Intervallgeräusch größerer Lautstärke mit p.m. am rechten oberen Sternalrand mit Symptomen einer Rechtsbelastung und -hypertrophie einhergeht.

Aberrierender Sehnenfaden:
Sehnenfäden können zur Ursache systolischer Intervallgeräusche werden, wenn sie so über das Ventrikellumen gespannt sind, daß sie während der Austreibungszeit im systolischen Blutstrom schwingen. Diese Bedingung ist besonders bei Sehnenfäden realisiert, die im Ausflußtrakt relativ nahe der Aortenklappe ausgespannt sind. Das auf diese Weise hervorgerufene Geräusch setzt sich meist aus reinen Sinusschwingungen zusammen, ist also musikalisch. Klinische Bedeutung kommt der Anomalie nicht zu.

Abriß einer nicht pathologisch veränderten Chorda tendinea mitralis:
Während die Ruptur pathologischer Chordae tendineae zu systolischen Sofortgeräuschen einer Mitralinsuffizienz führt, ruft der Riß eines normalen Sehnenfadens – fast stets handelt es sich um das hintere Segel – vorwiegend ein systolisches Intervallgeräusch hervor, das mit Vorliebe zum Hals und Jugulum fortgeleitet wird. Dem Riß einer bis dahin normalen Chorda liegt praktisch stets ein Trauma zu Grunde. Anamnese und plötzliches Auftreten des Geräusches sind für die Diagnose wegweisend.

XVI. Spätsystolisches Geräusch

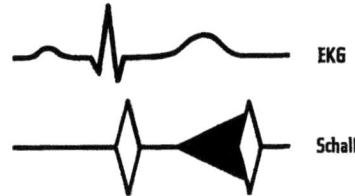

DEFINITION: *Das spätsystolische Geräusch ist ein systolisches Intervallgeräusch, dessen Sonderstellung aus der gegenüber prototypischen Intervallgeräuschen differierenden hämodynamischen Situation begründet ist. Das Geräusch ist kein Strömungs- oder Austreibungsgeräusch, entsteht also nicht durch Turbulenz bei orthogradem Blutfluß.*
Das spätsystolische Geräusch beginnt nach geräuschfreiem Intervall in der Mitte oder in der zweiten Hälfte der Systole und entwickelt sich in der Regel mit einem Crescendo bis zum zweiten Herzton, dessen Aortenklappenschlußton überdauert werden kann. Gelegentlich weist das Geräusch statt der reinen Crescendo- eine Crescendo-Decrescendo-Form auf, wobei das Decrescendo aber meist nur angedeutet ist und bald in den zweiten Herzton einmündet. Das Geräusch ist hochfrequent, hat sein p. m. im apikalen oder linken unteren Parasternalbereich und wird nicht selten durch einen meso- bzw. spätsystolischen Klick eingeleitet. Mitunter ist ein spätsystolischer Klick auch in das Geräusch eingebettet.

1. Unterscheidung der spätsystolischen Geräusche von anderen systolischen Geräuschen

Gegenüber einem spätsystolischen Geräusch sind abzugrenzen: Holosystolische Geräusche mit spätsystolischer Akzentuation, Intervallgeräusch von Crescendo-Decrescendo-Charakter und spätsystolische Residuen eines perikardialen Reibens.

Holosystolische Geräusche mit spätsystolischer Intensitätszunahme haben zwar in der Regel das p. m. mit isolierten spätsystolischen Geräuschen gemeinsam, lassen sich aber leicht abgrenzen, da sie unmittelbar aus dem ersten Herzton hervorgehen, zwischen erstem Herzton und Geräuschbeginn mithin kein geräuschfreies Intervall besteht. Wie schon erwähnt (S. 94), sind holosystolische Sofortgeräusche mit Spindelform und spätsystolischem Intensitätsmaximum praktisch stets Ausdruck einer schweren Mitralinsuffizienz und deshalb mit erheblichen röntgenologischen und elektrokardiographischen Veränderungen, sowie häufig mit einer weiten Spaltung des zweiten Herztons, einem dritten Herzton und evtl. einem protodiastolischen mitralen Durchflußgeräusch kombiniert. Derartige zusätzliche Schallerscheinungen fehlen beim spätsystolischen Geräusch nahezu regelmäßig, zumindest entspricht das gesamte Bild nicht jenem einer fortgeschrittenen Mitralinsuffizienz.
Schwieriger kann sich die Abgrenzung systolischer Intervallgeräusche, also echter Strö-

mungs- bzw. Austreibungsgeräusche, gestalten. Soweit sie vor dem zweiten Herzton enden, bestehen keine Probleme. Differentialdiagnostisch entfallen damit alle leichten und funktionellen Stenosen der Kammerausflußbahnen bzw. der Semilunarklappen. Anders liegen die Dinge bei hochgradigen Stenosen der Aorten- und Pulmonalklappen und bei der Geräuschverspätung einer Aortenisthmusstenose. Bei diesen Erkrankungen ist zwischen erstem Herzton und Geräuschbeginn meist ein freies Intervall eingeschaltet, das Decrescendo pflegt kürzer als das Crescendo des Geräusches zu sein, und der erste Anteil des zweiten Herztons kann dem Geräuschende vorauseilen.

An Unterscheidungsmöglichkeiten sind zu nennen: Das Geräusch schwerer Klappenstenosen ist zwar häufig vom ersten Herzton getrennt, es beginnt aber fast stets nicht erst in der Mitte oder zweiten Hälfte, sondern in der ersten Hälfte der Systole. Elektrokardiographisch finden sich in diesen Fällen entweder die Symptome einer Links- oder Rechtshypertrophie und damit Veränderungen, die bei spätsystolischen Geräuschen zumindest als höchst ungewöhnlich bezeichnet werden müssen. Weiterhin darf das p. m. des Geräusches differentialdiagnostische Bedeutung beanspruchen: Es liegt bei Semilunarklappenstenosen überwiegend im Basisbereich, bei Aortenisthmusstenose häufig sogar dorsal, beim spätsystolischen Geräusch dagegen apikal oder medial davon.

Residuen eines perikarditischen Reibens bereiten kaum ernstere differentialdiagnostische Schwierigkeiten, wenn man bedenkt, daß sie meist nur von kurzer Dauer, unregelmäßigem Einfall und ungleichmäßiger Form, Lautstärke und Tonhöhe sind. Fast stets lassen sie zumindest zeitweilig ein freies Intervall zum zweiten Herzton erkennen, und ihr p. m. entspricht gewöhnlich der Herzmitte bzw. der absoluten Herzdämpfung.

Zu erwähnen bleibt aber, daß als Folge einer abgeklungenen Perikarditis (also nicht restierendes Reiben) echte spätsystolische Geräusche vorhanden sein können (s. u.).

2. Differentialdiagnose des spätsystolischen Geräusches

Lange Zeit hat man, nicht zuletzt auf die häufige Kombination mit meso- und spätsystolischen Klicks gestützt, eine extrakardiale Genese (perikardiale oder pleuroperikardiale Verwachsungen, kardiorespiratorische Geräusche) der spätsystolischen Geräusche unterstellt. Erst moderne Untersuchungsverfahren, insbesondere Kontrastmittelinjektionen in den linken Ventrikel haben demonstriert, daß diesen Geräuschen eine auf die terminale Austreibungsphase beschränkte Mitralinsuffizienz als Folge einer Schwäche des Klappenhalteapparates zu Grunde liegen kann, und damit die alte, häufig abgelehnte Ansicht von WEBER[1] bestätigt.

Wir haben deshalb heute die spätsystolischen Geräusche in zwei große Gruppen – extrakardial und Mitralinsuffizienz – zu unterteilen und diese durch einige kleine Splittergruppen zu ergänzen. Am Geräuschverhalten selbst sind die beiden großen Gruppen nicht zu differenzieren: Die Geräusche weisen das gleiche p. m. auf, sind, unabhängig von der Genese, in erheblichem Maße lage- und atmungsabhängig (Zunahme bei Linkslage, Abnahme bei Rechtslage, aufrechter Körperhaltung, im Inspirium und während des Pressens, gelegentlich Übergang in protomesosystolische Geräusche im Stehen und unmittelbar nach Belastung) und reagieren auf Amylnitritinhalation mit einer Inten-

---

[1] WEBER, A.: Atlas der Phonokardiographie, Darmstadt 1956

sitätsabschwächung bis Geräuschverlust. Nachdem auch ein mesosystolischer oder spät-systolischer Klick bei spätsystolischen Geräuschen, die als Ausdruck einer Mitralinsuffi-zienz sicher identifiziert wurden, nachgewiesen und auf einen vorhofgerichteten Klap-penprolaps bezogen werden konnte [2], erlaubt selbst ein solcher Klick keine differential-diagnostische Aussage mehr. Entscheidend für Ätiologie und Interpretation werden damit Anamnese und gesamter klinischer Befund, wobei hervorzuheben ist, daß, ob-wohl bei einzelnen Patienten mit spätsystolischem Geräusch auf dem Boden einer Mitralinsuffizienz ein rheumatisches Fieber anamnestiziert werden konnte, sichere Fälle einer rheumatischen Klappeninsuffizienz kaum beobachtet worden sind (so ein eige-ner Fall mit zusätzlicher Mitralstenose). Von manchen Autoren wird deshalb eine rheumatische Mitralinsuffizienz als Ursache eines spätsystolischen Geräusches über-haupt abgelehnt und die endsystolische Klappenschlußunfähigkeit einer Papillar-muskeldysfunktion, ausgelöst durch entzündliche, degenerative oder ischämische Ver-änderungen, zur Last gelegt.

Besonders apostrophiert sei die Harmlosigkeit des mitralen Rückflußgeräusches bei der Mehrzahl der Patienten mit Papillarmuskeldysfunktion, weshalb hin und wieder auch von einer »benignen Mitralinsuffizienz« gesprochen wird. Der Übergang eines spät-systolischen Geräusches in ein proto-, protomeso- oder gar holosystolisches Geräusch und damit die Entwicklung zu einer hämodynamisch relevanten Mitralinsuffizienz wird für möglich gehalten, ist aber sicher kein häufiges Ereignis.

Unter Berücksichtigung von Ursache und klinischen Besonderheiten ergeben sich für das spätsystolische Geräusch folgende differentialdiagnostische Überlegungen:

1. Extrakardiale Genese:

Perikardiale Verwachsungen: Auch bei postexspiratorischem Atemstillstand ist das Ge-räusch hörbar. Sonstige akustische und klinische Befunde völlig unauffällig.

Pleuroperikardiale Verwachsungen: Die Atmungsabhängigkeit ist stärker ausgeprägt und reicht bis zum Geräuschverlust in Apnoe. Sonstige akustische und klinische Be-funde unauffällig. Röntgenologisch finden sich mitunter pleuroperikardiale oder me-diastinoperikardiale Ausziehungen oder Verwachsungen.

2. Papillarmuskeldysfunktion:

Bei oder nach Myokardinfarkt (Infarzierung des anterolateralen Papillarmuskels): Das Geräusch kann von einem Galopprhythmus und/oder einer paradoxen Spaltung des zweiten Herztons begleitet sein.

Ein Infarkt ist entweder anamnestisch zu erfragen oder beherrscht die Symptomatik.

EKG: Es finden sich die für das jeweilige Infarktstadium charakteristischen Veränderun-gen. Der frische Infarkt des anterolateralen Papillarmuskels führt zu nach oben konvexer ST-Senkung und terminaler T-Negativität über den mittleren und lateralen Brustwand-ableitungen.

Röntgenbefund: Herz vergrößert oder normal.

Angina pectoris: Das Geräusch kann von einer Akzentuation des ersten Herztons und/oder paradoxen Spaltung des zweiten Herztons begleitet sein.

Das klinische Bild wird von Anfällen im Sinne einer Angina pectoris vera beherrscht.

---

[2] LINHART, J. W. u. W. J. TAYLOR: Amer. J. Cardiol. 18, 164 (1966)

Elektrokardiogramm: Koronarinsuffizienz-EKG.
Röntgenbefund: Herz vergrößert oder normal.

Myokarditis. Das Geräusch wird häufig von einer Abschwächung des ersten Herztons und/oder einem Galopprhythmus begleitet.
Im klinischen Bild dominieren Müdigkeit, Abgeschlagenheit, Krankheitsgefühl unterschiedlicher Stärke, Appetitlosigkeit, Tachykardie u. ä.
EKG: Meist pathologisch.
Röntgenbefund: Das Herz ist meist dilatiert und uncharakteristisch konfiguriert.

Unbekannte Ursache (postmyokarditisch? postendokarditisch? Myokardfibrose? angeboren? relative Koronarinsuffizienz? gelegentlich beim Marfan-Syndrom): Sonstiger akustischer Befund in der Regel uncharakteristisch. Nicht selten handelt es sich um ältere Menschen. Nennenswerte subjektive Symptome gehören nicht zum prototypischen Bild.
EKG: Normal oder uncharakteristische Veränderungen.
Röntgenbefund: Herz normal oder vergrößert.

3. Seltene andere Ursachen:

Trikuspidalinsuffizienz. Das Geräusch ist im Gegensatz zu sinistrokardialen spätsystolischen Geräuschen niederfrequent und brummend, ist häufig von einem Schwirren begleitet und auf die Trikuspidalgegend lokalisiert. Es wurde nur bei sehr schwerer Trikuspidalinsuffizienz beobachtet und auf ein flatterndes Trikuspidalsegel bei hohem Druckgradienten bezogen. Es soll stets durch eine besonders erhebliche Inkonstanz gekennzeichnet sein (nur bei tiefer Inspiration, während des Müllerschen Versuches oder bei sehr schlechtem kardialem Zustand[1]).

Offener Ductus Botalli. In der postnatalen Periode ist vereinzelt ein spätsystolisches Geräusch zu hören, als dessen Ursache ein offener Ductus Botalli, der während dieser Phase nur selten zu einem kontinuierlichen Geräusch führt, vermutet wird[2].

Leichte subvalvuläre Aorten- und/oder Pulmonalstenose auf dem Boden einer Muskelhypertrophie[3]. Es wäre denkbar, daß die Geräusche an der Stenose selbst entstehen, demzufolge ein in die späte Systole verlagertes Austreibungsgeräusch und damit per definitionem kein spätsystolisches Geräusch darstellen. Die Geräusche haben ihr p. m. über der Herzmitte bzw. am oberen oder mittleren linken Sternalrand. Das klinische Bild ist durch die Symptomatik und Progression der zugrunde liegenden Myokardiopathie gekennzeichnet.

Bei Ventrikelseptumdefekten kann es sehr selten einmal lediglich zu einem spätsystolischen Geräusch kommen. In diesen Fällen herrscht meist eine Drucksteigerung im rechten Herzen und kleinen Kreislauf, die zu subjektiven und objektiven Erscheinungen führt und dem klinischen Bild ihren Stempel aufdrückt. Auch hier hat das Geräusch sein p. m. nicht apikal, sondern über der Herzmitte bzw. in Richtung Herzbasis.

---

[1] BLÖMER, H., C. S. So u. F. KIEFHABER: Cardiologia 44, 247 (1964)
[2] HARNED, H. S. u. E. CRAIG: 35th Sci. Sess. Amer. Heart Ass. 1962
[3] BEVEGÅRD, S., B. JONSSON u. I. KARLOFF: Acta med. scand. *172*, 267 (1962) – BRAUNWALD, E., A. G. MORROW, W. P. CORNELL, M. M. AYGEN u. R. F. HELBISH: Amer. J. Med. *29*, 924 (1960)

XVII. Diastolisches Sofortgeräusch

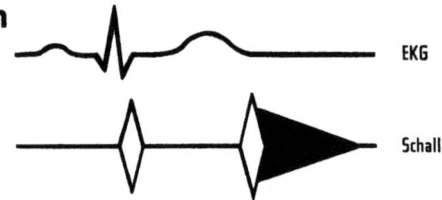

EKG

Schall

DEFINITION: *Das diastolische Sofortgeräusch schließt sich ohne akustische Lücke un-mittelbar dem zweiten Herzton (Aorten- oder Pulmonalklappenschlußton) an. Laut-stärke und Geräuschdauer sind wechselnd und reichen von sehr leise bis sehr laut und von proto- bis holodiastolisch. Das Geräusch besteht meist aus relativ hohen Frequenzen [(140)–250 Hz und mehr], was dem Geräusch einen hellen und hohen Klang bzw. hal-lenden, hauchenden oder gießenden Charakter verleiht. Sein hörbarer Teil weist fast stets eine regelmäßige, seltener unregelmäßige Decrescendoform auf. Sein Crescendo wird fast immer von dem vorausgehenden Semilunarklappenschlußton überdeckt. Nicht selten ist aus registriertechnischen Gründen das Geräusch besser hör- als phono-kardiographisch erfaßbar.*

Gewöhnlich ist neben dem diastolischen Sofortgeräusch ein von ihm getrenntes systo-lisches Geräusch (systolisch-diastolisches Zweitaktgeräusch) vorhanden, das den gleichen Ursprungsort zu haben pflegt, nicht aber das gleiche p.m. haben muß. In der großen Mehrzahl liegt dem diastolischen Sofortgeräusch eine Semilunarklappeninsuffizienz zugrunde.

Das Geräusch kann bei Aorteninsuffizienz jeglicher Genese durch weitgehend regel-mäßige Sinusschwingungen hervorgerufen werden, somit musikalisch sein (»Möwen-schrei, Taubengurren«).

1. Unterscheidung des diastolischen Sofortgeräusches von benachbarten Schallerscheinungen

A) Spätsystolisches Geräusch

Insbesondere bei schneller Herzaktion sind Verwechslungen eines spätsystolischen Ge-räusches mit einem kürzeren diastolischen Sofortgeräusch möglich.

FAUSTREGEL: *Das spätsystolische Geräusch erreicht seine größte Geräuschintensität fast stets am Ende, das diastolische Sofortgeräusch zu Beginn des Geräusches. Das spätsystolische Geräusch hat sein p. m. gewöhnlich im apikalen Be-reich oder medial davon, das diastolische Sofortgeräusch dagegen über Herzmitte, links parasternal oder basal.*

Keine, zumindest keine zuverlässige Differenzierung ist durch körperliche Belastung, Linksseitenlage, Aufstehen oder vasoaktive Pharmaka möglich, da hierdurch spätsystolische Geräusche und diastolische Sofortgeräusche gleichartig beeinflußt werden. Eine jeden Zweifel ausschließende Unterscheidung ermöglicht das Phonokardiogramm, da durch die Markierung des zweiten Herztones, der, selbst wenn er sehr leise und deshalb mit dem Stethoskop nicht sicher erfaßbar ist, zumindest in einzelnen Frequenzkanälen erkennbar wird, eine mühelose Abgrenzung von Systole und Diastole gelingt.

B) Protodiastolische Töne

Gelegentlich läßt sich auskultatorisch nicht ohne weiteres entscheiden, ob ein sehr kurzes diastolisches Sofortgeräusch oder ein »geräuschartiger« protodiastolischer Ton (z. B. auch »unreiner zweiter Herzton«) vorliegt. Auch hier ist die Differenzierung durch das Phonokardiogramm in der Regel leicht möglich, da es im Falle eines protodiastolischen Tones dessen zeitliche Trennung vom zweiten Herzton objektiviert.

Auskultatorisch können beide Schallerscheinungen dadurch unterschieden werden, daß protodiastolische Töne meist dumpfer und dunkler als diastolische Sofortgeräusche sind, diastolische Sofortgeräusche andererseits, selbst wenn sie von ungewöhnlich kurzer Dauer sind, als Geräusch und nicht als Ton oder »unreiner Ton« imponieren. Ein Vergleich der Dauer des fraglichen Tones über Basis und Spitze vermag gelegentlich bezüglich der Einordnung als Ton oder Geräusch weiterzuhelfen. Schließlich kann man auch eine Verlängerung der Geräuschdauer provozieren und dadurch die strittige Schallerscheinung als Geräusch demaskieren: Auskultation unmittelbar nach körperlicher Belastung, in Linksseitenlage, während Linkswendung des liegenden Körpers oder bei vornübergebeugtem Oberkörper (Muselmanstellung).

2. Unterscheidung zwischen aortalem und pulmonalem diastolischen Sofortgeräusch

Es wurde bereits erwähnt, daß die große Mehrzahl diastolischer Sofortgeräusche auf eine Schlußunfähigkeit der Semilunarklappen zurückgeht. Während damit die kausale und hämodynamische Zuordnung des akustischen Phänomens – arterioventrikuläre Regurgitation – keiner weiteren Erläuterung bedarf, kann die topographische Zuordnung – Aorten- oder Pulmonalklappe – recht problematisch werden. Grundsätzlich gilt: Sowohl hinsichtlich Klang, Form und Charakteristik des diastolischen Sofortgeräusches als auch hinsichtlich koexistenter akustischer Erscheinungen bestehen mit Ausnahme einer nicht allzuselten weiten Spaltung des zweiten Herztons mit regulärer Folge von Aorten- und Pulmonalklappenschlußton bei Pulmonalinsuffizienz zwischen einer Aorten- und Pulmonalinsuffizienz keine prinzipiellen oder qualitativen Unterschiede. Die Differenzierung zwischen einem aortalen und pulmonalen Insuffizienzdiastolikum kann deshalb nicht auf derartigen Kriterien aufbauen. Sie hat vom p.m., dem Fortleitungs- und Ausbreitungsmodus des diastolischen Sofortgeräusches auszugehen und die zugrunde liegende Kardiopathie bzw. hämodynamische Situation zu berücksichtigen. Tabelle 10 stellt die Punkte, die es bei der Abgrenzung einer Aorten- von einer Pulmonalinsuffizienz zu beachten gilt, gegenüber.

In letzter Zeit mehren sich Mitteilungen, die an Hand von Kontrastmitteluntersuchungen belegen, daß ein bei Berücksichtigung differentialdiagnostischer Kriterien auf eine Pulmonalinsuffizienz bezogenes diastolisches Sofortgeräusch in Wirklichkeit durch

Tabelle 10   Unterscheidung zwischen Aorteninsuffizienz und Pulmonalinsuffizienz

	Aorteninsuffizienz	Pulmonalinsuffizienz
p.m. des diastolischen Sofortgeräusches	Links parasternal, meist dritter bis vierter ICR, aber auch zweiter ICR möglich, seltener über Sternummitte oder rechts (meist oben) parasternal	Links oben parasternal (2. bis 3. ICR)
Fortleitung	Unwesentliche oder schärpenförmige Fortleitung in Richtung Herzspitze. Fortleitung zum Jugulum oder Hals sehr selten und auf andere Ursache verdächtig	Fast stets nur an umschriebener Stelle, gelegentlich Fortleitung entlang dem linken Sternalrand nach unten oder vom p.m. nach links. Fortleitung zum Hals nur ausnahmsweise möglich
Verhalten des Geräusches zum zweiten Herzton	Das Geräusch geht aus dem Aortenklappenschlußton hervor = typisches Sofortgeräusch. Kurzes Intervall zwischen zweitem Herzton und Geräusch bei sehr leichter Aorteninsuffizienz gelegentlich möglich. Intervall zum zweiten Herzton (Pulmonalklappenschlußton!) kann vorgetäuscht werden bei paradoxer Spaltung	Geräusch geht aus Pulmonalklappenschlußton hervor = typisches Sofortgeräusch, sofern der zweite Herzton nicht oder sehr eng gespalten ist. Kurzes Intervall zwischen Pulmonalklappenschlußton und Geräusch bei sehr leichter Pulmonalinsuffizienz. Intervall zwischen zweitem Herzton (Aortenklappenschlußton!) und Geräusch kann vorgetäuscht werden bei weiter Spaltung des zweiten Herztons und abgeschwächtem oder unhörbarem Pulmonalklappenschlußton
Geräuschverhalten unter		
Amylnitrit	Abnahme	Zunahme
Noradrenalin	Zunahme	Zunahme
Einfluß der Körperlage	Zunahme des Geräusches bei Linkslage, vornübergebeugtem Oberkörper und gelegentlich bei Erheben des rechten Armes	Kein signifikanter Einfluß
Atmung	Geräusch am besten in postexspiratorischer Apnoe hörbar	Geräusch am besten in Atemmittellage oder postinspiratorischer Apnoe hörbar
Konstanz des Geräusches	$(+) - ++$	$\emptyset - (+)$
Periphere Kreislaufsymptome	Soweit die Aorteninsuffizienz hämodynamisch relevant, Folgen der großen Blutdruckamplitude: Pulsus celer et altus, Volumenpuls, Kapillarpuls, evtl. pulsierende Uvula und Mussetsches Zeichen	Keine auf die Pulmonalinsuffizienz zu beziehenden peripheren Kreislaufauffälligkeiten
EKG	»Links-EKG«	»Rechts-EKG«
Röntgenbild	Aortal konfiguriert, Herztaille, solange keine Mitralisation vorliegt, normal oder verstärkt. Aorta häufig dilatiert und stark pulsierend	Herztaille häufig verstrichen, Pulmonalsegment und rechtsventrikuläre Ausflußbahn prominent, häufig stärker pulsierend

Tabelle 10   Unterscheidung zwischen Aorteninsuffizienz und Pulmonalinsuffizienz

	Aorteninsuffizienz	Pulmonalinsuffizienz
Besonderheiten im Atrioventrikularbereich, soweit diese Klappen nicht als Teilerscheinung eines Mehrklappenvitiums organisch verändert sind	Relative Mitralinsuffizienz kann vorliegen, evtl. Austin-Flint-Geräusch	Relative Trikuspidalinsuffizienz kann vorliegen

eine Aorteninsuffizienz verursacht wurde. Solche Beobachtungen wurden insbesondere bei gleichzeitigem Mitralklappenfehler mit pulmonaler Hypertonie und sehr geringem aortalem Rückfluß gemacht. Grundsätzlich ist aber mit derartigen Verwechslungen bei hämodynamisch bedeutungsloser Aorteninsuffizienz jeglicher Genese zu rechnen, weil in diesem Fall erkennbare Rückwirkungen auf Herz und Kreislauf und damit die diagnostisch wichtigen peripheren Kreislaufsymptome fehlen. In Zweifelsfällen sei man stets der Tatsache eingedenk, daß die Aorteninsuffizienz ein häufiges, die Pulmonalinsuffizienz dagegen (auch bei Mitralklappenfehlern mit pulmonaler Hypertonie!) ein seltenes Ereignis ist. Die Diagnose der Pulmonalinsuffizienz bedarf deshalb des positiven Nachweises (Tab. 10), sie kann nicht per exclusionem gestellt werden!

3. Differentialdiagnose des diastolischen Sofortgeräusches

A) Diastolisches Sofortgeräusch als Folge einer Aortenklappeninsuffizienz

Das diastolische Sofortgeräusch geht auf den Rückfluß durch die schlußunfähige Aortenklappe zurück, steht folglich mit den diesen Fehler kennzeichnenden hämodynamischen Besonderheiten in direkter Beziehung und besitzt somit eine recht weitgehende diagnostische Bedeutung. Fast nie ist es aber die einzige auf die Valvulopathie weisende oder mit ihr mittel- oder unmittelbar in Verbindung stehende akustische Erscheinung (vgl. S. 187). Rückschlüsse auf die Schwere einer Aorteninsuffizienz sind aus dem Schallbefund bedingt möglich (Abb. 13). Die zuverlässigste Aussage erlaubt die Dauer des diastolischen Sofortgeräusches. Seine Lautstärke ist ohne diagnostische Bedeutung.

Für eine leichte bis mittelschwere Aorteninsuffizienz sprechen:
Proto- bis protomesodiastolische Ausdehnung des Sofortgeräusches, normaler oder lauter Aortenklappenschlußton,
normale oder nur gering verkürzte Druckanstiegs- und nicht oder nur gering verlängerte frequenzbezogene Austreibungszeit,
mäßiges Tieferrücken der nicht oder nur wenig deformierten Incisur der Karotispulskurve,
keine oder zumindest keine ausgeprägten peripheren Kreislaufsymptome im Sinne einer Aorteninsuffizienz.

Für eine mittelschwere bis schwere Aorteninsuffizienz sprechen:
Protomeso- bis holodiastolische Ausdehnung des Sofortgeräusches,
abgeschwächter erster Herzton,
abgeschwächter Aortenklappenschlußton,
aortaler frühsystolischer Klick (fehlen periphere arterielle Symptome der schweren Aorteninsuffizienz, weist der Klick nicht auf ein großes Pendelvolumen, sondern auf erheblichere Wandveränderungen der Aorta!),
protodiastolischer Galopp,
relative Mitralinsuffizienz,
Druckanstiegszeit verkürzt oder unmeßbar, frequenzbezogene Austreibungszeit verlängert, spitzgipflige Karotispulskurve, deren Inzisur bis zur Kurvenbasis herabrücken kann oder mehr oder weniger vollkommen verstrichen ist,
ausgeprägte periphere Kreislaufsymptome im Sinne einer großen Blutdruckamplitude.

Nach klinischem Sprachgebrauch ist unter Anlehnung an genetische Faktoren zwischen einer organischen, einer relativen und einer funktionellen Aorteninsuffizienz zu unterscheiden, eine Unterscheidung, die bei der relativen und funktionellen Aorteninsuf-

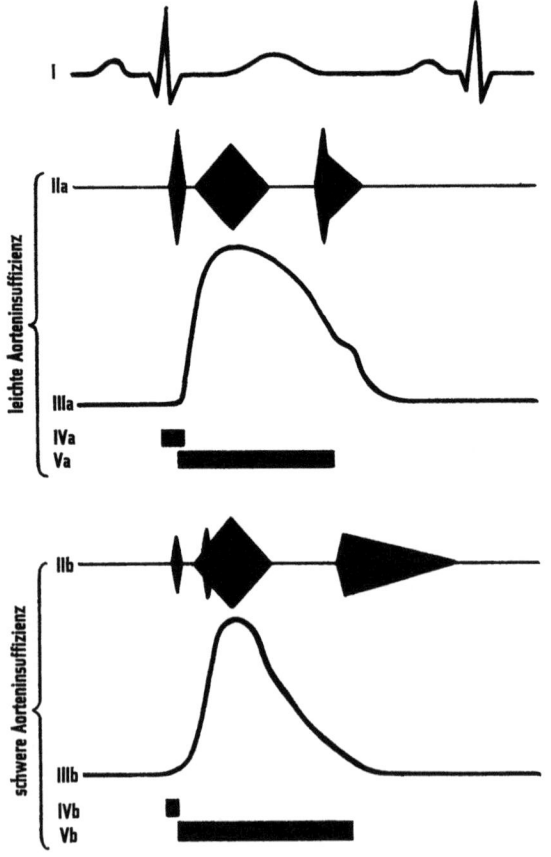

Abb. 13: Abhängigkeit des Schallbefundes von der Schwere einer Aorteninsuffizienz (a jeweils leichte, b schwere Aorteninsuffizienz; II akustischer Befund, III Karotispulskurve, IV Druckanstiegszeit, V Austreibungszeit). Besonders zu beachten sind die Abschwächung des ersten und zweiten Herztons, die längere Dauer des diastolischen Sofortgeräusches und der Austreibungszeit, das Auftreten eines frühsystolischen aortalen Klicks, die Verkürzung der Druckanstiegszeit und die Deformation der Karotispulskurve mit Verlust der Inzisur bei schwerer Aorteninsuffizienz.

fizienz von der Terminologie her nicht befriedigt, da jede Aorteninsuffizienz durch funktionelle Gegebenheiten geprägt oder variiert wird. Es kann hier aber nicht der Ort sein, sich an definitorischen Schwierigkeiten und Unzulänglichkeiten zu reiben. Für die folgende Erörterung gilt deshalb:

Organische Aorteninsuffizienz: Die Aortenklappen selbst sind pathologisch verändert.

Relative Aorteninsuffizienz: Die Aortenklappen selbst sind nicht pathologisch verändert. Die Klappe ist sekundär in meist bleibender oder fortschreitender Weise mit dem Effekt einer Schlußunfähigkeit der intakten Klappen in eine Erkrankung der Aorta oder des Herzens einbezogen. Mischformen mit organischer Aorteninsuffizienz kommen vor.

Funktionelle Aorteninsuffizienz: Aortenklappen und Klappenring sind nicht pathologisch verändert. Rein funktionelle und praktisch stets passagere Momente (z. B. im hypoglykämischen Schock[1]) bewirken eine *vorübergehende* Schlußunfähigkeit der Aortenklappen. Die Existenz dieser Form wird von manchen Autoren bezweifelt.

Akustisch sind, sieht man von der rein funktionellen Genese ab, die Grenzen zwischen organischer und relativer Aorteninsuffizienz weitaus verwaschener als bei anderen Klappenfehlern. Der Grundsatz, daß die akustischen Äußerungen der relativen Fehler weitgehend der leichteren Form des organischen Vitiums gleichen, trifft für die relative Aorteninsuffizienz zumindest in dieser Ausschließlichkeit nicht zu. Sie kann akustisch und klinisch völlig dem Bild der schweren organisch-valvulären Aorteninsuffizienz entsprechen. Ohne diese Einschränkung ergäben die nachfolgenden Sätze ein falsches Bild.

Gegenüber der schweren organischen ist die relative Aorteninsuffizienz im allgemeinen durch eine kürzere Dauer des diastolischen Sofortgeräusches und häufig durch eine Verlagerung seines p. m. in mesosternale oder rechts parasternale Partien (ein solches p. m. weist stets auf eine stärkere Dilatation der Aorta hin) gekennzeichnet. Das Geräusch läßt sich bei organischer Aorteninsuffizienz oftmals durch Seiten- oder Bauchlage bzw. vornübergebeugtem Oberkörper verstärken oder provozieren, bei relativer Aorteninsuffizienz dagegen nicht oder nur in geringerem Umfang.

Nachstehend seien stichwortartig die wesentlichen Ursachen einer organischen und relativen Aorteninsuffizienz aneinandergereiht:

Organische Aorteninsuffizienz

erworben:

1. endokarditisch und postendokarditisch (rheumatische oder bakterielle Endokarditis);
2. Aortenstenose, besonders bei verkalkten Klappen;
3. Aortenklappensklerose;
4. auf die Klappen übergreifende Mesaortitis luica;

---

[1] Mielke, A. F. u. K. Holldack: Klin. Wschr. *1954,* 110

5. Klappenruptur bzw. große, bis zur Klappenbasis reichende Fenestration der Klappen (Trauma, bakterielle Endokarditis, Medianekrose der Aorta);
6. postoperativ nach Korrektur einer Aortenstenose.

angeboren:

1. Aortenisthmusstenose mit Aorta bicuspida (die zweizipfelige Aortenklappe führt, obwohl asymmetrisch und in der Größe unterschiedlich angelegt, fast nie ohne gleichzeitige arterielle Hypertonie zu einer aortoventrikulären Regurgitation);
2. Valvuläre Aortenstenose (Begleitinsuffizienz seltener als bei erworbener Aortenstenose);
3. anomale Klappenzahl mit Ausnahme der Aorta bicuspida (die Klappen sind von unterschiedlicher Form und Größe, also selbst abnorm);
4. »kleine« Fenestration (auf die Nähe des freien Klappenrandes beschränkt, ohne klinische Bedeutung);
5. nicht rupturiertes Aneurysma eines Sinus Valsalvae.

Relative Aorteninsuffizienz

erworben:

1. Mesaortitis luica ohne Übergreifen auf die Klappe;
2. Mesaortitis bei Morbus Bechterew oder Morbus Reiter;
3. senile Mediadegeneration (die Aorteninsuffizienz des Greisenalters geht nicht lediglich auf eine »einfache« Aortensklerose zurück);
4. zystische Medianekrose mit und ohne Marfan-Syndrom;
5. Aneurysma dissecans (meist bei vorbestehender Hypertonie, akutes Krankheitsbild unter der Symptomatik einer peripheren Embolie oder eines Myokardinfarktes mit Fieber, Erbrechen, Kollapssymptomen, Zeichen zerebraler Minderdurchblutung, thorakalen und dorsolumbalen Schmerzen, EKG pathologisch verändert, aber keine frischen Infarktzeichen);
6. sekundäre Dilatation der Aorta ascendens bei Hypertonie (hierbei wohl stets gleichzeitig pathologische Aortenwandprozesse);
7. Aorteninsuffizienz im Gefolge einer erheblichen Dilatation oder Tonusschwäche des linken Ventrikels (akute Karditis bzw. Myokarditis, Terminalstadium chronischer Lebererkrankungen, Anämie, insbesondere Sichelzellenanämie).

angeboren:

1. sekundäre Dilatation der Aorta ascendens bei Aortenisthmusstenose (wohl nur bei länger bestehender extremer prästenotischer Hypertonie);
2. Kombination von Ventrikelseptumdefekt mit Aorteninsuffizienz (s. S. 160);
3. sub- und supravalvuläre Aortenstenose (Häufigkeit diastolischer Geräusche nimmt in Abhängigkeit vom Lebensalter zu).

Wie bereits erwähnt, kann bei der Aorteninsuffizienz jeglicher Genese das diastolische Sofortgeräusch musikalisch sein oder einen musikalischen Beiklang haben. Ergänzend sei vermerkt, daß sich derartige musikalische diastolische Geräusche, denen keine spezielle pathognomonische Bedeutung zukommt und die allenfalls auf Besonderheiten des schwingenden Materials hinweisen, mit Vorliebe bei frei flottierenden Klappenvegetationen, Klappenverkalkungen, zwischen Kammerwand und Septum ausgespannten und im aortoventrikulären Rückstrom vibrierenden falschen Sehnenfäden und bei fenestrierten Klappen finden.

So charakteristisch das diastolische Sofortgeräusch für die Aorteninsuffizienz ist, so haben doch die modernen kardiologischen Untersuchungsverfahren gelehrt, daß es nicht vorhanden sein und sich auch nicht provozieren lassen muß, daß es mithin *stumme* Aorteninsuffizienzen gibt[1]. Diese Stummheit ist keineswegs nur Attribut eines geringen Rückflusses. Sie findet sich ausschließlich bei kombinierten Klappenfehlern, insbesondere bei gleichzeitigem Mitralvitium. Eigenartigerweise soll sich bei solchen präkordial stummen Aorteninsuffizienzen, die meist die sonstigen, vor allem peripheren Symptome des Klappenfehlers aufweisen, intrakardial ein Insuffizienzdiastolikum registrieren lassen.

An eine akustisch stumme Aorteninsuffizienz ist zu denken, wenn vorhanden sind

bei dem akustischen Befund einer Mitralstenose Belastungsangina, Erweiterung des linken Ventrikels und/oder der Aorta, Linksschädigungs- und -belastungszeichen im EKG und eine große Blutdruckamplitude bzw. auf sie zu beziehende periphere Kreislaufsymptome,

bei dem akustischen Befund eines kombinierten Mitralvitiums Erweiterung des linken Ventrikels und/oder der Aorta, ein basales Austreibungsgeräusch und eine große Blutdruckamplitude bzw. auf sie zu beziehende periphere Kreislaufsymptome,

bei dem akustischen Befund einer Aortenstenose eine über den poststenotischen Abschnitt hinausreichende Erweiterung der Aorta und eine große Blutdruckamplitude bzw. auf sie zu beziehende periphere Kreislaufsymptome.

Es bleibt abschließend auf die Möglichkeiten einzugehen, bei denen die Symptomatik einer Aorteninsuffizienz einschließlich eines diastolischen Geräusches zwar auf einen aortokardialen Rückfluß zurückgeht, eine Aorteninsuffizienz jedoch nicht Ursache dieses Rückflusses ist. Vernachlässigt man das perforierte erworbene Aortenaneurysma, so handelt es sich ausschließlich um kongenitale Anomalien, die als gemeinsamen Nenner einen Kurzschluß zwischen Aorta und Herzen oder zwischen arteriellem Hochdruck- und venösem bzw. kardialem Niederdrucksystem haben. In Betracht kommen das in Koronarvenensinus, Koronarvenen, Vorhof, rechten Ventrikel oder Art. pulmonalis perforierte Aneurysma eines Sinus Valsalvae, der aortosinistroventrikuläre Tunnel, die koronare arteriovenöse Fistel, das aortopulmonale Fenster und – allerdings wohl nur bei sehr oberflächlicher Untersuchung – der offene Ductus Botalli.

Bei all diesen Anomalien pflegt das diastolische Geräusch nicht isoliert oder als Teil eines systolisch-diastolischen Doppel- bzw. Zweitaktgeräusches aufzutreten, sondern Komponente eines kontinuierlichen Geräusches zu sein. Bezüglich weiterer differentialdiagnostischer Überlegungen sei deshalb auf Kapitel XX verwiesen.

---

[1] SEGAL, B. L., W. LIKOFF u. A. J. KASPAR: Amer. J. Cardiol. *14*, 628 (1964)

B) Diastolisches Sofortgeräusch als Folge einer Pulmonalinsuffizienz

Nicht allein Art, Form und Charakter des diastolischen Geräusches, auch der akustische Befund in seiner Gesamtheit entsprechen bei der Pulmonalinsuffizienz weitestgehend jenen der Aorteninsuffizienz (Unterscheidungsmöglichkeiten Tab. 10).
Unvergleichlich häufiger als bei der Aorteninsuffizienz haben wir es bei der Pulmonalinsuffizienz mit einer relativen Klappenschlußunfähigkeit zu tun. Die relative Pulmonalinsuffizienz dominiert, und die organische Pulmonalinsuffizienz stellt eine Rarität dar. Dementsprechend begegnen wir überwiegend diastolischen Geräuschen, deren Dauer (proto- bzw. protomesodiastolisch) für eine leichte bis mittelschwere Insuffizienz repräsentativ ist (Abb. 13). Nur ausnahmsweise (bevorzugt bei der Eisenmenger-Reaktion) findet sich bei relativer Pulmonalinsuffizienz ein holodiastolisches oder fast holodiastolisches Geräusch.

Nach seinem Erstbeschreiber[1] führt das Sofortdiastolikum der relativen Pulmonalinsuffizienz auch die Bezeichnung Graham-Steel-Geräusch.

Eine rein funktionelle Pulmonalinsuffizienz (Definition s. S. 131) dürfte sehr selten sein. HOLLDACK und Mitarb.[2] beobachteten ein kurzfristiges Graham-Steel-Geräusch ca. 15 Minuten nach Asthmolysin- oder Adrenalin-Injektionen.

Nachfolgende Zusammenstellung orientiert über die wesentlichen mittel- und unmittelbaren Ursachen einer Pulmonalinsuffizienz:

Relative Pulmonalinsuffizienz

erworben:

1. postkapilläre pulmonale Hypertonie (Mitralklappenfehler, linksseitiges Vorhofmyxom);
2. präkapilläre pulmonale Hypertonie (akutes und chronisches Cor pulmonale).

angeboren:

1. Eisenmenger-Reaktion (z. B. bei Vorhofseptumdefekt, Ventrikelseptumdefekt, Ductus Botalli apertus, aortopulmonaler Fistel, aortokardialer Fistel, Transposition der großen Gefäße, Pulmonalvenentransposition, Cor bi- und triloculare);
2. postkapilläre pulmonale Hypertonie (Cor triatriatum, Pulmonalvenenstenose, Perikarddefekt mit aneurysmatischer Erweiterung des linken Vorhofs[3], idiopathische Kardiomegalie mit Hypoplasie der Aorta[4]),
3. pulmonale Hypertonien anderer Ursache (totale Unterbrechung des Aortenbogens, Trikuspidalatresie mit Transposition der großen Gefäße);

---

[1] STEEL, G.: Med. Chron. *9*, 182 (1888)
[2] HOLLDACK, K. u. F. MIELKE: Klin. Wschr. *1952*, 719
[3] PARKER, J. O. u. W. F. CONNELL: Amer. J. Cardiol. *16*, 438 (1965)
[4] PARE, J. A. P., R. G. FRASER, W. J. PIROZYNSKI, J. A. SHANKS u. D. STUBINGTON: Amer. J. Med. *31*, 37 (1961)

4. idiopathische Pulmonaldilatation (akustisch ist die Insuffizienzsymptomatik um so ausgeprägter, je früher der diastolische Druckausgleich zwischen Art. pulmonalis und rechtem Ventrikel erfolgt – das diastolische Geräusch ist entweder niederfrequent und von <>-Form oder hochfrequent und von >-Form; weitere Symptome: inkompletter oder kompletter Rechtsschenkelblock, Prominenz des Pulmonalsegmentes, tanzende Hili).

Organische Pulmonalinsuffizienz

erworben:

1. endokarditisch, postendokarditisch und luetisch (rheumatische oder bakterielle Endokarditis; fast stets ist der pulmonale Klappenprozeß lediglich Teilerscheinung eines Mehrklappenvitiums, isolierte postendokarditische Pulmonalinsuffizienzen sind extrem selten);
2. postoperativ nach Korrektur einer Pulmonalstenose;
3. metastasierendes Dünndarmkarzinoid (häufig gleichzeitig Trikuspidalklappenfehler);
4. posttraumatisch.

angeboren:

1. Klappenfehlbildungen (Defekte, abnorme Klappenzahl, völliges Fehlen);
2. Schlußunfähigkeit bei Pulmonalstenose bzw. Fallotschen Kombinationsformen (meist handelt es sich in diesen Fällen um eine zusätzliche Klappenfehlbildung).

In den Fällen, bei denen die Pulmonalinsuffizienz auf eine pulmonale Hypertonie zurückgeht, sind folgende Symptome möglich: Sichtbare Pulsation im zweiten und dritten ICR links parasternal, fühlbarer zweiter Herzton an gleicher Stelle, Prominenz des Pulmonalsegmentes, venöser oder arterieller pulmonaler »Stauungstyp« im Röntgenbild, evtl. Kerleysche Linien, Zeichen der Rechtshypertrophie, -belastung und -schädigung im EKG, P dextrocardiale, präsystolischer Venenpuls.

C) Nicht durch eine Semilunarklappeninsuffizienz bedingte diastolische Sofortgeräusche

Die hier zu rubrizierenden Möglichkeiten stellen Seltenheiten dar, die lediglich der Vollständigkeit halber Erwähnung finden sollen:

Ductus Botalli apertus und verwandte hämodynamische Prozesse, die, abweichend von dem für diese Anomalien üblichen gleichgerichteten systolisch-diastolischen Druckgradienten, zwischen Hoch- und Niederdrucksystem lediglich einen diastolischen Druckunterschied bei systolischem Druckausgleich aufweisen. Der diastolische Blutfluß kann dabei vom großen zum kleinen Kreislauf oder umgekehrt erfolgen.

Das diastolische Sofortgeräusch hat sein p. m. links oben parasternal. Im übrigen gleichen die akustischen und klinischen Befunde weitgehend jenen der relativen Pulmonalinsuffizienz bei pulmonaler Hypertonie. Ein systolisches Begleitgeräusch kann allerdings fehlen. Ohne eine umfassendere kardiologische Untersuchung unter Einschluß aufwendiger Verfahren wird sich die richtige Diagnose kaum jemals stellen, allenfalls vermuten lassen.

Defekt des Ostium primum bzw. Canalis atrioventricularis communis partialis. Ein diastolisches Sofortgeräusch wurde in bis zur Hälfte der Fälle beobachtet. Es soll am Defekt entstehen und vom Grad der stets vorhandenen Mitralinsuffizienz und der Größe des Defektes bzw. dem Druckgradienten zwischen linkem und rechtem Vorhof abhängig sein. Die günstigste Voraussetzung für die Geräuschentstehung ist bei erheblicher Mitralinsuffizienz und relativ kleinem Defekt gegeben[1].

Das Geräusch hat sein p. m. über Herzmitte oder am mittleren und unteren Sternalrand. Darüber hinaus entsprechen die Befunde jenen des Ostium-primum-Defektes: Symptome des Vorhofseptumdefektes, bei dem der fast obligate komplette oder inkomplette Rechtsschenkelblock zum Unterschied vom Secundum-Defekt in den Standardableitungen mit einem linkstypischen QRS einhergeht.

Nach operativem Verschluß des Defektes verschwindet, obwohl die Mitralinsuffizienz fortbesteht, das diastolische Sofortgeräusch, was als Stütze für die Annahme gewertet wird, daß es sich um ein Defekt- und nicht um ein Pulmonalinsuffizienzgeräusch handelt.

Kongenitales oder erworbenes Herzwanddivertikel oder -aneurysma. Während das kongenitale Herzwanddivertikel meist mit erheblichen Symptomen oder weiteren Anomalien verbunden ist und schon bald nach der Geburt zu Erscheinungen führt, ist das erworbene chronische Herzwandaneurysma fast ausschließlich Infarktfolge. Für die Diagnose sind wichtig: Anamnese, umschriebene Vorwölbung an der vorderen, linken oder hinteren Herzkontur, evtl. mit stummer oder paradoxer Bewegungszone im Kymogramm, persistierende ST-Hebung in präkordialen EKG-Ableitungen und Akzentuation des ersten Herztons.

Das diastolische Sofortgeräusch ist stets nur von kurzer Dauer und wird auf eine protodiastolische Entleerung oder Füllung des Aneurysmasackes bezogen. Systolische Geräusche und ein protodiastolischer Galopp können den akustischen Befund vervollständigen.

---

[1] SOMMERVILLE, J. u. L. RESNEKOV: Circulation 32, 797 (1965)

XVIII. Diastolisches Intervallgeräusch

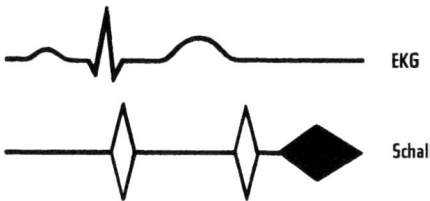

DEFINITION: *Das diastolische Intervallgeräusch folgt dem zweiten Herzton nach einer kurzen akustischen Lücke, deren Dauer kaum jemals 0,15 sec überschreitet. Sein Beginn fällt in die Zeit zwischen Atrioventrikularklappenöffnung und Ende der raschen Füllungsphase. Ihm kann ein Atrioventrikularklappenöffnungston oder ein dritter Herzton vorausgehen.*

Die Dauer des diastolischen Intervallgeräusches variiert erheblich. Es kann die gesamte Diastole ausfüllen bzw. mit einem nachfolgenden präsystolischen Geräusch verschmelzen. Das Geräusch imponiert als mehr oder weniger typisches Crescendo-Decrescendo-Geräusch. Bei längerer Geräuschdauer ist der Decrescendo-Anteil fast immer deutlich länger als das Crescendo. Mündet ein diastolisches Intervallgeräusch in ein präsystolisches Geräusch, folgt dem Decrescendo ein erneutes Crescendo. Im Phonokardiogramm nimmt das Geräusch dann häufig Spulenform an. Wird das diastolische Intervallgeräusch durch einen Mitralöffnungston eingeleitet, kann der Crescendoanteil des Geräusches weitgehend oder völlig fehlen.

Das Geräusch enthält überwiegend niedere bis mittlere Frequenzen. Ihm ist dadurch ein dumpfer, dunkler und rumpelnder Klangcharakter eigen. Infolge seiner tiefen Frequenzen führt das Geräusch häufig zu einem gut palpablen diastolischen Schwirren (»Katzenschnurren«). Das Geräusch kann dadurch gelegentlich sogar besser fühl- als hörbar sein.

In der übergroßen Mehrzahl ist das diastolische Intervallgeräusch Ausdruck einer organischen oder relativen Atrioventrikularklappenstenose.

1. Unterscheidung des diastolischen Intervallgeräusches von benachbarten Schallerscheinungen und Schallerscheinungen mit gleichem zeitlichen Einfall

A) Diastolisches Sofortgeräusch

Die Differenzierung zwischen diastolischem Sofort- und Intervallgeräusch basiert einmal auf dem Vorhandensein oder dem Fehlen einer akustischen Lücke zwischen Semilunarklappenschlußton und Geräuschbeginn, zum anderen auf dem Frequenzgehalt (Sofortgeräusch: in der Regel hochfrequent = hell; Intervallgeräusch: in der Regel tief bis mittelfrequent = dumpf, dunkel). Obwohl diastolische Intervallgeräusche ihr p. m. meist im apikalen Bereich, diastolische Sofortgeräusche dagegen über der Basis oder

Herzmitte haben, eignet sich der Ort der größten Geräuschstärke weniger als Unterscheidungsmerkmal, da einerseits Intervallgeräusche auch über Herzmitte vorkommen und das p. m. diastolischer Sofortgeräusche andererseits spitzenwärts verschoben sein kann.

Sollten ausnahmsweise mit dem Stethoskop die für die Unterscheidung ausschlaggebenden Kriterien nicht im notwendigen Maße erfaßbar sein, können durch die phonokardiographische Registrierung bestehende Zweifel beseitigt werden.

B) Perikardiales Reiben

Die Unterscheidung zwischen einem diastolischen Intervallgeräusch und einem perikardialen Reibegeräusch gleicher Lokalisation gelingt in der Regel leicht, da so gut wie nie ein perikardiales Reiben isoliert während des ersten Teiles der Diastole existent ist. Fast stets bestehen gleichzeitig eine systolische und vor allem eine präsystolische Geräuschgruppe, wobei diastolische und präsystolische Komponente nur ausnahmsweise ineinander übergehen.

Freilich darf nicht übersehen werden, daß auch bei Atrioventrikularstenosen neben einem diastolischen Intervallgeräusch Geräusche ähnlicher zeitlicher Lokalisation wie beim perikardialen Reiben vorhanden sein können. Da das präsystolische perikardiale Reiben Crescendo-Decrescendo-Gestalt hat und vor dem ersten Herzton zu enden pflegt, ergeben sich, normale Überleitungszeit vorausgesetzt, keine diagnostischen Schwierigkeiten bezüglich eines Crescendo-Geräusches und damit einer Mitralstenose. Anders liegen die Dinge bezüglich der Trikuspidalstenose, bei der das präsystolische Geräusch ebenfalls Spindelform mit einem Intervall zum ersten Herzton aufweist. Die Schwierigkeiten können in diesem Falle dadurch noch erhöht werden, daß unter beiden Voraussetzungen die Geräusche inspiratorisch eine Intensitätszunahme erfahren können.

Die Beachtung folgender Punkte ermöglicht eine Abklärung:

Infolge ihrer unterschiedlichen Frequenzzusammensetzung und ihres unterschiedlichen Entstehungsortes sind diastolische Intervallgeräusche valvulären Ursprungs dumpfer, dunkler und ohrfern, solche perikardialen Ursprungs heller, fauchend, kratzend und ohrnah;

im phonokardiographischen Bild haben diastolische Intervallgeräusche valvulären Ursprungs ihren Schwerpunkt in den tiefen und mittleren, solche perikardialen Ursprungs in den hohen Frequenzkanälen, wobei diese besondere Frequenzorientierung auch durch die Geräuschamplitude in den jeweiligen Schallkanälen offenkundig wird;

diastolische Intervallgeräusche valvulären Ursprungs lassen sich im Gegensatz zu perikardialen Geräuschen durch vermehrten Stethoskopaufdruck nicht verstärken;

diastolische Intervallgeräusche valvulären Ursprungs sind relativ wenig, solche perikardialen Ursprungs in erheblichem und auffälligem Maße variabel;

perikardiale Reibegeräusche gehen in einem großen Prozentsatz mit elektrokardiographischen Veränderungen einer Perikarditis einher, die bei diastolischen Intervallgeräuschen valvulären Ursprungs fehlen.

C) Dritter Herzton

Unsicherheiten bei der Deklarierung einer protodiastolischen Schallerscheinung als dritten Herzton oder als diastolisches Intervallgeräusch sind selten und stellen sich überhaupt nur ein, wenn das Geräusch sehr kurz ist. Selbst dann aber muß der dritte Herzton aus mehr Schwingungsgruppen als gewöhnlich bestehen (z. B. biventrikulärer dritter Herzton), um die Möglichkeit einer Verwechslung offenzulassen.

Lagerungsmanöver und Belastungen genügen in der Regel, um eine Unterscheidung zu treffen, da im Stehen ein dritter Herzton häufig verschwindet oder leiser und/oder kürzer wird, Dauer und Lautstärke eines diastolischen Intervallgeräusches dagegen bei Seitenlagerung und unmittelbar nach motorischer Belastung zunehmen. Zumindest phonokardiographisch gelingt auf diese Weise wohl immer die richtige Zuordnung. Das für den dritten Herzton Gesagte gilt selbstverständlich auch für andere Töne protodiastolischer Lokalisation.

Ohrenmerk hat weiterhin zusätzlichen von der Norm abweichenden Schallerscheinungen zu gelten, da sich Stenosen der Atrioventrikularklappen nur selten allein durch ein diastolisches Intervallgeräusch zu erkennen geben.

HOLLDACK und Mitarb. [1] beobachteten die Vortäuschung eines diastolischen Intervallgeräusches durch eine zeitlich enge Bindung eines dritten mit einem vierten Herzton bei blockierten Vorhoferregungen eines 2:1 Atrioventrikularblocks.

2. Unterscheidung zwischen mitralen und trikuspidalen diastolischen Intervallgeräuschen

Es wurde bereits hervorgehoben, daß die diastolischen Intervallgeräusche in der übergroßen Mehrzahl Ausdruck einer organischen oder relativen Atrioventrikularklappenstenose sind. Sie entstehen damit entweder an der Mitral- oder Trikuspidalklappe. Die Größe der aus diesem Entweder-Oder erwachsenden differentialdiagnostischen Schwierigkeiten resultiert weniger aus dem Umstand, daß im Einzelfall entschieden werden muß, ob eine Mitral- *oder* Trikuspidalstenose vorliegt, sondern ob *neben* einer Mitral- eine Trikuspidalstenose vorhanden ist.

Bei isolierter Trikuspidalstenose ist die Abgrenzung gegenüber einer Mitralstenose im allgemeinen nicht so schwierig, soweit man überhaupt daran denkt, daß eine Trikuspidalstenose als extreme Rarität auch einmal isoliert vorkommen kann. Als besondere Kennzeichen trikuspidaler diastolischer Intervallgeräusche seien herausgestrichen: Sie sind – verglichen mit dem dumpfen, rumpelnden Klang mitraler Intervalldiastolika – weicher und »geräuschartiger«. Ihr p. m. liegt über dem unteren Sternum, links unten parasternal, gelegentlich auch rechts parasternal. Mit zunehmender Dilatation des Herzens wandert das p. m. spitzenwärts, es überschreitet jedoch nicht die apikale Region nach lateral. Ein dem Geräusch vorausgehender Öffnungston ist zumindest selten. Bei der kleineren Zahl der Fälle – leichtere Stenosen – erfährt das Geräusch während des Inspiriums bzw. am Ende der Einatmung eine Zunahme seiner Intensität und Dauer (positives Rivero-Carvallosches Zeichen). Regelmäßiger soll sich eine Zunahme beim Müllerschen Saugversuch [2] und bei Rechtsseitenlage beobachten lassen. Bei isolierter Trikuspidalstenose ist der Pulmonalklappenschlußton abgeschwächt, ein Befund, der

---

[1] HOLLDACK, K., S. YOSHIMURA, T. OKAMURA u. H. ZAPFE: Jap. Heart. J. *6*, 313 (1965)
[2] KOLB, P. u. H. BLÖMER: Z. Kreislforsch. *51*, 262 (1962)

verlorengeht, wenn gleichzeitig ein Mitralklappenfehler vorhanden ist. Neben, mitunter sogar vor den akustischen Besonderheiten kommt weiteren klinischen Symptomen für die Erkennung einer Trikuspidalstenose eine wesentliche Bedeutung zu (siehe unten).

In der Regel ist die Trikuspidalstenose Teilerscheinung eines Mehrklappenvitiums, dessen eine Komponente in einer großen Zahl von Fällen eine Mitralstenose und damit ein Klappenfehler ist, der in seinen akustischen Äußerungen weitgehend der Trikuspidalstenose gleicht. Das besondere diagnostische Problem wurzelt damit in der Notwendigkeit, bei vorhandenen akustischen Phänomenen einer Mitralstenose Fakten und Befunde zu erkennen bzw. nicht zu übersehen, die die gleichzeitige Existenz einer Trikuspidalstenose nahelegen oder beweisen. Dieses Problem ist nur durch Akribie bei Untersuchung und Exploration zu lösen. Nachstehend seien jene Punkte aufgeführt, die bei akustischem Befund einer Mitralstenose eine zusätzliche Trikuspidalstenose wahrscheinlich machen:

Diastolische Intervallgeräusche mit zwei getrennten p. m., wobei ein p. m. apikal oder lateral davon, das andere über dem unteren Sternum, links unten parasternal oder links lateral davon liegt. Die Intensität des diastolischen Intervallgeräusches erfährt, wird stufenweise von einem p. m. zum anderen auskultiert oder registriert, zunächst eine Abnahme und vor dem anderen p. m. eine erneute Zunahme. Dieses Verhalten ist differentialdiagnostisch ausschlaggebender als unterschiedlicher Klangcharakter an differenten Auskultationsstellen.

Zunahme der Lautstärke und/oder Dauer des Geräusches über dem unteren Sternum, links unten parasternal oder links lateral davon während des Inspiriums oder im Müllerschen Versuch bei Abnahme oder Gleichbleiben beider Qualitäten über der Spitze oder lateral davon. Dieses Symptom ist nur bei positivem Ausfall zu werten, da gleiche oder verminderte Lautstärke und/oder Dauer des Geräusches über dem unteren Sternum, links unten parasternal oder links lateral davon eine Trikuspidalstenose nicht ausschließt.

Ein koexistentes präsystolisches Geräusch weist auch bei normaler atrioventrikulärer Überleitung über dem unteren Sternum, links unten parasternal oder links lateral davon Crescendo-Decrescendo-Form auf und endet vor dem ersten Herzton.

Ausgeprägter präsystolischer Venenpuls bzw. dominierende a-Welle im Phlebogramm. Dieses Symptom spricht gegen organische Trikuspidalstenose und für dextroventrikuläre Hypertonie, wenn ein rechtsseitiger Vorhofton vorhanden ist.

Auffallende Vergrößerung im Bereich des rechten Vorhofs bei mitraler Konfiguration des Herzens.

Trotz deutlicher Symptomatik eines Mitralvitiums vermag der Patient flach zu liegen und äußert keine oder nur geringe Klagen über Atemnot. Nicht selten bestehen Erscheinungen einer Rechtsherzinsuffizienz, ohne daß wesentliche Symptome einer pulmonalen Stauung nachweisbar oder vorausgegangen sind.

P dextrocardiale im EKG.

Die hier für die Kombination Mitralstenose + Trikuspidalstenose aufgeführten Unterscheidungsmerkmale gelten sinngemäß für Mehrklappenvitien, bei denen eine Trikuspidalstenose neben einer Mitralinsuffizienz oder einem Aortenklappenfehler besteht, eine Mitralstenose jedoch fehlt. Rein auf Grund der Häufigkeit und klinischen Erfahrung werden diastolische Geräuschphänomene mit Intervallcharakter in diesen Fällen zunächst auf eine begleitende Mitralstenose bezogen. Besonderheiten der aufgezählten Art sprechen jedoch für eine Trikuspidalstenose und gegen eine Mitralstenose als Teilerscheinung eines Mehrklappenvitiums, wenn sie isoliert nachzuweisen sind. Dieser differentialdiagnostischen Kriterien erinnere man sich, wenn nicht zu entscheiden ist, ob eine Mitralstenose *und* Trikuspidalstenose, sondern ob eine Mitralstenose *oder* Trikuspidalstenose vorliegt.

3. Differentialdiagnose des diastolischen Intervallgeräusches

A) Diastolisches Intervallgeräusch als Folge einer Mitralstenose

Das diastolische Intervallgeräusch der Mitralstenose entsteht beim frühdiastolischen und diastolischen Einstrom des Blutes aus dem linken Vorhof in die linke Kammer durch das stenosierte Mitralostium. Nachdem seine Lautstärke und Dauer vom Stenosegrad, dem Druckgradienten, dem Durchflußvolumen und der Strömungsgeschwindigkeit abhängig sind, also verschiedene Einflüsse, die zum Teil nicht oder nur vage mit dem Ausmaß der Stenose in Verbindung stehen, modellierend wirken, nimmt es nicht Wunder, daß aus dem Verhalten des diastolischen Intervallgeräusches keine verbindlichen Rückschlüsse auf die Schwere der Stenose oder die morphologische Klappensituation möglich sind. Das Geräusch dient mithin auch nicht der klinischen Stadieneinordnung nach amerikanischem Muster.

An Zuständen, durch die Mitralstenosediastolika *abgeschwächt* oder zum Verschwinden gebracht werden können, sind zu nennen: Progrediente pulmonale Hypertonie; Tachykardie; Vorhofflimmern, insbesondere wenn es mit kurzer Diastolendauer kombiniert ist; Vorhofthromben; Rechtsherzinsuffizienz.

An Zuständen, durch die Mitralstenosediastolika *verstärkt* oder überhaupt erst hervorgerufen werden können, sind zu nennen: Linksseitenlage; motorische Belastung; Rekompensation einer Rechtsherzinsuffizienz; Frequenzverlangsamung bzw. Diastolenverlängerung.

Die Diagnose einer Mitralstenose wird dadurch erleichtert, daß sich dieses Vitium nur selten lediglich in einem diastolischen Intervallgeräusch äußert. Auf S. 185 ist das gesamte akustische Spektrum dieses Klappenfehlers zusammengefaßt. Es sei besonders betont, daß keine der aufgeführten Schallerscheinungen obligat vorhanden ist, obwohl einige weitgehend pathognomonisch sind. In einem Teil der Fälle sind diese, im anderen jene Geräusch- und Tonbesonderheiten, in dem einem Fall isoliert, im anderen in Kombination anzutreffen.

Immer wieder kann man hören oder lesen, daß eine Mitralstenose stumm sein könne. Ob es eine stumme Mitralstenose gibt, ist einmal von der Definition, zum anderen von der Genauigkeit der Untersuchung abhängig. Wenn unter stummer Mitralstenose nur jene Fälle verstanden werden, die ein diastolisches Intervallgeräusch vermissen lassen,

ist die Existenz dieser Sonderform zu bejahen. Werden aber, was eigentlich selbstverständlich sein müßte, die anderen diastolischen Schallerscheinungen (präsystolisches
Geräusch, Mitralöffnungston) in die Betrachtung einbezogen, ist die Existenz einer
stummen Mitralstenose zu verneinen. Allerdings kann es notwendig sein, daß man
wiederholt untersuchen, nach den einzelnen Erscheinungen suchen und durch Lagewechsel oder motorische Belastung die pathognomonischen akustischen Phänomene provozieren muß. Der Verstärkung des ersten Herztons kommt die geringste diagnostische
Bedeutung zu.
Die aufgezählten Schallerscheinungen kommen in ihrer reinsten und ausgeprägtesten
Form bei der organischen Mitralstenose vor, bei der das Mitralostium als Folge valvulärer Veränderungen eingeengt ist. Diese Klappenveränderungen können – fast stets! –
erworben oder – extrem selten! – angeboren sein. Ursache der erworbenen Stenose ist
nach derzeitiger Ansicht nahezu ausnahmslos die rheumatische Endokarditis. Eine im
Tierversuch beobachtete virale Genese bedarf der Bestätigung.

Neben den aufgeführten akustischen Erscheinungen sei auf weitere klinische Symptome der Mitralstenose, die sich je nach ihrer hämodynamischen Bedeutung einstellen oder finden, hingewiesen:

Klappenstenose ohne nennenswerte hämodynamische Auswirkungen = leichte Mitralstenose (Stadium 1). Die Symptomatik erschöpft sich im lehrbuchmäßigen akustischen Befund, Mitralöffnungszeit lang (> 0,09 sec). Subjektiv keine Beschwerden.
Röntgenologisch allenfalls geringe Prominenz des Vorhofbogens an der linken Herzkontur bzw. angedeutetes Verstrichensein der Herztaille. EKG unauffällig oder Steiltyp,
fast stets ohne Veränderungen der Endstrecke.

Klappenstenose mit geringen hämodynamischen Auswirkungen = mäßigschwere Mitralstenose (Stadium II): Lehrbuchmäßiger akustischer Befund, Mitralöffnungszeit 0,08
bis 0,09 sec. Atembeschwerden bei körperlicher Belastung. Deutlichere Prominenz des
Vorhofbogens an der linken Herzkontur, Herztaille verstrichen, linker Vorhof kann als
Kernschatten innerhalb des rechten Vorhofs erkennbar sein, Gesamtbreite des Herzens
nicht oder noch nicht wesentlich vergrößert. EKG steil- bis rechtstypisch, Sinusrhythmus unter beginnender Umformung der P-Zacke im Sinne eines P sinistrocardiale noch
die Regel.

Klappenstenose mit deutlichen hämodynamischen Auswirkungen = schwere Mitralstenose (Stadium III): Lehrbuchmäßiger akustischer Befund, Mitralöffnungszeit 0,07 sec
und weniger; akustische Symptome einer pulmonalen Hypertonie können zusätzlich
vorhanden sein. Beschwerden, insbesondere Atemnot, schon bei geringer körperlicher
Betätigung. Mitralgesicht. Markante Vergrößerung des Herzens im oberen Abschnitt
durch Prominenz im Bereich der Vorhöfe, der Ausflußbahn des rechten Ventrikels und
des Stammes der Art. pulmonalis. Vergrößerung der Hilusbezirke und Kaliberzunahme
der Pulmonalgefäße. Arterieller oder venöser Stauungstyp, evtl. Kerleysche Linien.
Linker Vorhof an der rechten Herzkontur randbildend oder als Kernschatten innerhalb
des rechten Vorhofs erkennbar. Evtl. Klappenverkalkungen. Retrokardialraum im Vorhofbereich eingeengt. Herz insgesamt verbreitert, mitrale Konfiguration meist aber noch
erhalten oder zumindest noch angedeutet. Im EKG Zeichen der Rechtsschädigung und
Rechtshypertrophie, P sinistrocardiale oder absolute Arrhythmie.

Klappenstenose mit hochgradigen hämodynamischen Auswirkungen = sehr schwere Mitralstenose (Stadium IV): Präsystolisches Geräusch fehlt entsprechend der fast stets vorhandenen absoluten Arrhythmie, Verstärkung des ersten Herztons nicht allzu selten nicht mehr nachweisbar. Zusätzliche akustische Symptome der pulmonalen Hypertonie vorhanden oder durch Erscheinungen der Rechtsherzinsuffizienz kaschiert (relative Trikuspidalinsuffizienz). Fast stets sind, wenn auch in unterschiedlichem Grade, akustische Symptome einer Mitralinsuffizienz nachzuweisen. Beschwerden schon in Ruhe, meist auch in Form einer manifesten myokardialen Insuffizienz. Herzsilhouette im oberen und unteren Teil unter Einbeziehung des unteren Abschnitts des Retrokardialraumes deutlich vergrößert: Entwicklung zum Cor bovinum. Pulmonale Stauung wechselnder Ausprägung. Im EKG Zeichen der Rechtsschädigung, -belastung und -hypertrophie.

Die kongenitale Mitralstenose ist sehr selten, als isolierte Anomalie wird sie überhaupt kaum beobachtet. Meist ist sie Teilerscheinung einer komplexen Fehlbildung (z. B. Kombination mit Aortenstenose, Aortenisthmusstenose oder Ductus Botalli apertus mit Shuntumkehr). Durch die Kombination mehrerer Fehlbildungen werden die akustischen Symptome der Mitralstenose unscheinbar, verwischt oder unkenntlich. Diastolische Intervallgeräusche wurden deshalb bisher auch nur in der Minderzahl der einschlägigen Fälle vermerkt. Der akustische Befund vermag deshalb nur bedingt oder nicht zur Erkennung der Anomalie beizutragen.

Die Regel, daß relative Klappenfehler akustisch den Befund eines leichteren organischen Klappenfehlers nachahmen, erfährt auch bei der Mitralstenose nicht unerhebliche Abstriche. Hierfür gibt es verschiedene Gründe, von denen vor allem die Unabhängigkeit des diastolischen Intervallgeräusches von der Schwere des Klappenprozesses genannt sei. Nichtsdestoweniger sind gerade die akustischen Erscheinungen der relativen Mitralstenose diagnostisch meist bedeutsamer als bei anderen relativen Klappenfehlern. Kennzeichnende Schallerscheinung ist das diastolische Intervallgeräusch, das sich auf die rasche Füllungsphase beschränkt, später beginnt, als es meist bei der organischen Mitralstenose der Fall ist, und, soweit überhaupt ein protodiastolischer Ton vorausgeht, nicht von einem Mitralöffnungston, sondern von einem dritten Herzton eingeleitet wird (Abb. 14). Jedes längerdauernde diastolische Intervallgeräusch ist nicht mit der Annahme einer relativen Mitralstenose vereinbar. Präsystolische Geräusche sind bei relativer Mitralstenose höchstens die Ausnahme, nicht die Regel, und ob ein Mitralöffnungston bei relativer Mitralstenose vorkommt, erscheint immer noch fraglich, wenn die unten erwähnte besondere Gruppe einer Lichtungseinengung bei normaler Mitralklappe ausgeklammert wird.
Weitere besondere Befunde der relativen gegenüber der organischen Mitralstenose: Normaler oder nur gering dilatierter linker Vorhof in Kombination mit einer deutlichen Vergrößerung des linken Ventrikels, »Links-EKG«, kein apikales diastolisches Schwirren, meist dominierendes systolisches Geräusch.
Die relative Mitralstenose ist fast stets Ausdruck eines vergrößerten Durchflußvolumens bei normaler Klappe. Je größer das Durchflußvolumen ist, desto eher sind die Symptome einer relativen Mitralstenose zu erwarten. Seltener liegt ihr eine geringere Dehnungsfähigkeit des Klappenringes bei dilatiertem Herzen zu Grunde. Nachstehend sollen, ohne daß in diesem Rahmen auf Einzelheiten eingegangen werden kann, die verschiedenen Möglichkeiten wenigstens Revue passieren:

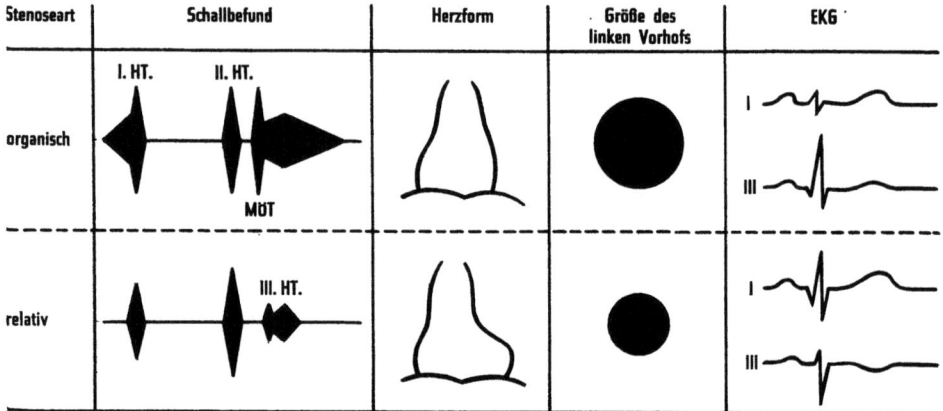

Abb. 14: Gegenüberstellung der Befunde bei organischer und relativer Mitralstenose. Besonders zu beachten sind das präsystolische und diastolische Intervallgeräusch, das Vorhandensein eines Mitral-öffnungstons (MÖT) oder dritten Herztons (III), Herzform, Vorhofgröße und EKG-Typ.

Relative Mitralstenose bei vergrößertem mitralem Durchflußvolumen infolge eines atrioventrikulären Pendelvolumens.

Mitralinsuffizienz: Neben dem Befund der relativen Mitralstenose bestehen akustisch und klinisch die Erscheinungen der schweren Mitralinsuffizienz.

Relative Mitralstenose bei vergrößertem mitralem Durchflußvolumen infolge genereller Zunahme der kardialen Auswurfvolumina.

Anämie
Hyperthyreose } sehr selten und immer fraglich

Relative Mitralstenose bei vergrößertem mitralem Durchflußvolumen infolge eines Links-Rechts-Shunts.

Offener Ductus Botalli: Meist an typischer Stelle kontinuierliches Geräusch (S. 167), große Blutdruckamplitude.

Ventrikelseptumdefekt: In diesen Fällen fast stets atypisches Defektgeräusch.

Periphere arteriovenöse Fistel: In Übereinstimmung mit der Fistellokalisation im Bereich der peripheren Strombahn typisches kontinuierliches Geräusch (S. 169).

Aortopulmonales Fenster: Kontinuierliches Geräusch kann vorhanden sein, häufig aber lediglich lautes systolisches Intervallgeräusch über der Basis, große Blutdruckamplitude, Symptome einer pulmonalen Hypertonie nicht ungewöhnlich.

Transposition der großen Gefäße
Cor triloculare biatriale } Mischungszyanose
Totale Unterbrechung des Aortenbogens } fast obligat

Relative Mitralstenose bei vergrößertem mitralem Durchflußvolumen infolge eines Rechts-Links-Shunts auf Vorhofebene.

Trikuspidalatresie: Fast stets systolisches Geräusch von Defektcharakter. Mischungszyanose, »Links-EKG«.

Relative Mitralstenose bei vergrößertem mitralem Durchflußvolumen infolge Blockierung der atrioventrikulären Leitung.

Diastolisches Intervallgeräusch im Zusammenhang mit dem blockierten Vorhofreiz:
Partieller Block vom Typ Mobitz,
ohne Zusammenhang mit dem blockierten Vorhofreiz im Anschluß an die Kammersystole: Totaler av-Block (besonders bei Kindern[1]).

Relative Mitralstenose auf myokardialer Basis.
Rheumatische Karditis.
Myokardiopathien (relative Mitralstenosen wurden in 20% der sogenannten idiopathi-
schen familiären Kardiomegalien gefunden).
Aorteninsuffizienz: Das pathognomonische diastolische Sofortgeräusch ist für die Dia-
gnose entscheidend.
Aortenisthmusstenose: Diagnostischer Wegweiser ist die Blutdruckdifferenz zwischen
oberen und unteren Gliedmaßen bei Hypertonie der oberen Körperhälfte.
Arterielle Hypertonie: Relative Mitralstenose sehr selten.

Nach den Erstbeschreibern ist das diastolische Intervallgeräusch einer relativen Mitralstenose
bei rheumatischer Erstkarditis auch als Carey-Coombs-Geräusch bekannt. Diese Bezeichnung
wird inzwischen vielfach für das Geräusch einer relativen Mitralstenose jeglicher Genese verwandt und stellt damit eine diagnostische bzw. funktionsdiagnostische Aussage dar.

Mit einer Sondergruppe relativer Mitralstenosen haben wir es bei jenen Fällen zu tun,
bei denen sowohl der Klappenapparat, als auch das Durchflußvolumen normal sind,
durch Einengung der Klappenlichtung aber ein Stenoseeffekt erzeugt wird. Es handelt
sich um jene seltenen Befunde, wo ein Vorhofmyxom oder ein Kugelthrombus akustisch in Erscheinung treten und durch partielle Verlegung des Ostiums das Schallbild
einer organischen Mitralstenose in meist inkompletter Weise imitieren. Diastolische
Intervallgeräusche werden in etwas mehr als der Hälfte der Fälle, ein Mitralöffnungston
in etwa 25% der Fälle angetroffen[2]. Eine Verspätung des ersten Herztons ist meist vorhanden, eine Intensitätszunahme dagegen nicht. Systolische Begleitgeräusche werden
mit und ohne Systolenverkürzung in etwa gleicher Häufigkeit wie diastolische Geräusche gefunden. Das besondere und für die Diagnose ausschlaggebende Merkmal ist die
Inkonstanz der akustischen Phänomene mit auffälliger Lageabhängigkeit. Sie sind im
Sitzen und Stehen meist wesentlich besser und eindeutiger nachweisbar als im Liegen,
bei Seitenlage wieder in anderer Weise als in Rückenlage. Diesem »anfallsartigen« Mani-
festwerden des auskultatorischen Befundes gehen parallel oder stehen gegenüber paroxysmale klinische Zustände, zum Teil in höchst bedrohlicher Form: Synkopen, Dyspnoe,
tiefe und ausgebreitete Zyanose. Von diagnostischer Bedeutung gegenüber einer organischen Mitralstenose können das Fehlen einer nennenswerten Vergrößerung des linken
Vorhofs und die meist nur geringen Zeichen einer pulmonalen Hypertonie bei zumindest anfallsweise schwerem Krankheitsbild sein.
Eine Differenzierung zwischen Myxom und Kugelthrombus ergibt sich in der Regel aus
dem gesamten klinischen Bild. Während sich die Symptomatik des Kugelthrombus
in den angegebenen Besonderheiten erschöpft, ist das Myxom durch schwere All-
gemeinreaktionen und eine durchaus maligne Progression gekennzeichnet (vgl. S. 47).
Als besondere Rarität einer »Mitralstenose ohne Mitralstenose« sei noch das Cor triatriatum

---

[1] PAUL, M. H., A. M. RUDOLPH u. A. S. NADAS: Circulation *18*, 183 (1958)
[2] GOODWIN, J. F.: Amer. J. Cardiol. *15*, 81 (1965)

genannt. Für diese kongenitale Stenose innerhalb des linken Vorhofs durch ein zusätzliches Septum ist charakteristisch, daß die klinische bzw. hämodynamische Symptomatik einer Mitralstenose (venöse Lungenstauung, postkapilläre pulmonale Hypertonie) ohne entsprechende akustische Erscheinungen einherzugehen pflegt. Diastolische Intervallgeräusche – kein Mitralöffnungston! – wurden nur vereinzelt beobachtet.

B) Diastolisches Intervallgeräusch als Folge einer Trikuspidalstenose

Vor differentialdiagnostischer Erörterung sei auf das komplette Schallbild der Trikuspidalstenose verwiesen (S. 186). Im Gegensatz zur Mitralstenose tritt uns die Trikuspidalstenose wesentlich häufiger in relativer als in organischer Form gegenüber. An organischen Ursachen kommen die rheumatische Endokarditis, der Lupus erythematodes und das metastasierende Dünndarmkarzinoid in Betracht. Kongenitale Trikuspidalstenosen – isoliert oder kombiniert (z. B. mit einem Ebstein-Syndrom) – sind sehr selten und gehen alles andere als regelmäßig mit einem diastolischen Intervallgeräusch einher.
Die rheumatische Trikuspidalstenose ist fast stets Teilerscheinung eines Mehrklappenvitiums. Ihren akustischen Phänomenen gesellen sich dann nicht nur die Schallerscheinungen der weiteren Klappenfehler zu, sie werden auch zusätzlich durch die den Mitralvitien zugeordnete pulmonale Hypertonie modifiziert.
Für die Unterscheidung organischer und relativer Trikuspidalstenosen anhand des akustischen Befundes sind die gleichen Überlegungen und Punkte zu berücksichtigen, die bei der Mitralstenose dargelegt wurden (S. 143). Deutliche Spaltungen des zweiten Herztons, sowie ein dritter und/oder vierter Herzton sind im Gegensatz zur organischen bei der relativen Trikuspidalstenose nicht ungewöhnlich.
Wie bei der Mitralstenose ist auch für die relative Trikuspidalstenose die Hauptursache eine Vergrößerung des protodiastolischen Klappendurchflußvolumens. Genannt seien:
Trikuspidalinsuffizienz (zusätzlich: systolisches Sofortgeräusch trikuspidalen Ursprungs),
Vorhofseptumdefekt (zusätzlich: systolisches Strömungsgeräusch pulmonalen Ursprungs, weite und meist fixierte Spaltung des zweiten Herztons mit Intensitätszunahme des Pulmonalklappenschlußtons, kompletter oder inkompletter Rechtsschenkelblock im EKG),
partielle Pulmonalvenentransposition (dem Vorhofseptumdefekt weitgehendst analoge Symptome),
totale Pulmonalvenentransposition (ähnliche akustische Symptomatik wie Vorhofseptumdefekt, zusätzlich häufig Nonnensausen, Galopprhythmus nahezu obligat, Zyanose, auffallende Besonderheiten im Röntgenbild: Schneemann- oder 8-Form des Mediastinalherzschattens, evtl. henkelförmiger Begleitschatten am rechten Herzrand),
in den rechten Vorhof rupturiertes Aneurysma eines Sinus Valsalvae oder der Aorta (zusätzlich: kontinuierliches Geräusch),
Truncus arteriosus communis.
Vereinzelt wurde als vorübergehender Befund eine relative Trikuspidalstenose als rein funktionelles Ereignis, also bei sonst völlig normalem Herzbefund, bei Erwachsenen mit erhöhter vegetativer Labilität und Neigung zu Tachykardie beobachtet[1].

---

[1] ZEH, E.: Verh. dtsch. Ges. Kreislforsch. 28, 644 (1962) – AUINGER, W., B. HADJIYANNI, O. HARTL, F. KAINDL u. P. KUHN: Wien. Z. inn. Med. 46, 160 (1965)

Schließlich sei noch auf das gelegentliche und immer fragwürdige Vorkommen einer relativen Trikuspidalstenose bei pulmonaler oder dextroventrikulärer Hypertonie aufmerksam gemacht.

Verlegungen des Trikuspidalostiums als Stenoseursache werden in ähnlicher Weise wie bei der Mitralklappe, insgesamt aber noch wesentlich seltener beobachtet: Rechtsseitiges Vorhofmyxom, .dextroatrialer Kugelthrombus, Cor triatriatum dexter (persistierende dextroatriale Venenklappe). Der Vollständigkeit halber sei noch eine Einzelbeobachtung erwähnt, bei der ein Stenoseeffekt durch einen peripheren Embolus hervorgerufen wurde, der sich in den Sehnenfäden der Trikuspidalklappe verfangen hatte [1].

C) Nicht durch organische oder relative Atrioventrikularklappenstenose hervorgerufene diastolische Intervallgeräusche

Bei Pulmonalinsuffizienz kann, obwohl hier das Geräusch nach seiner Entstehungsart ein Sofortgeräusch repräsentiert, ein diastolisches Intervallgeräusch bei geringem Rückfluß vorkommen oder durch Nichtbeachtung eines verspäteten und evtl. sehr leisen und unhörbaren Pulmonalklappenschlußtons vorgetäuscht werden. Auch in diesen Fällen ist das Pulmonalinsuffizienzdiastolikum aber meist hochfrequent und von hellem, hohem Klang. Zudem erweist sich bei diesen differentialdiagnostischen Erwägungen das p. m. des Geräusches als nützlich, da das diastolische Intervallgeräusch mitralen oder trikuspidalen Ursprungs praktisch niemals, zumindest nicht in seiner größten Lautstärke, am linken oberen Sternalrand, wo das Geräusch der Pulmonalinsuffizienz am besten oder allein zu hören ist, in Erscheinung tritt.

Eine höchst ungewöhnliche Ursache eines diastolischen Intervallgeräusches teilte jüngst DOCK [2] mit: Bei einer Stenose des Ramus descendens der Art. coronaria sinistra wurde im 3. ICR links ein diastolisches Intervallgeräusch gehört. Vorerst scheint uns eine derartige Diagnose nur retrospektiv und bei Vorhandensein eines Phonokardiogramms und eines Sektionsbefundes erlaubt.

Schließlich sei noch auf die Möglichkeit einer Verwechslung eines diastolischen Intervallgeräusches mit einem systolischen Geräusch hingewiesen: Geht eine Extrasystole, die dem Normalschlag nach kurzer Pause folgt, mit einem systolischen Geräusch einher (der Normalschlag pflegt in diesen Fällen mit einem wesentlich ausgeprägteren Geräusch ausgerüstet zu sein), kann dieses Geräusch als diastolisches Intervallgeräusch imponieren, wenn erster und zweiter Herzton der Extrasystole sehr leise sind oder nicht genügend beachtet werden. Diese Verwechslungsmöglichkeit droht vor allem bei regelmäßiger Extrasystolie, insbesondere bei einem Bigeminus.

---

[1] HUDNUT, H. B., C. KEY u. W. E. JAQUES: Amer. Heart J. 63, 743 (1962)
[2] DOCK, W.: V. Weltkongr. Kardiol., New Delhi 1966

XIX. Präsystolisches Geräusch

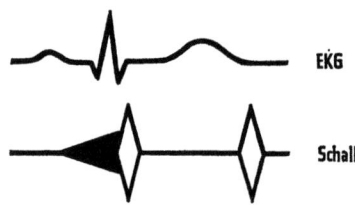

EKG

Schall

DEFINITION: *Das präsystolische Geräusch stellt eine Sonderform eines diastolischen Intervallgeräusches dar, deren Abgrenzung durch den zeitlichen Einfall und die hämodynamische Ursache des Geräusches begründet und gerechtfertigt ist. Das Geräusch fällt, normale atrioventrikuläre Überleitungsverhältnisse vorausgesetzt, in das letzte Drittel oder die zweite Hälfte des letzten Drittels der Diastole und geht kausal auf die Kontraktion des linken oder rechten Vorhofs zurück (atriosystolisches Geräusch). Wegfall der Vorhofsystole (z. B. Vorhofflimmern, -flattern) läßt ein präsystolisches Geräusch verschwinden.*

Das Geräusch ist von wechselnder Lautstärke; höhere Frequenzen und mittlere Amplituden überwiegen. Es besitzt entweder Crescendo-Decrescendo- oder Crescendo-Form. Im ersten Falle ist es fast stets vom folgenden ersten Herzton abgesetzt, im zweiten Falle geht es unmittelbar in den ersten Herzton über, der dann als abruptes und lautstarkes Ende des Geräusches imponiert. Die Geräuschdauer reicht von wenigen »tonartigen Schwingungen« bis zu einer Ausdehnung von 0,1–0,15 sec. Zeitliche Bezugspunkte: Das präsystolische Geräusch koinzidiert mit dem absteigenden Schenkel der P-Zacke des EKG oder folgt dem Ende dieser Zacke mit kürzerem oder längerem Intervall. Es stimmt zeitlich mit der a-Welle des Venenpulses überein.

1. Unterscheidung des präsystolischen Geräusches von benachbarten Schallerscheinungen oder Schallerscheinungen mit gleichem zeitlichen Einfall

A) gespaltener erster Herzton

Verwechslung der Kombination Präsystolisches Geräusch + Ungespaltener erster Herzton mit einem gespaltenen ersten Herzton können dann vorkommen, wenn das präsystolische Geräusch vom ersten Herzton getrennt und von kurzer Dauer ist. Derartige Verwechslungen werden dadurch noch begünstigt, daß ein präsystolisches Geräusch solcher Charakteristik sein p. m. meist über dem unteren Sternum oder links unten parasternal hat, eine Lokalisation mithin, die auch ein gespaltener erster Herzton bevorzugt.

Unterscheidungsmöglichkeiten:

Im Stehen pflegt eine Spaltung des ersten Herztons unverändert zu bleiben, ein präsystolisches Geräusch verliert an Lautstärke oder wird unhörbar.

Motorische Belastung führt meist zu einer Verstärkung und Verlängerung eines präsystolischen Geräusches, das damit von »tonartig« zu »geräuschartig« wechselt, aber
immer noch vom nachfolgenden ersten Herzton bzw. dem fraglichen zweiten Schall-
phänomen abgrenzbar bleiben oder ihm zumindest in erkennbarer Weise vorausgehen
kann. Eine Spaltung des ersten Herztons bleibt entweder unter dieser Bedingung bestehen, oder es kommt zu einem Geräusch, das sich aus dem ersten Schallanteil entwik-
kelt und den zweiten überdauert oder verschluckt (systolisches Geräusch).

Eine sichere Trennung gestattet das Phonokardiogramm, da es die zeitliche Beziehung
zur P-Zacke des EKG aufdeckt.

B) Vorhofton

Nachdem Vorhofton und präsystolisches Geräusch genetisch zumindest mittelbar auf
den gleichen Vorgang zurückzuführen sind – was differente klinische Prozesse nicht ausschließt –, nimmt es bei der oben erwähnten definitorischen Unklarheit bezüglich Ton
und Geräusch nicht wunder, daß die Entscheidung für Vorhofton und gegen Vorhof-
geräusch oder umgekehrt gelegentlich nicht leichtfällt. Da es wegen der unterschiedlichen klinischen Ursache – der Vorhofton weist auf eine Erhöhung des enddiastolischen
Ventrikeldrucks, das präsystolische Geräusch auf eine atrioventrikuläre Klappenstenose –
aber nicht als Geschmackssache hingenommen werden kann, ob sich ein Untersucher
für einen Vorhofton oder ein tonartiges präsystolisches Geräusch ausspricht, sollte eine
Präzisierung unter allen Umständen angestrebt werden. Ein präsystolisches Geräusch
von Crescendo-Charakter scheidet als Verwechslungsmöglichkeit primär aus. Falsche
Interpretationen drohen nur bei vom nachfolgenden Herzton abgesetzten tonartigen
präsystolischen Geräuschen.

Unterscheidungsmöglichkeiten:

Unter bzw. nach motorischer Belastung erfährt ein präsystolisches Geräusch fast stets
eine Zunahme seiner Intensität und Dauer, ein vierter Herzton dagegen höchstens eine
Intensitätssteigerung.

Unter Amylnitritinhalationen wird ein präsystolisches Geräusch meist lauter und
länger, die Dauer des vierten Herztons bleibt, soweit er nicht verschwindet, konstant.

Im Phonokardiogramm gelangt ein tonartiges präsystolisches Geräusch meist nicht nur
in den niederen, sondern zumindest mit kleiner Amplitude auch in den höheren Frequenzkanälen zur Darstellung. Ein vierter Herzton ist selten im 140-Hz-Kanal und
höchstens ausnahmsweise im 250- oder gar 400-Hz-Kanal nachzuweisen.

Atmungsmanöver können bei dextrokardialem präsystolischem Geräusch zur Differentialdiagnose beitragen, indem im Inspirium dieses Geräusch an Lautstärke und Dauer
gewinnen kann, während ein Vorhofton allenfalls lauter wird.

C) Perikardiales Reiben

Die in die Präsystole fallende Komponente eines perikardialen Reibegeräusches hat
niemals reinen Crescendo-Charakter. Differentialdiagnostische Schwierigkeiten kön-

nen deshalb nur hinsichtlich eines vom ersten Herzton abgesetzten präsystolischen Geräusches auftauchen. Diese Schwierigkeiten werden gegenstandslos, sobald neben dem präsystolischen Reiben systolische und protodiastolische perikardiale Geräusche vorhanden sind, der akustische Befund also die für das perikardiale Reiben charakteristische Gruppierung erkennen läßt. Wird dann noch der besonders rauhe, kratzende und ohrnahe Klang samt der inspiratorischen Intensitätszunahme des Reibens beachtet, sollte die richtige Diagnose nicht verfehlt werden.

Komplizierter kann sich die Unterscheidung gestalten, wenn das perikardiale Reiben auf ein präsystolisches Geräusch reduziert ist. Bei der Auskultation hat die Aufmerksamkeit dem erwähnten rauhen, fauchenden und kratzenden Klang des Geräusches mit seiner großen und raschen Variabilität zu gelten. Inspiratorische Geräuschzunahme ist allerdings auch manchen dextrokardialen präsystolischen Geräuschen nicht fremd. Die besondere Ohrnähe und Intensitätszunahme bei Druck mit dem Stethoskop oder Thoraxkompression stellt aber eine Eigenheit des perikardialen Reibens dar, die bei präsystolischem Geräusch vermißt wird. Darüber hinaus pflegt das perikardiale Reiben tonhöher, also heller zu sein.

Dieser unterschiedliche Frequenzgehalt erlaubt phonokardiographisch in der Regel recht zuverlässig eine Unterscheidung: Präsystolische Geräusche werden am besten in den Frequenzkanälen 70 und 140 Hz dargestellt. Dort zeigen sie ihre größte Dauer und Amplitude, wobei in der Regel bereits eine Abnahme vom 70- zum 140-Hz-Kanal erkennbar ist. Das präsystolische perikardiale Reiben dagegen weist seine längste Dauer und größte Amplitude meist bei 140–250 Hz auf, wobei nicht selten eine Zunahme vom 140- zum 250-Hz-Kanal auffällig ist.

D) Protosystolisches Geräusch

Die Unterscheidung bzw. Verwechslung zwischen einem präsystolischen und protosystolischen Geräusch war in wesentlich stärkerem Maße eine terminologische akademische Streitfrage als eine klinische oder praktische Entität. Sie wurde dadurch entflammt, daß infolge der bei der Mitralstenose häufigen Verspätung des ersten Herztons das vorausgehende präsystolische Geräusch als protosystolisch angesprochen und auf eine frühe Insuffizienz der Mitralklappe bezogen wurde. Inzwischen darf hinreichend als geklärt betrachtet werden, daß es sich in diesen Fällen tatsächlich um ein präsystolisches Geräusch handelt, das auf die Stenose der Mitralklappe zurückgeht und dann scheinbar in die Protosystole reichen kann, wenn die Systole als Folge des Klappenfehlers verspätet beginnt. Sicherer Trennpunkt zwischen präsystolischem und protosystolischem Geräusch ist stets der erste Herzton, der in dem einen Fall nach oder am Ende des Geräusches, im zweiten Fall vor oder am Beginn des Geräusches figuriert.

E) Mesodiastolisches Intervallgeräusch

Bei kurzer Diastolendauer rücken mesodiastolisches oder gar protodiastolisches Intervallgeräusch in Richtung des folgenden ersten Herztons und können auf diese Weise ein präsystolisches Geräusch vortäuschen. Nur mit Einschränkung lassen sich der Frequenzgehalt oder die Klanghöhe differentialdiagnostisch verwenden: Mesodiastolische Geräusche sind meist niederfrequenter, mithin dunkler, präsystolische Geräusche meist höherfrequent, mithin heller.

Eine sichere Unterscheidung gelingt durch Maßnahmen, die über eine Verlangsamung der Herzfrequenz die Diastolendauer verlängern (z. B. Preßdruck, Karotisdruck). Ein präsystolisches Geräusch wahrt unter diesen Umständen seinen zeitlichen Abstand zum folgenden ersten Herzton, ein mesodiastolisches Geräusch seinen Abstand zum vorausgehenden zweiten Herzton. Außerdem bleibt ein präsystolisches Geräusch an die P-Zacken gebunden, während ein mesodiastolisches Geräusch bei längerer Diastolendauer der P-Zacke vorausgeht, soweit keine atrioventrikuläre Überleitungsverzögerung besteht. Diese Bindung an die P-Zacke ist auch für die Erkennung präsystolischer Geräusche bei verlängerter Überleitungszeit von ausschlaggebender Bedeutung.

Bei absoluter Arrhythmie handelt es sich auch bei präsystolisch postierten Geräuschen stets um mesodiastolische Intervallgeräusche, da bei Wegfall der Vorhofsystole ein echtes präsystolisches Geräusch nicht mehr entstehen kann.

2. Differentialdiagnose des präsystolischen Geräusches

A) Mitrales präsystolisches Geräusch

Das mitrale präsystolische Geräusch ist Folge einer Mitralstenose mit Sinusrhythmus. Bei kurzer bis normaler atrioventrikulärer Überleitungszeit hat es Crescendo-Charakter. Bei verlängerter Überleitung wandert es mit der P-Zacke vom nachfolgenden Herzton weg und nimmt Crescendo-Decrescendo-Form an. Es hat sein p. m. im apikalen Bereich oder lateral davon. Obwohl man gelegentlich nach ihm suchen muß, ist sein Fortleitungsbereich meist größer als der des mitralen diastolischen Intervallgeräusches. Präsystolisches und diastolisches Geräusch einer Mitralstenose können in ihrem p. m. übereinstimmen oder differieren, in der Lautstärke und im Frequenzgehalt wird das diastolische Intervallgeräusch vom präsystolischen Geräusch ziemlich regelmäßig übertroffen. Nur ganz ausnahmsweise beschränken sich die diastolischen Schallphänomene der Mitralstenose auf ein präsystolisches Geräusch. Meist sind zusätzlich diastolisches Intervallgeräusch und/oder Mitralöffnungston hör- und registrierbar.

Das präsystolische Geräusch der Mitralstenose kann musikalisch sein. Als Ursache hierfür wurden gelegentlich geschrumpfte Sehnenfäden oder quer vor dem Ostium verlaufende Sehnenfäden festgestellt.

Lautstärke und Geräuschdauer stehen in lockerer, keineswegs aber linearer Beziehung zur Schwere der Stenose bzw. Kontraktionskraft der Vorhofmuskulatur. Mit zunehmendem Stenosierungsgrad wird das präsystolische Geräusch lauter und länger, bei sehr schwerer Stenose aber wieder kürzer und leiser. Bei gegebenem Stenosegrad weisen Intensitätsabschwächungen oder Verschwinden eines vorher lauten präsystolischen Geräusches oder seines Crescendos auf eine Abnahme der Kontraktionsfähigkeit des linken Vorhofs und werden damit zu einem Indiz für drohendes Vorhofflimmern oder -flattern.

In der übergroßen Mehrzahl geht ein mitrales präsystolisches Geräusch auf eine organische Klappenstenose zurück, wobei nahezu allein eine erworbene Stenose in Betracht kommt. Die an sich schon extrem seltene angeborene Mitralstenose führt nur gelegentlich zu einem präsystolischen Geräusch. Wesentlich seltener als das diastolische Intervallgeräusch basiert das präsystolische Geräusch auf einer relativen Stenose bei intakten Klappen (vgl. S. 143). Der offene Ductus Botalli und arteriovenöse Fisteln mit großem Links-Rechts-Shunt können in Einzelfällen ein präsystolisches Geräusch auf dem Boden einer relativen Mitralstenose verursachen. In ähnlicher Weise wirkt sich mitunter ein Vorhofmyxom aus.

B) Trikuspidales präsystolisches Geräusch

Das trikuspidale präsystolische Geräusch weist auch bei kurzer oder normaler atrioventrikulärer Überleitungszeit Crescendo-Decrescendo-Form auf[1], endet also vor dem ersten Herzton. Weitere differentialdiagnostische Überlegungen haben das p.m. und die Fortleitungsrichtung zu berücksichtigen (S. 186). Darüber hinaus kann phonokardiographisch immer wieder festgestellt werden, daß das trikuspidale Präsystolikum nicht nur früher endet, sondern auch früher beginnt als das mitrale. Intensitätszunahme während und unmittelbar nach dem Inspirium spricht für eine Entstehung an der Trikuspidalklappe, Fehlen dieses Symptoms schließt eine solche aber nicht aus.
EKG und Röntgenbild dienen der Differentialdiagnose kaum, da sowohl bei mitralem als auch bei trikuspidalem präsystolischem Geräusch die Zeichen der Rechtsbelastung oder -überlastung diskret oder offenkundig vorzuliegen pflegen.
Häufiger als bei der Mitralstenose geht das trikuspidale präsystolische Geräusch auf eine relative Stenose (großes Durchflußvolumen bei normaler Trikuspidalklappe oder Trikuspidalinsuffizienz) zurück. Kongenitale Prozesse überwiegen: Vorhofseptumdefekt, partielle und totale Pulmonalvenentransposition, Lutembacher-Syndrom, Ebstein-Syndrom.
Als organische Ursache kommen die angeborene und erworbene Trikuspidalstenose in Betracht. Bei Kombination einer solchen Trikuspidalstenose mit einem Vorhofseptumdefekt macht das Leck zwischen den beiden Vorhöfen ein trikuspidales präsystolisches Geräusch fast unmöglich.

Als ausgesprochene Rarität sei noch erwähnt: Präsystolisches Geräusch bei Mündung einer persistierenden Vena cardinalis cranialis sinistra in den Koronarvenensinus[2]. Das Geräusch wurde am besten über dem Erbschen Punkt gehört und auf den Aufeinanderprall des aus dem Koronarvenensinus ausströmenden Blutes mit dem atrioventrikulären Blutstrom bezogen.

C) Austin-Flint-Geräusch

Unter Austin-Flint-Geräusch wird ein blubberndes präsystolisches Geräusch bei Aorteninsuffizienz verstanden, dem keine organische Mitralstenose zugrunde liegt. Es wird zwar auf eine relative Mitralstenose bezogen, das Fehlen einer organischen stenotischen Komponente im Bereich der Mitralklappe ist aber ausdrückliche Voraussetzung für die Annahme eines Austin-Flint-Geräusches.
Es existieren 10 Theorien über die Entstehungsweise dieses Geräusches.
Bei der Häufigkeit kombinierter Mitralaortenklappenfehler und der Wichtigkeit einer genauen präoperativen Abklärung hinsichtlich Art und Lokalisation von Klappenfeh-

---

[1] ZEH, E.: Med. Klin. 59, 16 (1964)
[2] LOOGEN, F. u. R. RIPPERT: Z. Kreislforsch. 47, 677 (1958)

lern kommt der Entscheidung »Aorteninsuffizienz + Austin-Flint-Geräusch« oder
»Aorteninsuffizienz + Mitralstenose« größte differentialdiagnostische Bedeutung zu.
Die hierbei zu berücksichtigenden Punkte wurden in Tabelle 11 zusammengefaßt.

Tabelle 11 Differentialdiagnose zwischen Aorteninsuffizienz mit Austin Flint-Geräusch und der Kombination einer Aorteninsuffizienz mit Mitralstenose

	es spricht für	
	Aorteninsuffizienz mit organischer Mitralstenose	Aorteninsuffizienz mit Austin-Flint-Geräusch
Beginn des Geräusches nach der P-Zacke des EKG	spät	früh
Erster Herzton	über der Spitze paukend	über der Spitze normal, unauffällig oder abgeschwächt
Dritter Herzton	$\emptyset$	$+$
Mitralöffnungston	$+$	$\emptyset$
Amylnitritinhalation	das präsystolische Geräusch wird lauter	das präsystolische Geräusch wird leiser
Druckanstiegs-, Anspannungszeit	normal oder verlängert	verkürzt
Frequenzbezogene Austreibungszeit	verkürzt	verlängert
Rechtshypertrophie- oder Rechtsbelastungszeichen im EKG	$+$	$\emptyset$
Dilatation der Art. pulmonalis	$+$	$\emptyset$
Ösophagusverlagerung	umschrieben und erheblich	in einem größeren Bereich, aber geringer
Kerleysche Linien	$+$	$\emptyset$
Hämoptyse	$+$	$\emptyset$
Hautfarbe	Mitralgesicht	blaß

XX. Kontinuierliches Geräusch

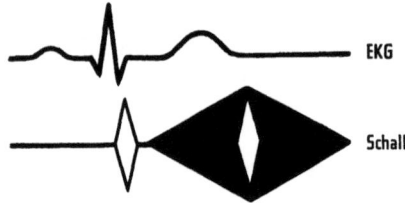

DEFINITION: *Kontinuierliche Geräusche sind Crescendo-Decrescendo-Geräusche, die in der Systole beginnen und ohne nennenswerte Unterbrechung oder abrupte Intensitätsschwankungen nahtlos bis in die Diastole fortdauern. Sie setzen 0,05–01 sec nach dem ersten Herzton ein, haben ihr Crescendo meist oder überwiegend während der Systole, ihr Maximum etwa zum Zeitpunkt des zweiten Herztons, ihr Decrescendo meist oder überwiegend während der Diastole und enden proto-, mesodiastolisch oder präsystolisch. Gelegentlich reicht die diastolische Geräuschkomponente sogar bis zum ersten Herzton oder überdauert ihn kurz. Es kann dann in keiner Phase der Herzaktion akustische Ruhe herrschen.*

Das kontinuierliche Geräusch setzt sich, von wenigen Ausnahmen abgesehen, aus Frequenzen zwischen 140 und 400 Hz zusammen, wobei der systolische Anteil häufig den diastolischen an Amplitude und Frequenz übertrifft. Das Geräusch, das von einem kontinuierlichen Schwirren begleitet sein kann, weist gern eine überraschende Konstanz auf. Exspiration, horizontale Körperlage und körperliche Belastung können seine Intensität verstärken, Inspiration, Aufrichten des Körpers oder Stehen und Pressen sie abschwächen, evtl. das Geräusch ganz zum Verschwinden bringen. Auch hier pflegt die diastolische Komponente häufiger und ausgeprägter zu reagieren als die systolische.

Das kontinuierliche Geräusch setzt einen während Systole und Diastole gleichgerichteten Blutfluß voraus und stellt, da diese Voraussetzung nur auf Gefäßebene, nicht dagegen innerhalb des Herzens erfüllbar ist, ein Gefäßgeräusch dar (Ausnahme: Kontinuierliches Geräusch bei Mitralstenose). Das Geräusch entsteht in Arterien und arteriovenösen Kurzschlüssen, sobald ein systolisch-diastolischer Druckgradient auftritt (Ausnahme: kontinuierliches Geräusch bei Hyperthyreose und sogenanntes Mammaricageräusch), in Venen bei großem Stromvolumen und erhöhter Strömungsgeschwindigkeit.

Synonyme: Hin- und Hergeräusch, Maschinengeräusch, Zug-im-Tunnel-Geräusch, Gibson-Geräusch. Der Ausdruck »Maschinengeräusch« sollte vermieden werden, da er in manchen Publikationen auch für systolisch-diastolische Zweitaktgeräusche Verwendung findet und damit verwirrend wirkt.

1. Unterscheidung des kontinuierlichen Geräusches von anderen Geräuschen

Das kontinuierliche Geräusch stellt einen nicht nur auffallenden, sondern höchst wichtigen akustischen Befund dar, dem wie kaum einem anderen diagnostische und pathognomonische Bedeutung zukommt. Es ist ein Leitsymptom par excellence, wodurch allein die Wichtig- und Notwendigkeit seiner Abgrenzung von Geräuschen anderer Qualität und Herkunft eindringlich unterstrichen wird.

Im folgenden sollen nur die Verwechslungsmöglichkeiten bei oder mit einem kontinuierlichen Geräusch erörtert werden, das die typischen Merkmale dieses Geräusches, wenn vielleicht auch in kaschierter Form, aufweist. Geräusche, die auf Grund ihrer Ursache an sich kontinuierlich sein müßten, aus irgendeinem Grund aber präkordial lediglich als systolisches oder diastolisches Geräusch hör- oder registrierbar, also atypisch sind, bleiben, da sie die Kriterien eines kontinuierlichen Geräusches nicht erfüllen und damit differentialdiagnostische Überlegungen nicht in Gang setzen, unberücksichtigt.

A) Systolische Geräusche

Kontinuierliche Geräusche mit deutlichem diastolischem Anteil bieten, einige Schulung vorausgesetzt, differentialdiagnostisch gegenüber einem systolischen Geräusch keine Probleme. Diese tauchen auf bei kontinuierlichen Geräuschen mit verminderter oder ungewöhnlich leiser diastolischer Geräuschkomponente. Insbesondere bei leisem oder fehlendem zweitem Herzton kann es dann recht diffizil oder unmöglich sein zu entscheiden, ob ein systolisches Geräusch vor oder mit dem zweiten Herzton endet oder ihn, dann meist kurz, überdauert, also kein systolisches, sondern ein kontinuierliches Geräusch vorliegt. Dieser Schwierigkeit begegnet man vor allem auch bei Geräuschen, die fern vom Herzen in der arteriellen Strombahn entstehen, da in diesen Fällen die als Markierungspunkte dienenden Herztöne an der Auskultationsstelle nicht oder ungenügend hörbar sind.

Die phonokardiographische Registrierung mit dem Elektrokardiogramm als zeitlichem Bezugspunkt bringt Klarheit und ist bei zweifelhaftem auskultatorischem Befund unbedingt vorzunehmen.

Zwei seltene Möglichkeiten müssen besonders berücksichtigt bzw. differentialdiagnostisch ausgeschlossen werden: Die Mitralinsuffizienz und die Pulmonalstenose. Bei diesen Anomalien kann ein holo- bzw. mesotelesystolisches Geräusch vorhanden sein, das mit seinem Decrescendo den zweiten Herzton tatsächlich oder scheinbar kurz überdauert.

Mitralinsuffizienz:

Während der raschen Entspannungsphase der Kammern (Semilunarklappenschluß = zweiter Herzton bis Atrioventrikularklappenöffnung = Überschneidung von Vorhof- und Kammerdruckkurve) besteht in der frühen Diastole ein Druckgefälle von der Kammer zum Vorhof, das die Möglichkeit einer Regurgitation bei schlußunfähiger Klappe impliziert. Bei *schwerer* Mitralinsuffizienz (nur bei dieser!) kann der Rückfluß während dieser Phase noch so erheblich sein, daß die dadurch verursachte Turbulenz auch präkordial als Geräusch hörbar ist. Im Schallbild imponiert dieser frühdiastolische Geräuschanteil als das Ausklingen des holosystolischen Geräusches (Abb. 15). Mit dem Stethoskop wird dieses Überdauern des zweiten Herztons, der bei schwerer Mitralinsuffizienz infolge vorzeitigen Abbruchs der linksventrikulären Systole ja häufig vorverlagert ist (S. 29), nur ausnahmsweise erfaßt oder richtig erkannt.

Gegen ein kontinuierliches Geräusch üblicher Ursache spricht einmal das p.m. des

Geräusches im apikalen Bereich, zum anderen geht das systolische Geräusch als typisches Sofortgeräusch zumeist mit seiner größten Lautstärke unmittelbar aus dem ersten Herzton hervor und weist im wesentlichen reine oder angedeutete Decrescendo-Form, unvergleichlich seltener dagegen das Crescendo-Decrescendo-Bild eines kontinuierlichen Geräusches auf. Es sei aber daran erinnert, daß gerade bei schwerer Mitralinsuffizienz gelegentlich spindelförmige Insuffizienzgeräusche mit spätsystolischem Intensitätsmaximum vorkommen. Neben der Kürze des diastolischen Geräuschanteils und dem gesamten klinischen Bild lassen in diesen Fällen p. m. und Fortleitungsmodus des Geräusches (nach lateral und zur Achsel) die richtige Diagnose stellen. Ein dritter Herzton und ein apikales diastolisches Intervallgeräusch helfen, da sie sowohl bei Mitralinsuffizienz als auch bei einer Reihe von Erkrankungen mit typischem kontinuierlichem Geräusch vorhanden sein können, differentialdiagnostisch nicht weiter.

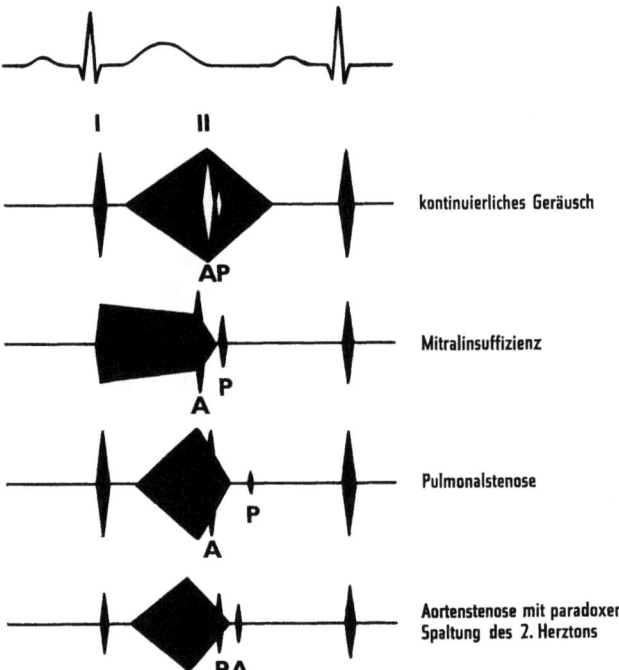

Abb. 15: Pseudokontinuierliche Geräusche, verglichen mit einem echten kontinuierlichen Geräusch. Bei schwerer Mitralinsuffizienz wird systolisch-diastolische Geräuschkontinuität dadurch erreicht, daß auch nach dem Aortenklappenschluß während der kurzen Periode der raschen Entspannungsphase noch ein mitraler Rückfluß geräuschfähigen Ausmaßes vorhanden sein kann. Bei Pulmonalstenose und Aortenstenose handelt es sich um eine vorgetäuschte Kontinuität, da das Intervallgeräusch, soweit überhaupt, jeweils lediglich den Schlußton des kontralateralen, nicht jedoch jenen des durch die Stenose belasteten Ventrikels kurz überdauert.

Pulmonalstenose:

Bei schweren Pulmonalstenosen pflegt das Austreibungsgeräusch durch ein geräuschfreies Intervall vom ersten Herzton getrennt zu sein, das Geräuschmaximum liegt endsystolisch, und das Decrescendo des Geräusches kann den zweiten Herzton mehr oder minder deutlich überdauern. Trotzdem handelt es sich nicht um ein kontinuierliches Geräusch. Das pulmonale Stenosegeräusch endet nämlich nicht nach dem Semilunarklappenschluß des durch die Anomalie betroffenen rechten Ventrikels, sondern nach dem Aortenklappenschluß. Es hört stets vor dem Pulmonalklappenschluß auf, der verspätet erfolgt (weite Spaltung) und praktisch immer mit einem hochgradig abgeschwächten Klappenschlußton einhergeht. Ein »kontinuierliches Geräusch« wird hier also lediglich durch die Verlängerung der dextroventrikulären Austreibungsperiode vorgetäuscht (Abb. 15).

Dem Verhalten des zweiten Herztons kommt wesentliche differentialdiagnostische Bedeutung zu, nachdem sich zumindest eine Reihe sonstiger Symptome einschließlich des p. m. des Geräusches bei Pulmonalstenose und einigen anderen mit kontinuierlichen Geräuschen einhergehenden Krankheitsbildern weitgehend ähneln kann. Im EKG finden sich bei Pulmonalstenose ausgeprägte Zeichen der Rechtsbelastung und -hypertrophie. Die gleichen Veränderungen, wenn auch meist weniger markant, werden bei manchen Erkrankungen mit kontinuierlichem Geräusch (z. B. Ductus Botalli apertus, aortopulmonales Fenster, aortokardiale Fistel) beobachtet, sobald sich eine Eisenmenger-Reaktion (präkapillärer pulmonaler Hochdruck) entwickelt. Charakteristischerweise wird unter diesen Umständen das kontinuierliche Geräusch aber atypisch, was sich in einer erheblichen Verkürzung oder einem Verschwinden des diastolischen Geräuschanteils äußern kann. Die differentialdiagnostische Entscheidung liegt dann also zwischen schwerer Pulmonalstenose und pulmonaler Hypertonie bei einer Anomalie mit Links-Rechts-Shunt auf Gefäßebene, bei der die Drucksteigerung im kleinen Kreislauf die diastolische Komponente des an sich pathognomonischen kontinuierlichen Geräusches entstellt oder reduziert hat. Das Verhalten des zweiten Herztons bietet eine wesentliche Hilfe: Bei Pulmonalstenose ist das Spaltungsintervall verlängert, der Pulmonalklappenschlußton, soweit nachweisbar, leise, häufig lediglich registrierbar. Der Eisenmenger-Reaktion ist ein kurzes bzw. verkürztes Spaltungsintervall und ein verstärkter Pulmonalklappenschlußton zugeordnet. Das pseudokontinuierliche Geräusch der schweren Pulmonalstenose endet vor, das kontinuierliche Geräusch mit verkürzter diastolischer Komponente mancher Stadien der Eisenmenger-Reaktion nach dem Pulmonalklappenschlußton.

Auf das unterschiedliche Verhalten der Lungengefäße im Röntgenbild sei zusätzlich hingewiesen.

Auch bei schwerer Aortenstenose kann selten einmal durch das Phonokardiogramm – auskultatorisch nicht erfaßbar – die Frage nach einem kontinuierlichen Geräusch mit sehr kurzer diastolischer Phase aufgeworfen werden, dann nämlich, wenn eine paradoxe Spaltung besteht, der verspätete Aortenklappenschlußton sehr leise oder aufgehoben ist und das Geräusch den vorausgehenden, normal ausgebildeten Pulmonalklappenschlußton überdauert oder »verschluckt« (Abb. 15). Der Übergang des »kontinuierlichen Geräusches« in ein rein systolisches Geräusch zusammen mit einem Verschwinden der Spaltung des zweiten Herztons tele- und postinspiratorisch klärt die Situation.

B) Diastolische Geräusche

Verwechslungen kontinuierlicher mit diastolischen Geräuschen spielen, die Beherrschung auskultatorischer Grundlagen vorausgesetzt, praktisch keine Rolle. Gewisse Schwierigkeiten können allenfalls dann auftreten, wenn infolge eines erheblichen

Shunt-Volumens oder herzferner Shunt-Lokalisation die diastolische Komponente eines diastolischen Geräusches nicht vor dem ersten Herzton endet, sondern bis in den Anfang der Systole fortdauert. Da unter diesen Umständen aber stets auch eine sehr ausgeprägte systolische Crescendo-Komponente vorhanden zu sein pflegt, ist das kontinuierliche Geräusch als solches zu erkennen.

C) Systolisch-diastolische Zweitaktgeräusche

Die Abgrenzung eines kontinuierlichen Geräusches von einem systolisch-diastolischen Doppelgeräusch ist theoretisch und praktisch von größter Bedeutung. Hier liegen die Hauptengpässe der Differentialdiagnose.

Während, wie erwähnt, das kontinuierliche Geräusch einen während Systole und Diastole gleichgerichteten Blutstrom und damit Verhältnisse, wie sie innerhalb des Herzens nicht realisiert und realisierbar sind, zur Voraussetzung haben, gehen systolisch-diastolische Doppelgeräusche auf eine unterschiedliche Strömungsrichtung während Systole und Diastole und somit auf Bedingungen zurück, die praktisch allein innerhalb des Herzens erfüllt und erfüllbar sind. Die gleichgerichtete Strömung führt beim kontinuierlichen Geräusch zu dem akustischen Eindruck eines einzigen Taktes, der Abbruch oder die Umkehr der Strömung bei intrakardialen Prozessen, die sowohl während der Systole als auch der Diastole mit einem Geräusch einhergehen oder einhergehen können, zu dem akustischen Eindruck eines Doppeltaktes (Zweitaktgeräusch).

Für die Annahme eines kontinuierlichen Geräusches ist also auskultatorisch und phonokardiographisch die gleichmäßige und eintönige, im Schallbild ununterbrochene, symmetrisch oder asymmetrisch rautenförmige, Systole und Diastole einbeziehende Crescendo-Decrescendo-Form, für die Annahme eines systolisch-diastolischen Zweitaktgeräusches eine ungleichmäßige, unterbrochene, mit plötzlichen Intensitäts- und Frequenzschwankungen während Systole und/oder Diastole einhergehende Form des Geräusches maßgeblich. Diese Unregelmäßigkeit in der Geräuschfiguration vermittelt häufig bereits akustisch den Eindruck zweier voneinander getrennter Geräusche, phonokardiographisch findet sie ihren Niederschlag in abrupten Amplitudenschwankungen, in mehrfachen, über Systole und Diastole verteilten Crescendi und/oder Decrescendi oder in einem fehlenden systolischen Crescendo. Im typischen Falle bereitet die Unterscheidung zwischen kontinuierlichem Geräusch und systolisch-diastolischem Zweitaktgeräusch anhand dieser Kriterien keine Schwierigkeiten, ausnahmsweise kann sie aber höchst problematisch sein. Unterschiedliche Fortleitungsrichtung (differente Intensität) der systolischen und diastolischen Geräuschkomponente ist suspekt, aber nicht beweisend für ein systolisch-diastolisches Zweitaktgeräusch.

An Erkrankungen, die mit systolisch-diastolischen Zweitaktgeräuschen einhergehen können und damit von Prozessen abzugrenzen sind, die sich durch ein kontinuierliches Geräusch offenbaren, spielen eine Rolle:

1. Aorteninsuffizienz oder kombiniertes Aortenvitium

Häufigere Verwechslungsmöglichkeiten: Offener Ductus Botalli, aortopulmonale Fistel, aortokardiale Fistel.

Seltenere Verwechslungsmöglichkeiten: Pulmonale arteriovenöse Fistel, in die Art. pulmonalis oder V. cava cranialis perforiertes Aneurysma, periphere Pulmonalstenose.

Das diastolische Geräusch der Aorteninsuffizienz weist zwar meist reine Decrescendo-Form auf, ihr systolisches Geräusch endet aber im Gegensatz zum kontinuierlichen Geräusch entweder vor dem zweiten Herzton, oder sein Decrescendo bildet, falls es bis zum zweiten Herzton reicht oder in ihn übergeht, mit dem nachfolgenden diastolischen Geräusch auskultatorisch und phonokardiographisch eine Stufe (Abb. 16). Akustisch sind weiterhin unterschiedliche Tonhöhe und differenter Klangcharakter sowie verschiedene p. m. und Fortleitungsrichtungen der systolischen und diastolischen Komponenten der systolisch-diastolischen Zweitaktgeräusche zu beachten.

Weitere Besonderheiten: Pulsus celer et altus und ein entsprechendes Blutdruckverhalten kommen ebenso wie Linksbelastungszeichen im EKG bei allen hier erörterten Krankheitsbildern vor. Ausgesprochene Symptome einer Linkshypertrophie sind aber in der Regel nur den Aortenklappenfehlern eigen. Die periphere Pulmonalstenose weist Rechtsbelastungszeichen auf.

Im Röntgenbild fehlt bei den Aortenklappenfehlern eine Dilatation des Pulmonalarterienstammes (soweit kein zusätzliches Mitralvitium vorliegt).

Anomalien mit kontinuierlichen Geräuschen sind überwiegend kongenitaler Art und deshalb meist schon seit früher Kindheit bekannt. Aortenklappenfehler dagegen treten fast stets erst im Jugend- oder Erwachsenenalter in Erscheinung.

2. Prä- und postkapilläre pulmonale Hypertonie mit relativer Pulmonalinsuffizienz

Verwechslungsmöglichkeiten: Siehe unter 1.

Das diastolische Geräusch ist meist nur kurz, nicht selten vom zweiten Herzton (Aortenklappenschlußton), der eine enge Spaltung aufweist, etwas abgesetzt (s. Tab. 10). Das systolische Geräusch stellt sich fast stets als reines <>-Geräusch dar, das vor dem zweiten Herzton endet oder mit ihm eine deutliche Kerbe bildet.

Weitere Besonderheiten: Im Gegensatz zu den meisten mit kontinuierlichen Geräuschen einhergehenden Anomalien kein linksbetontes oder Linksbelastungs-EKG, sondern Zeichen der Rechtsbelastung, Rechtshypertrophie oder kombinierten Hypertrophie. Der Geräuschbefund ist in Kombination mit diesem elektrokardiographischen Verhalten für diese Gruppe Leitsymptom. Bei der postkapillären Hypertonie kommen noch die akustischen und klinischen Symptome eines Mitralklappenfehlers hinzu.

Man beachte aber, daß sich bei den meisten mit kontinuierlichen Geräuschen einhergehenden Anomalien eine präkapilläre pulmonale Hypertonie entwickeln oder vorhanden sein kann (Eisenmenger-Reaktion). Das kontinuierliche Geräusch geht dann nahezu regelmäßig in ein systolisch-diastolisches Zweitakt- oder andersartig atypisches Geräusch über.

3. Kongenitale Anomalien mit großem intrakardialem Links-Rechts-Shunt

Verwechslungsmöglichkeiten: Siehe unter 1.

Weitgehend gleicher Geräuschbefund wie bei pulmonaler Hypertonie verschiedener Genese. Das Geräusch einer relativen Pulmonalinsuffizienz wird in dieser Gruppe aber recht selten angetroffen. Der zweite Herzton pflegt bei betontem Pulmonalklappenschlußton weit, evtl. fixiert gespalten zu sein. – Bei Kurzschluß auf Ventrikelebene kann das systolische Geräusch die gesamte Systole ausfüllen und im Phonokardiogramm Bandform zeigen und dadurch gelegentlich von einem nachfolgenden diastolischen Sofortgeräusch nur schwer abtrennbar sein (siehe unter 4.).

Weitere Besonderheiten: Alle Anomalien rufen, da es sich überwiegend um angeborene Fehlbildungen handelt, während der Kindheit oder frühen Jugend erste Erscheinungen hervor. Sie sind durch ein vergrößertes pulmonales Stromvolumen samt den ihm zugeordneten röntgenologischen Veränderungen gekennzeichnet. Besondere Beachtung gebührt dem EKG: Ein kompletter oder inkompletter Rechtsschenkelblock gehört nicht zum Bild eines unkomplizierten offenen Ductus Botalli oder hämodynamisch analoger Anomalien, ist aber zumindest bei einigen intrakardialen Defekten mit Links-Rechts-Shunt nahezu obligat.

4. Kombination von Aorteninsuffizienz mit Ventrikelseptumdefekt

Verwechslungsmöglichkeiten: Siehe unter 1.

Das systolische Geräusch ist in typischen Fällen sehr laut und von annähernd gleichbleibender Lautstärke. Dem Geräusch, das vom zweiten Herzton und damit auch vom nachfolgenden diastolischen Sofortgeräusch nicht oder nur schwer trennbar ist, schließt sich das Geräusch der Aorteninsuffizienz unmittelbar an (Abb. 16). Gegen ein echtes kontinuierliches Geräusch kann unter dieser Voraussetzung das Fehlen eines nennenswerten oder deutlichen Crescendo des systolischen Geräusches (Bandform) sprechen. In atypischen Fällen nimmt der Geräuschbefund mehr und mehr Klang und Form eines systolisch-diastolischen Zweitaktgeräusches (siehe unter 1) an.

Weitere Besonderheiten: Die Kombination Aorteninsuffizienz + Ventrikelseptumdefekt wird wohl am häufigsten als offener Ductus Botalli fehldiagnostiziert. Klinische Erscheinungen, Röntgenbild und EKG gleichen sich weitgehend, da beiden Prozessen sowohl das Leck im Windkessel als auch das vergrößerte pulmonale Strömungsvolumen gemeinsam sind. Für die Differentialdiagnose ist eine besondere Akribie bei der Auswertung des Auskultationsbefundes und vor allem des Phonokardiogramms notwendig. Trotzdem wird man über eine Vermutungsdiagnose häufig kaum hinauskommen.

5. Aortenisthmusstenose mit Aorteninsuffizienz

Verwechslungsmöglichkeiten: Siehe unter 1.

Das systolische Geräusch weist sehr ausgeprägten <>-Charakter auf und endet in der Regel vor dem zweiten Herzton. Spätsystolische Geräusche sind aber möglich.

Weitere Besonderheiten: Für die Diagnose sind die Puls- und Blutdruckbesonderheiten der Aortenisthmusstenose von ausschlaggebender Bedeutung. Schwierig kann die Abgrenzung werden, wenn ein prästenotischer offener Ductus Botalli besteht, der dann meist mit einem typischen kontinuierlichen Geräusch einhergeht und die gleichen Puls- und Blutdruckbesonderheiten wie die Aorteninsuffizienz bewirkt. Nicht der Ductus, sondern die Aorteninsuffizienz pflegt in diesen Fällen leicht übersehen zu werden. Aortenisthmusstenosen mit poststenotischem offenem Ductus Botalli führen nicht zu einem kontinuierlichen Geräusch. Hier stehen meist die Symptome der pulmonalen Hypertonie im Vordergrund (siehe unter 2). Evtl. ist eine isolierte Zyanose der unteren Gliedmaßen bzw. der unteren Körperhälfte nachweisbar.

Abb. 16: Verwechslungsmöglichkeiten zwischen echtem kontinuierlichem Geräusch (K.G.) und systolisch-diastolischen Zweitaktgeräuschen (I = erster Herzton, II = zweiter Herzton, S = systolisches Geräusch, D = diastolisches Geräusch).

1. Schallbild, wie es sich bei kombinierten Aortenvitien, pulmonalem Hochdruck mit relativer Pulmonalinsuffizienz, kongenitalen Anomalien mit großem intrakardialem Links-Rechts-Shunt, Aortenisthmusstenose mit Aorteninsuffizienz bzw. Aorta bicuspida und Fallotschen Fehlbildungen mit Pulmonalinsuffizienz (Pulmonalklappenanomalie) im Bereich der Herzbasis oder oben parasternal findet. Man beachte besonders die »akustische Kerbe« zwischen systolischem und diastolischem Geräusch.

2. Schallbild, wie es sich bei kombinierten Trikuspidalfehlern über oder neben den unteren Sternumpartien findet. Man beachte besonders das Intervall zwischen systolischem und diastolischem Geräusch.

3. Schallbild, wie es sich bei der Kombination Ventrikelseptumdefekt + Aorteninsuffizienz über der Basis oder der mittleren Sternalpartie findet. Man beachte besonders das fehlende Crescendo und die Gleichmäßigkeit des systolischen Geräusches. Der Geräuschbefund kann bei dieser Kombination aber auch dem Bild wie unter 1 ähneln.

4. Schallbild, wie es sich bei der Kombination Trikuspidal- oder Mitralinsuffizienz mit einer Aorten- oder Pulmonalinsuffizienz über Herzmitte oder links unten parasternal findet. Man beachte besonders die reine oder überwiegende Decrescendoform beider Geräusche und die »akustische Kerbe« zwischen systolischem und diastolischem Geräusch.

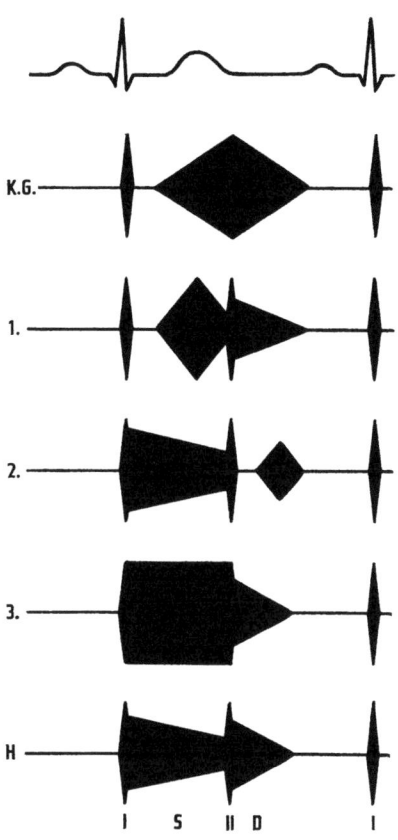

6. Fallotsche Tetralogie mit zusätzlicher Pulmonalklappenmißbildung

Verwechslungsmöglichkeiten: Herznahe pulmonale arteriovenöse Fistel.

Das Geräusch kann typisch kontinuierlich sein, aber auch seine Kontinuität systolisch, diastolisch oder am Übergang von der Systole zur Diastole verlieren.

Weitere Besonderheiten: Kennzeichen beider verwechselbaren Anomalien ist eine meist seit der Geburt oder frühen Kindheit vorhandene Mischungszyanose. Dominierender differentialdiagnostischer Befund: Helle Lungenfelder und verminderte Gefäßzeichnung bei der Fallotschen Anomalie; verstärkte Gefäßzeichnung, häufig umschriebene abgesetzte Verschattung, die den Gefäßstrukturen zuzuordnen ist, bei der pulmonalen arteriovenösen Fistel.

7. Kombinierte Trikuspidalklappenfehler

(kombinierte Mitralklappenfehler fallen, obwohl sie zu systolisch-diastolischen Zweitaktgeräuschen führen, allein schon wegen des p. m. ihrer Geräusche, das, von extremen Ausnahmen abgesehen, mit keinem p. m. eines kontinuierlichen Geräusches konkurriert, differentialdiagnostisch nicht ins Gewicht).

Verwechslungsmöglichkeiten: Aortokardiale Fistel.

Das systolische Geräusch hat fast stets >-Charakter, das diastolische Geräusch stellt deshalb nicht die Fortsetzung des systolischen Geräusches dar, sondern ist von ihm und darüber hinaus vom zweiten Herzton getrennt (Abb. 16). Evtl. ist eine inspiratorische Intensitätszunahme der Geräusche nachzuweisen.

Weitere Besonderheiten: Nahezu stets ist zusätzlich ein Mitralklappenfehler vorhanden, der für Symptomatik, klinisches Bild und Krankheitsverlauf entscheidend wird. Röntgenbefund und EKG können jenen der aortokardialen Fistel ähnlich sein. Das Schallbild bietet den Schlüssel für die Diagnose, die bei richtiger Analyse der akustischen Phänomene nicht verfehlt werden sollte. Weiterhin bedeutsam: Störungen der Vorhoferregung (P sinistrocardiale, Vorhofflimmern oder -flattern) sind bei kombinierten Mitral-Trikuspidalvitien ungemein häufig, den aortakardialen Fisteln aber fremd.

8. Kombinierte Trikuspidal- oder Mitralinsuffizienz und Aorten- oder Pulmonalinsuffizienz

Verwechslungsmöglichkeiten: Siehe unter 7.

Das systolische Geräusch hat fast stets Decrescendocharakter. Selbst dort aber, wo es eine Crescendo-Decrescendo-Form andeutet oder annimmt, besteht zwischen Ende des systolischen und Anfang des diastolischen Geräusches fast niemals eine echte oder ideale Kontinuität (Abb. 16).

Weitere Besonderheiten: Die kombinierten erworbenen Mehrklappenvitien gehören stets zu den schwierigsten diagnostischen Klippen. Anamnese mit Fakten, die für einen erworbenen und gegen einen angeborenen Herzfehler sprechen, und die richtige Einordnung sämtlicher Schallerscheinungen unter Berücksichtigung ihrer Besonderheiten sind die wesentlichen Voraussetzungen, daß das Vitium einmal als erworbener Herzfehler erkannt und daß zum anderen keine Komponenten eines Mehrklappenfehlers übersehen werden (vgl. S. 198).

D) Extrakardiale Geräusche

Perikardiales Reiben:
In seltenen Fällen füllt ein perikardiales Reiben Systole und Diastole weitgehend aus. Gegenüber einem kontinuierlichen Geräusch ist das perikardiale Reiben aber durch eine erhebliche Unregelmäßigkeit und durch verschiedene bzw. mehrere Geräuschmaxima während Systole und Diastole gekennzeichnet. Selbst dort, wo bei einem perikardialen Reiben während der gesamten Kontraktionsphase niemals akustische Ruhe herrscht, ist die Unruhe im Geräuscheindruck und phonokardiographischen Bild für die Diagnose bestimmend. Sie unterscheidet sich so grundlegend von der Regel- und Gleichmäßigkeit des kontinuierlichen Geräusches, daß Fehlinterpretationen in jedem Falle vermeidbar sein sollten.

Mühlengeräusch:
Während Systole und Diastole, im Gegensatz zum kontinuierlichen Geräusch aber unregelmäßig verstreut, treten gelegentlich nach Perikard- und Pleurapunktion (Bewegung eines Luftflüssigkeitsgemisches durch die Herzaktion im Herzbeutel oder in der Pleurahöhle) oder intrakardial bei Luftembolien und nach offener Herzchirurgie (Be-

wegung eines Luftflüssigkeitsgemisches im – meist rechten – Ventrikel) rauhe und mahlende, mitunter dröhnende Geräusche auf, die üblicherweise im Sitzen und Stehen zunehmen. Die richtige Diagnose ergibt sich unter Berücksichtigung der Vorgeschichte (Punktion, thoraxnahe Operation, z. B. am Hals, Herzoperation) aus dem Verteilungsmuster und dem Klangcharakter des Geräusches.

Muskeltöne:
Gelegentlich (insbesondere in der Kälte oder bei athletischem Habitus) sind präkordial relativ konstant niederfrequente Töne hörbar, die kaum Intensitätsschwankungen zeigen und in Form iterierender dumpfer Geräusche kardiale Töne und Geräusche überlagern. Sie werden in der Regel durch den M. pectoralis erzeugt. Neben ihrer niederen Schwingungsfrequenz und ihrer Ohrnähe lassen derartige Muskeltöne allein durch ihre Periodizität, die in keiner festen Beziehung zur Herzaktion steht, ein kontinuierliches Geräusch ausschließen.
Selten lassen sich Muskeltöne auch nach epikardialer Aufpflanzung von Schrittmacherelektroden nachweisen.
Im Phonokardiogramm imponieren derartige Muskeltöne als Störschwingungen im 35-Hz-Kanal, während in den übrigen Schallkanälen das Bild kaum oder nicht beeinträchtigt wird.

2. Differentialdiagnose arterieller kontinuierlicher Geräusche

Arterielle kontinuierliche Geräusche verdanken ihre Entstehung in der großen Mehrzahl einer Gefäßstenosierung mit erheblichem präpoststenotischen Druckgradienten (Abb. 19), wesentlich seltener gehen sie auf ein erheblich vergrößertes Durchströmungsvolumen in einem bestimmten Gefäßgebiet oder Organ zurück.
Ähnlich wie beim kontinuierlichen Geräusch auf dem Boden arteriovenöser Kurzschlüsse dominiert bei arteriell bedingten kontinuierlichen Geräuschen die systolische Komponente (Abb. 17). Im Gegensatz zu den shuntbedingten Geräuschen ist beim arteriellen kontinuierlichen Geräusch aber der diastolische Anteil meist kurz und überdauert kaum die protodiastolische Phase. Lediglich bei den auf ein erhöhtes Strömungsvolumen zu beziehenden arteriellen kontinuierlichen Geräuschen wird auch eine längere und häufig auch relativ laute diastolische Geräuschkomponente beobachtet.
Zu diagnostischen Schwierigkeiten kommt es in der Regel nur bei arteriellen kontinuierlichen Geräuschen mit p. m. im Thoraxbereich, weil hier das Gros arteriovenöser kontinuierlicher Geräusche abzugrenzen ist. Bei Beachtung nachstehender Besonderheiten sollten sich Irrtümer vermeiden lassen:

Arterielle kontinuierliche Geräusche mit p. m. im Thoraxbereich (Abb. 18):

Aortenisthmusstenose
Ein kontinuierliches Geräusch wird nur bei hochgradiger Einengung des Aortenlumens gefunden. Es entsteht an der Stenosestelle und hat sein p. m. dorsal links zwischen Skapula und Wirbelsäule. Gegenüber gleichzeitigen präkardialen bzw. nach dorsal fort-

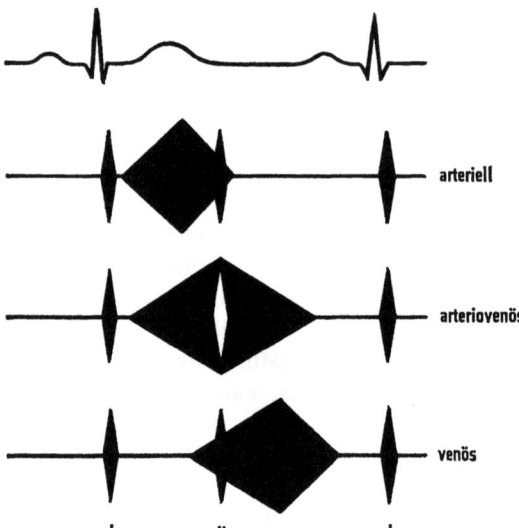

arteriell

arteriovenös

venös

I   II   I

Abb. 17: Zeitliche Projektion arterieller, arteriovenöser und venöser kontinuierlicher Geräusche in Systole und Diastole.

geleiteten kardialen Geräuschen ist eine Verspätung des Geräuschbeginns, des Zeitpunktes der größten Geräuschintensität und des Geräuschendes[1] kennzeichnend.

Nach dem Geräusch muß häufig gesucht werden, es ist bei Bauchlage und seitlich angelegten Armen am besten wahrnehmbar. Zusammen mit typischen Puls- und Blutdruckunterschieden zwischen oberen und unteren Gliedmaßen ist es für die Aortenisthmusstenose beweisend.

Kollateralgefäßgeräusche bei Aortenisthmusstenose

Sie entstehen in oberflächlichen Gefäßen (insbesondere Interkostalarterien), über die eine Brücke zwischen prä- und poststenotischer Aorta geschlagen wird, und kommen in etwa 5 % der Fälle vor, und zwar ausschließlich bei sehr ausgeprägter Stenose oder Atresie des Aortenisthmus. Von einem kontinuierlichen Geräusch, das an der Stenose selbst entsteht, unterscheiden sie sich durch ihren niederfrequenten Klang, ihre Unterdrückbarkeit bei Druck mit dem Stethoskop und ihre nicht selten multiplen p. m. (seitliche und hintere laterale Thoraxpartien, ein- oder doppelseitig, seltener ventral und lateral).

Dort, wo Kollateralgefäßgeräusche hörbar sind, läßt sich an gleicher Stelle meist auch der arterielle Puls fühlen und mit dem Finger unterdrücken. Rein systolische Ausdehnung des Geräusches spricht nicht gegen ein Kollateralgefäßgeräusch, ist wahrscheinlich sogar häufiger als ein kontinuierliches Geräusch[2].

Liegt neben der Aortenisthmusstenose ein offener Ductus Botalli vor, pflegt bei präduktaler Isthmusstenose eine stärkere Kollateralgefäßbildung zu fehlen. Kollateralgefäßgeräusche werden deshalb vermißt.

---

[1] HOLLDACK, K.: Z. Kreislforsch. 38, 466 (1949) – MICHEL, D.: Z. Kreislforsch. 50, 633 (1961)

[2] SPENCER, M. P., F. R. JOHNSTON u. J. H. MEREDITH: Amer. Heart. J. 56, 722 (1958)

Aortenbogensyndrom (pulseless disease, Takayashu-Syndrom)

Kontinuierliche Geräusche entstehen am stenosierten Abgang einzelner oder mehrerer Arterien vom Aortenbogen, haben deshalb ihr p.m. im Bereich des Manubrium sterni, bzw. links, rechts, kranial oder seitlich oberhalb davon (Abb. 18) und werden in der Strömungsrichtung des Blutes fortgeleitet.

Das klinische Bild wird bestimmt durch die Durchblutungsinsuffizienz im betroffenen Gebiet oder durch einen »Anzapfmechanismus« der zerebralen Zirkulation, die sich an den Armen durch Abschwächung und Seitendifferenzen des Pulses und Blutdrucks, Parästhesien und trophische Störungen, am Kopf durch Pulsabschwächung, zerebrale und Sehstörungen, besonders im Stehen (Claudicatio ophthalmica), dokumentieren.

Hyperthyreose

Über der hyperthyreotischen Schilddrüse bzw. Struma lassen sich in lockerer Parallelität zum Grad der Überfunktion häufig ein kontinuierliches Geräusch und Schwirren hören und fühlen. In typischen Fällen sind bei Berücksichtigung des klinischen Bildes der Hyperthyreose und der Geräuschlokalisation keine differentialdiagnostischen Überlegungen nötig. Schwierigkeiten können aber auftauchen, wenn infolge einer substernalen hyperthyreotischen Struma das p.m. des kontinuierlichen Geräusches in den oberen Thoraxbereich verlagert wird. In diesen Fällen müssen Symptomatik der Schilddrüsenüberfunktion und röntgenologische Feststellung einer substernalen Struma den richtigen diagnostischen Weg weisen.

Periphere Pulmonalstenose

Es handelt sich um eine Erkrankung, deren Diagnose auf Grund klinischer einschließlich auskultatorischer Phänomene allenfalls vermutet werden kann, durch spezielle kardiologische Untersuchungsverfahren aber gesichert werden muß. Die besondere Schwierigkeit besteht darin, daß neben einer oder multiplen Stenosen der Art. pulmonalis meist noch andere kongenitale Anomalien vorliegen und für die Symptomatik bestimmend werden.

Während Stenosen des Pulmonalarterienstammes in der Regel mit systolischen Intervallgeräuschen einhergehen, führen Stenosen der Pulmonalarterienäste zu systolischen oder kontinuierlichen Geräuschen. Besonderes Hinweiszeichen kann das p.m. des Geräusches in den Lungenfeldern außerhalb der Herzsilhouette sein, ein Befund, den die periphere Pulmonalstenose mit der pulmonalen arteriovenösen Fistel teilt, die aber meist mit einer Mischungszyanose verbunden ist. Bei herznahem Sitz des p.m. entfällt diese Differenzierungsmöglichkeit. Ein weiteres Verdachtsmoment auf eine periphere Pulmonalstenose können Rechtsbelastungs- und -hypertrophiezeichen im EKG sein, soweit sich zusätzliche Fehlbildungen, die zu einer Rechtsherzbelastung führen, ausschließen lassen.

Im Gegensatz zur Pulmonalklappenstenose, mit der die pulmonale Stammstenose das systolische Intervallgeräusch gleicher Lokalisation gemeinsam hat, führt die periphere Pulmonalstenose zu einer Verstärkung des Pulmonalklappenschlußtons bei verlängertem Spaltungsintervall.

Mammaricageräusch

Sehr variables kontinuierliches Geräusch mit p.m. neben dem oberen Sternum (häufiger links als rechts), das bei Druck mit dem Stethoskop, im Sitzen und Stehen schwächer wird oder völlig verschwindet. Es geht auf eine vermehrte Durchströmung der Art. mammarica zurück und findet sich ausschließlich während der späten Gravidität und Laktationsperiode, die damit ausschlaggebend für die richtige Geräuschinterpretation werden.

Die differentialdiagnostisch in Betracht zu ziehenden Möglichkeiten bei extrathorakaler Lokalisation eines kontinuierlichen Geräusches sind zahlenmäßig wesentlich geringer. Hier ist vor allem, soweit einige wenige venöse Geräusche (S. 170) außer acht gelassen werden, zwischen arteriellen und arteriovenösen Gefäßgeräuschen, also zwischen einer stenosierenden Arterienerkrankung und einer arteriovenösen Fistel zu unterscheiden. Diese Unterscheidung gelingt bei Beachtung folgender Punkte (Abb. 17):

Bei *Arterienstenose* ist die diastolische Komponente eines kontinuierlichen Geräusches meist kurz, das Geräusch, insbesondere auch sein diastolischer Anteil, kann durch Stethoskop- oder Mikrophondruck verstärkt werden. Peripher des Geräuschursprungs ist der arterielle Puls schlecht oder nicht fühlbar, der Blutdruck niedriger als in anderen Gefäßbereichen des Körpers. Durch Kompression der Geräuschstelle werden Palpierbarkeit des Pulses und Blutdruck distal vom Kompressionsort weiter verringert.

Bei *arteriovenöser Fistel* ist die diastolische Komponente eines kontinuierlichen Geräusches meist deutlich ausgebildet. Kompression der abführenden Vene proximal der Fistel schwächt den diastolischen Anteil des Geräusches ab, Kompression des Fistelgebietes selbst macht das Geräusch leiser oder läßt es völlig verstummen. Gleichzeitig pflegen die Herzaktion langsamer und die Blutdruckamplitude kleiner zu werden, der arterielle Puls distal der Fistel aber wird kräftiger und besser fühlbar.

Zu erwähnen bleibt, daß nach Anlegen eines künstlichen bypass wegen einer stenosierenden Arterienerkrankung im Operationsgebiet ein kontinuierliches Geräusch hörbar sein kann. Die Anamnese entscheidet über die Diagnose, wobei bedeutsam ist, daß ein solches postoperatives kontinuierliches Geräusch nicht zwangsläufig eine noch bestehende oder neu hinzugekommene relevante Stenosierung anzeigt.

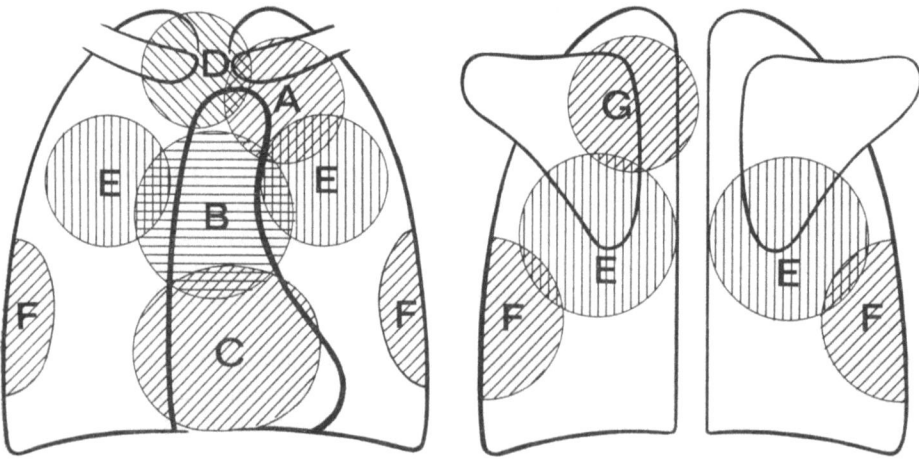

Abb. 18: P. m. kontinuierlicher Geräusche im Thoraxbereich. A: Ductus Botalli apertus; A, B, D, seltener E: Aortenbogensyndrom; B, seltener A: Aortopulmonale Fistel; C, seltener B: Aortokardiale Fistel; D: Nonnensausen, Hyperthyreose bei substernaler Struma; E: Mammaricageräusch; E, seltener F: Periphere Pulmonalstenose, pulmonale arteriovenöse Fistel; E, F: Kollateralgefäßgeräusch bei manchen Formen von Morbus coeruleus und Aortenisthmusstenose; G: Aortenisthmusstenose.

3. Differentialdiagnose shuntbedingter kontinuierlicher Geräusche

Ähnlich wie beim arteriellen tritt auch beim shuntbedingten kontinuierlichen Geräusch die systolische Komponente meist stärker hervor. Die diastolische Geräuschkomponente ist bei arteriovenösem kontinuierlichem Geräusch aber fast stets ausgeprägter, lauter und vor allem auch länger (Abb. 17).

90–95 % aller kontinuierlichen Geräusche über der vorderen Brustwand werden durch einen *offenen Ductus Botalli* hervorgerufen. Damit hat zunächst primär jedes kontinuierliche Geräusch im vorderen oberen thorakalen Quadranten als Symptom eines Ductus Botalli apertus zu gelten. An die wenigen anderen und ausgesprochene Seltenheiten darstellenden Möglichkeiten ist zu denken, wenn das Geräusch nicht die Merkmale eines arteriovenösen kontinuierlichen Geräusches aufweist und besonders dann, wenn sein p. m. nicht mit jenem des offenen Ductus übereinstimmt. Wie bei kaum einem anderen Geräusch wird das p. m. des kontinuierlichen Geräusches zum differentialdiagnostischen Leitsymptom.

Das kontinuierliche Geräusch des offenen Ductus Botalli ist am besten im 2. ICR links parasternal oder lateral bzw. lateral-oben davon zu hören (Abb. 18). Es kann auf einen umschriebenen Bezirk begrenzt sein oder weit ausstrahlen, wobei die systolische Komponente besser als die diastolische fortgeleitet zu werden pflegt. Dieses p. m. des Duktusgeräusches hat allerdings eine normale Position des Aortenbogens zur Voraussetzung. Bei rechtsgelegenem Aortenbogen findet sich das kontinuierliche Geräusch, obliteriert der Ductus nicht, dementsprechend im rechten oberen Thoraxquadranten.

Bei doppeltem Aortenbogen kann der Ductus bilateral offen bleiben und somit beidseits ein kontinuierliches Geräusch verursachen.

Ein dem Ductus Botalli apertus völlig gleichartiges kontinuierliches Geräusch wird nach Anlegen eines artefiziellen Shunts zwischen einer Arterie des Körperkreislaufs und der Art. pulmonalis (Blalock-, Potts-Anastomose, Homoiotransplantat zwischen Aorta und Art. pulmonalis) zur Arterialisierungsverbesserung des Blutes bei manchen kongenitalen zyanotischen Vitien beobachtet. Das kontinuierliche Geräusch hat sein p. m. im Operationsbereich und beweist die Funktionstüchtigkeit der künstlichen Verbindung. Nachdem kausale Korrekturen mit Hilfe des extrathorakalen Kreislaufs bei der Mehrzahl dieser kongenitalen Anomalien möglich geworden sind, werden derartige Shuntoperationen nur noch unter bestimmten Voraussetzungen ausgeführt.

Das *aortopulmonale Fenster* (postvalvulärer »Septumdefekt« zwischen Aorta und Art. pulmonalis) ahmt hämodynamisch und damit auch akustisch die Situation beim offenen Ductus nach. Es stellt letztlich nichts anderes als einen Ductus Botalli apertus auf anderer Ebene dar (»eine Etage höher«). Die andere Ebene bewirkt ein mitunter allerdings nur geringgradig verschobenes p. m. des Geräusches: zweiter bis dritter ICR links parasternal. Die diagnostische Klärung hat in der Regel den Einsatz spezieller kardiologischer Untersuchungsmethoden zur Voraussetzung. Häufiger als beim offenen Ductus Botalli werden beim aortopulmonalen Fenster klinisch und elektrokardiographisch die Zeichen der Rechtsherzbelastung und -hypertrophie vorgefunden. Das Geräusch verliert dann aber seinen kontinuierlichen Charakter und wird systolisch oder atypisch.

Anhand des p. m. des kontinuierlichen Geräusches sind in der Regel die *aortokardialen Fisteln* (angeborene oder erworbene Ruptur eines Aneurysma des Sinus Valsalvae oder

klappennaher Aortenabschnitte in einen Vorhof, Ventrikel oder in ein Gefäß, »Tunnel«
zwischen Aorta und Herz, koronare arteriovenöse Fistel) gut von einem offenen Ductus
abzugrenzen. Die Geräusche aortokardialer Fisteln sind in der Regel am besten innerhalb der Herzsilhouette hörbar. Kontinuierliche Geräusche werden vor allem bei jenen
abnormen Verbindungen beobachtet, bei denen der Kurzschluß zum rechten Herzen,
linken Vorhof, zur Art. pulmonalis oder in den Koronarvenensinus erfolgt, nicht dagegen bei einem Shunt zwischen Aorta und linkem Ventrikel. Im EKG finden sich (wiederum mit Ausnahme des aortosinistroventrikulären Shunts) meist Zeichen einer
Rechtsherzbelastung, -hypertrophie oder kombinierten Links-Rechts-Hypertrophie, ein
Befund, der bei unkompliziertem offenen Ductus Botalli nicht nachweisbar ist, sondern
sich erst mit der Ausbildung einer pulmonalen Drucksteigerung einstellt. Dann pflegt
das Geräusch beim offenen Ductus aber nicht mehr kontinuierlich, sondern atypisch
zu sein.

Erworbene aortokardiale Kurzschlüsse – sie können auch aortopulmonal oder aortokaval sein –
entwickeln sich auf dem Boden eines spezifischen oder unspezifischen Aneurysma eines Sinus
Valsalvae oder der Aorta ascendens. Es handelt sich fast stets um höchst dramatische und rasch
tödlich endende Ereignisse. Das plötzliche Auftreten eines kontinuierlichen Geräusches erlaubt
die Diagnose intra vitam. Rupturen in die V. cava cranialis sind zusätzlich durch ein »oberes
Hohlvenensyndrom« gekennzeichnet: Zyanose, Venenstauung und -dilatation im Bereich des
Gesichts, Halses und der Arme, Ödeme gleicher Lokalisation.

Vom offenen Ductus Botalli und den bisher genannten Anomalien nicht nur durch
ihr Geräusch-p. m., sondern auch durch das Vorhandensein einer Mischungszyanose
unterscheidbar, sind die pulmonale arteriovenöse Fistel und die Kollateralgefäßgeräusche eines Morbus coeruleus. Das p. m. der kontinuierlichen Geräusche einer *pulmonalen arteriovenösen Fistel* findet sich gewöhnlich im Lungenbereich. Es kann sich um ein
isoliertes oder um multiple Geräusche handeln (singuläre oder multiple Fisteln). Nur
bei herznahem Sitz der Fistel kann das p. m. des Geräusches jenem der erwähnten
azyanotischen Anomalien mit arteriovenösem Shunt auf Gefäßebene gleichen.
Weitere Symptome: Trommelschlegelfinger und -zehen, gelegentlich Teleangiektasien
der Haut und Schleimhäute, evtl. Blutungsneigung, im EKG Rechtstyp und Zeichen
einer Rechtsschädigung, seltener dagegen Rechtshypertrophiesymptome, uni- oder poly-
tope rundliche pulmonale Verschattungsbezirke von unterschiedlicher Größe, meist
scharf abgegrenzt. Nicht unerwähnt darf bleiben, daß bei einem kleinen Teil pulmonaler
arteriovenöser Fisteln eine sichtbare Zyanose fehlen kann.
Kontinuierliche *Kollateralgefäßgeräusche* (bronchopulmonale Verbindungen) werden
in erster Linie bei Pulmonalklappenatresie, bzw. Truncus arteriosus communis, seltener
bei extremem Fallot und ausnahmsweise bei Trikuspidalklappenatresie nachgewiesen.
Sie sind meist kurz, relativ leise und niederfrequent, haben unterschiedliche p. m. außerhalb der perkussorischen Herzfigur und sind im Gegensatz zu den Kollateralgefäßgeräu-
schen bei Aortenisthmusstenose mit dem Stethoskop nicht unterdrückbar. Sie besitzen
keine Bedeutung für die Diagnose der jeweiligen Anomalie, sondern weisen lediglich
auf besondere hämodynamische Konsequenzen dieser Anomalie hin.
In letzter Zeit wurde auf kontinuierliche Geräusche bei Mitralstenose aufmerksam gemacht[1].

---

[1] Ross, J., E. Braunwald, D. T. Mason, N. S. Braunwald u. A. G. Morrow: Circulation 28,
853 (1963) – Aykent, Y., M. Thurmann u. D. W. Bussmann: Amer. J. Cardiol. 15, 715 (1965)

Es handelt sich um eine Rarität, und zwar wurden kontinuierliche Geräusche vereinzelt bei Mitralstenosen festgestellt, die durch einen zusätzlichen kleinen Vorhofseptumdefekt mit relativ großem Druckgradienten zwischen linkem und rechtem Vorhof kompliziert waren. Der auf diese Weise mögliche permanente systolisch-diastolische sinistrodextroatriale Blutfluß kann ein kontinuierliches Geräusch mit akzentuierter systolischer Komponente bewirken, dessen p. m. über dem unteren Sternumdrittel bzw. im 4. ICR links parasternal liegt und dessen diastolischer Geräuschanteil besonders ausgeprägt durch Atmen und Pressen beinfluß-bar sein soll.

Arteriovenöse kontinuierliche Geräusche mit p. m. außerhalb des Thorax gehen auf *periphere arteriovenöse Fisteln* zurück. Ihre Differenzierung von arteriellen kontinuier-lichen Geräuschen wurde auf S. 163 beschrieben. Selbstverständlich kann eine arterio-venöse Fistel auch einmal innerhalb des Thorax liegen (z. B. angeborene perikardiale arteriovenöse Fistel). Für ihre Abgrenzung von einem offenen Ductus Botalli und den oben erwähnten intrathorakalen Prozessen, die mit einem kontinuierlichen Geräusch einhergehen, genügen einfachere klinische Untersuchungsverfahren in der Regel nicht. Periphere arteriovenöse Fisteln können angeboren (u. a. Hämangiome, Aneurysmen), fraglich postnatal (u. a. Verbindung zwischen Art. und V. ilica interna) oder später er-worben (u. a. traumatisch, arteriosklerotisch, Morbus Paget) sein. Durch sie hervor-gerufene kontinuierliche Geräusche haben ihr p. m. am Ort der Fistel (beim Morbus Paget z. B. Schädel oder Röhrenknochen), Fortleitung ist in beiden Richtungen möglich.

Dieser Abschnitt kann nicht beendet werden ohne einen Hinweis auf die Existenz atypi-scher Geräusche bei Anomalien, denen auf Grund ihrer Hämodynamik an sich ein kontinuierliches Geräusch zuständе. Dieser Hinweis bezieht sich zwar in erster Linie auf den Ductus Botalli apertus, gilt aber sinngemäß auch für die anderen Möglichkeiten eines kontinuierlichen Geräusches.

Ursache derartiger *atypischer Geräusche* (isoliertes systolisches Geräusch, systolisch-dia-stolisches Zweitaktgeräusch, sehr selten isoliertes diastolisches Sofortgeräusch) kann sein[1]:

Anatomische Besonderheiten im Ductusbereich: Sehr enger oder sehr weiter, gelegent-lich auch sehr kurzer Ductus, partielle oder totale Verlegung einer Mündungsstelle (z. B. als Folge einer bakteriellen Endoarteriitis):

Passagere hämodynamische Besonderheiten im Ductusbereich: Vorübergehender rela-tiv niedriger Druck im großen und/oder relativ hoher Druck im kleinen Kreislauf.

Permanente hämodynamische Besonderheiten: Pulmonale Hypertonie oder zusätzliche die Strömungsrichtung und Stromvolumina variierende erworbene oder kongenitale Angiokardiopathien (Mitralstenose, Aortenisthmusstenose u. a.).

---

[1] MICHEL, D.: Angeborene Herzfehler, Berlin, Göttingen, Heidelberg 1964.

4. Differentialdiagnose venöser kontinuierlicher Geräusche

Kontinuierliche Geräusche auf venöser Basis zeichnen sich gegenüber arteriellen und arteriovenösen kontinuierlichen Geräuschen durch eine Schwerpunktsverlagerung in die Diastole (Abb. 17) sowie durch eine erhebliche Variabilität und Beeinflußbarkeit des Geräusches aus. Das Crescendo beginnt nicht selten erst in der späten Systole, hält bis in die Diastole an und erreicht seine größte Lautstärke erst im ersten Drittel oder in der Mitte der Diastole. Das Decrescendo kann gelegentlich den folgenden ersten Herzton kurz überdauern. Venöse kontinuierliche Geräusche sind darüber hinaus in besonderem Maße lage- und atmungsabhängig.

Die Kenntnis venöser kontinuierlicher Geräusche bringt wenig diagnostischen Nutzen, die Unkenntnis aber öffnet schwerwiegenden Fehldiagnosen Tür und Tor. Kontinuierliche venöse Geräusche sind in der Regel funktionell-physiologischer Natur oder bedeutungsloses Nebensymptom von Krankheiten, für deren Diagnose sie weder entscheidend noch notwendig sind. Ihre Bedeutung liegt, von einer Ausnahme abgesehen, darin, daß sie als arterielles oder arteriovenöses kontinuierliches Geräusch fehlgedeutet werden, dadurch im günstigen Falle gezielte Untersuchungen auslösen, im ungünstigen Falle den Betroffenen zum Herzkranken stempeln, was besonders bei dem physiologischen venösen kontinuierlichen Geräusch Jugendlicher unvorhersehbare und peinliche Konsequenzen haben kann.

Dieses jugendliche venöse kontinuierliche Geräusch stellt die Mehrzahl der hier zu rubrizierenden Geräusche und wird in Anlehnung an die akustischen Äußerungen eines Brummkreisels (lat.: nonna) *Nonnensausen* genannt. Es soll nach manchen Autoren bei mehr als 70 % herzgesunder Jugendlicher vorhanden sein und gelegentlich auch bei jüngeren Erwachsenen noch vorkommen. Mitunter wird es, und zwar bei Erwachsenen, im Zusammenhang mit einer stärkeren Anämie beobachtet. Es entsteht in der oberen Hohlvene oder V. jugularis interna als Folge turbulenter Strömung bei beschleunigtem und verstärktem venösen Rückfluß und hat sein p. m. in der Gegend des Sternoklavikulargelenkes oder oberhalb davon (Abb. 18). Nicht selten hört man Nonnensausen nur einseitig. Ist es beidseits vorhanden, pflegt seine Intensität rechts stärker als links zu sein.

Von einem arteriellen oder arteriovenösen kontinuierlichen Geräusch gleicher Lokalisation läßt sich das physiologische Nonnensausen leicht unterscheiden:

Nonnensausen wird lauter und deutlicher im Sitzen und Stehen, im Inspirium, beim Drehen des Kopfes in die Gegenrichtung und bei leichtem Druck mit dem Stethoskop;
Nonnensausen wird leiser oder verschwindet ganz im Liegen, im Exspirium, während des Pressens, bei geneigtem Kopf, bei Kompression der gleichseitigen Jugularvenen oberhalb der Auskultationsstelle und bei starkem Stethoskopdruck.

Gelegentlich kann die diastolische Geräuschkomponente bis zum Herzen fortgeleitet werden. Wenn in diesen Fällen das p. m. des Geräusches nicht beachtet wird, kann das Nonnensausen mit einem kardialen Diastolikum verwechselt werden.

Ein dem physiologischen Nonnensausen weitgehend ähnliches Geräusch soll mitunter bei Kompression der V. cava cranialis (zusätzlich Symptomatik des »oberen Hohlvenensyndroms«) beobachtet worden sein. Unter dieser Bedingung weist das Geräusch wie bei den nachstehenden pathologischen Entstehungsbedingungen eine größere Konstanz auf, ist also durch gezielte, den venösen Rückfluß modifizierende Manöver weniger beeinflußbar.

Zu den pathologischen venösen kontinuierlichen Geräuschen gehört das »abdominelle Nonnensausen« mit p.m. im Epigastrium bzw. supraumbilikal. Es ist gelegentliches Attribut eines portalen Hochdrucks und findet sich dementsprechend bei Leberzirrhose und vor allem beim Morbus Cruveilhier-Baumgarten. Seine Lokalisation kann, muß aber nicht mit jener der subkutanen erweiterten Venen identisch sein. In etwa der Hälfte der Fälle ist das kontinuierliche Geräusch mit einem Schwirren kombiniert.

Auch über erheblich varikös veränderten Gliedmaßenvenen (so z. B. beim Morbus Klippel-Trennaunay) läßt sich mitunter ein venöses kontinuierliches Geräusch auskultieren.

Die größte diagnostische Bedeutung besitzt das pathologische Nonnensausen bei kompletter Pulmonalvenentransposition (sämtliche Lungenvenen münden in den rechten Vorhof oder eine herznahe Körpervene). Diese kongenitale Angiokardiopathie gehört zu den Vitien mit Mischungszyanose und nimmt damit unter den Ursachen für ein kontinuierliches Geräusch eine gewisse Sonderstellung ein. Neben einem kontinuierlichen Geräusch finden sich bei dieser komplexen Fehlbildung Geräusche im Sinne einer relativen Pulmonalstenose mit verstärktem Pulmonalklappenschlußton, einer relativen Trikuspidalstenose und nicht selten Galopprhythmen. Insuffizienzsymptome von seiten des kleinen und/oder großen Kreislaufs sind bei den in der allgemeinen Entwicklung zurückgebliebenen Kindern häufig. Im EKG dominieren Rechtsbelastungs-, -schädigungs- und -hypertrophiezeichen, röntgenologisch imponiert meist eine allseitige Vergrößerung des Herzens und der Art. pulmonalis, wobei das Herz mit dem Mediastinum nicht selten einen Schatten in Form einer 8 oder eines Schneemanns bildet.

Als Besonderheit bleibt zu vermerken, daß Nonnensausen bei kompletter Pulmonalvenentransposition dann zu fehlen pflegt, wenn die Lungenvenen in die untere Hohlvene oder die V. hepatica drainiert sind.

XXI. Gefäßgeräusche

DEFINITION: *Gefäßgeräusche basieren auf turbulenter Strömung als Folge funktioneller oder organischer Stenose, »Unebenheiten« oder »Rauhigkeiten« in einer umschriebenen Gefäßstrecke. Sie können von ihrem Ursprungsort stromabwärts, nicht aber stromaufwärts fortgeleitet werden und damit hörbar sein. Gefäßgeräusche entstehen in arteriellen und venösen Gefäßen oder im Bereich arteriovenöser Kurzschlüsse. Sie sind hochfrequent, in ihrer Intensität häufig wechselnd, oft mit einem Schwirren verbunden und haben Crescendo-Decrescendo-Charakter. Druck von außen kann Gefäßgeräusche hervorrufen oder bereits vorhandene verstärken oder verlängern. Zeitlich projizieren sich Gefäßgeräusche bei kurzer Dauer in die Systole, bei längerer Dauer als kontinuierliches Geräusch in Systole und Diastole.*

1. Unterscheidung zwischen autochthonen Gefäßgeräuschen und in die Gefäße fortgeleiteten kardialen Geräuschen

Der Tatbestand einer Fortleitung dient nicht der Klassifizierung von Geräuschen. Ein an einem beliebigen Gefäßabschnitt hörbares Geräusch kann an dieser Stelle entstanden, vom Herzen oder einem postkardial gelegenen Gefäßsegment fortgeleitet sein. Geräuschfortleitung spricht mithin nicht gegen eine vaskuläre Geräuschgenese! Die konträre Verwendung der Ausdrücke »fortgeleitetes Geräusch« und »Gefäßgeräusch« im Klinikjargon charakterisiert keine differenten Eigenschaften, sondern erhebt eine Eigenart aller Geräusche zum Synonym für Geräusche kardialen Ursprungs. Entscheidend für diagnostische Überlegungen ist nicht die Feststellung einer Fortleitung, sondern der Ort, von dem aus die Fortleitung erfolgt. Dementsprechend kann es sich bei einem über einem Gefäß wahrgenommenen Geräusch um ein fortgeleitetes Herzgeräusch oder um ein autochthones Gefäßgeräusch (fortgeleitet oder nicht fortgeleitet) handeln.

Da kontinuierliche Geräusche stets Gefäßgeräusche sind, scheidet eine Verwechslung dieser Geräuschsonderform mit fortgeleiteten Herzgeräuschen von vornherein aus. Andererseits schließen isolierte diastolische Geräusche eine vaskuläre Genese aus. Sie sind über Gefäßen sehr selten hörbar und stets kardialen Ursprungs.

Bei Beschränkung des Geräusches auf die Systole hat die Abgrenzung eines fortgeleiteten kardialen Geräusches von einem autochthonen Gefäßgeräusch folgende Punkte zu beachten:

Kardiale Geräusche haben ihre größte Lautstärke über dem Herzen und verlieren an Intensität mit zunehmender Entfernung vom Herzen;
Gefäßgeräusche haben ihre größte Lautstärke über einem umschriebenen Gefäßabschnitt und verlieren vom Entstehungsort peripherwärts gradatim, herzwärts dagegen abrupt an Intensität.

Fortgeleitete kardiale Geräusche lassen ähnliche zeitliche Beziehungen zu den Herztönen erkennen wie über dem Herzen selbst, folgen in der Regel dem ersten Herzton also unmittelbar oder nach kurzem Intervall;
autochthone Gefäßgeräusche sind in Abhängigkeit von der Pulswellenlaufzeit zeitlich versetzt und folgen deshalb dem ersten Herzton meist nach einer etwas längeren Pause.

Verspäten sich gegenüber einem über dem Herzen hör- oder registrierbaren Geräusch Geräuschmaximum und -ende eines distal nachweisbaren Geräusches erheblicher als der Geräuschanfang, handelt es sich um ein autochthones Gefäßgeräusch und nicht um ein fortgeleitetes kardiales Geräusch.

Durch eine Gefäßkompression proximal der Gefäßauskultationsstelle erfahren fortgeleitete kardiale und vaskuläre Geräusche keine oder nur geringfügige Änderungen, distal der Kompressionsstelle entstehende Gefäßgeräusche werden abgeschwächt oder verschwinden gänzlich. Man beachte, daß durch die Kompression selbst ein Geräusch verursacht werden kann.

2. Unterscheidung zwischen funktionellen und organischen Gefäßgeräuschen

Gefäßgeräusche werden auf organischer Basis durch eine Dilatation des Gefäßes, eine Einengung der Gefäßlichtung von innen oder außen und durch abnorme Kurzschlußverbindungen, funktionell durch ein vergrößertes Stromvolumen oder erhöhte Strömungsgeschwindigkeit hervorgerufen. In der Praxis sind funktionelle Gefäßgeräusche differentialdiagnostisch lediglich über Art. carotis und Art. subclavia in Betracht zu ziehen. Geräusche über anderen Gefäßbereichen haben so gut wie immer eine organische Ursache, wobei aber stets zu bedenken ist, daß auch der Aufdruck des Stethoskops oder Mikrophons zu einer Stenosierung und damit zu einem passageren organischen Gefäßgeräusch führen kann.
Wie bei kardialen, so ist auch bei vaskulären Geräuschen die Unterscheidung zwischen funktioneller und geringer organischer Ursache schwierig und gelegentlich nur vermutungsweise möglich. Die Schwere eines organischen Strömungshindernisses findet ihren akustischen Niederschlag in der Geräuschdauer (Abb. 19). Je geringfügiger eine Einengung, desto kürzer das Geräusch, je hochgradiger die Stenose, desto länger das Geräusch, das sich jetzt nicht allein auf die Systole beschränkt, sondern als kontinuierliches Geräusch auf die Diastole übergreift. Eine diastolische Geräuschkomponente spricht somit für eine schwere Behinderung des Blutstroms und wird folglich zum akustischen Korrelat einer Gefäß- oder Durchblutungsinsuffizienz im betroffenen Gebiet[1]. Beim Fehlen entsprechender struktureller Gefäßveränderungen können – das

---

[1] HAAN, D.: Verh. dtsch. Ges. inn. Med. 67, 663 (1962)

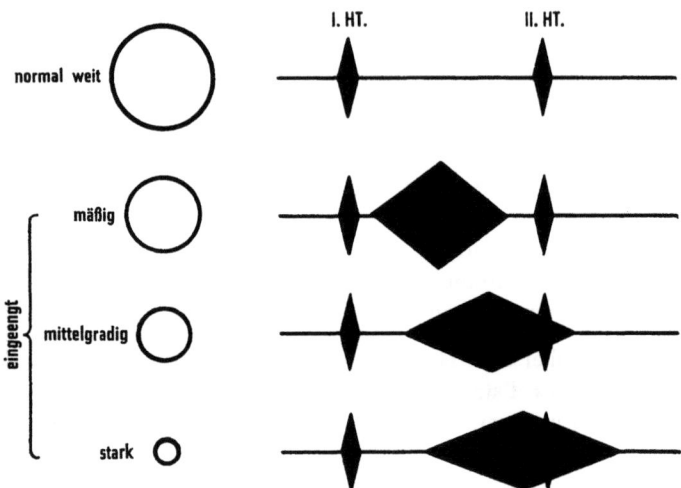

Abb. 19: Beginn und Dauer arterieller Gefäßgeräusche in Abhängigkeit vom Grad der Gefäßstenose.

bedarf keiner Erläuterung – Geräusche niemals das Verhalten wie bei schwerwiegenden organischen Prozessen, sondern allenfalls den Befund wie bei geringfügigen Veränderungen nachahmen. Funktionelle Geräusche beschränken sich deshalb stets auf die Systole, und zwar meist sogar auf die erste Systolenhälfte. Sie können sehr laut sein und haben ein kurzes Crescendo. Crescendo und Decrescendo verhalten sich meist kongruent.

Die Abhängigkeit der Geräusche vom Stromvolumen und der Strömungsgeschwindigkeit bedingt einen häufigen und raschen Wechsel in Auftreten, Lautstärke und Dauer. So fehlen sie häufig unter Ruhebedingungen, können dagegen unter oder nach Belastung vorhanden sein. Ähnliche Eigenschaften, wenn auch in schwächerer Form, besitzen Geräusche bei irrelevanter organischer Stenose. Kompression von außen intensiviert in gleicher Weise wie medikamentöse Drucksteigerung beide Geräuscharten. In der Mehrzahl der Fälle wird man deshalb beim Vorliegen eines kurzen systolischen Geräusches über der Art. carotis oder Art. subclavia große diagnostische Zurückhaltung wahren. Nicht die momentane Intuition, sondern die Verlaufsbeobachtung muß die Entscheidung zugunsten *funktionell* oder *organisch* bringen. Auch graphische Verfahren (z. B. Oszillographie, Rheographie) helfen in diesen Fällen nur ausnahmsweise weiter, und eine angiographische Darstellung verbietet sich schon meist im Hinblick auf die Belanglosigkeit der klinischen Erscheinungen.

Funktionelle Geräusche über der Art. carotis lassen sich, rechts meist deutlicher als links, insbesondere bei Kindern und Jugendlichen nicht selten nachweisen. Im Alter bis zu 5 Jahren fanden Hammond und Eisinger[1] in 87 %, jenseits des 60. Lebensjahres nur in 12 % bei Gesunden funktionelle Karotisgeräusche. Sie sind in der Regel Ausdruck einer hyperdynamischen Kreislaufsituation. Erhöhung des zirkulierenden Blutvolumens (z. B. Anämie[2]) kommt als Ursache seltener in Betracht.

---

[1] HAMMOND, J. H. u. R. P. EISINGER: Arch. int. Med. *109*, 563 (1962)
[2] WALES, R. T. u. E. A. MARTIN: Brit. med. J. *1963*, II, 1444

In gleicher Weise und auf gleicher Grundlage finden sich besonders bei Kindern und Jugendlichen beidseits unterhalb des lateralen Schlüsselbeindrittels funktionelle Geräusche (»Subklaviageräusch«), die durch Drehen der Arme nach hinten provoziert oder akzentuiert werden können.

3. Unterscheidung zwischen arteriellen, venösen und arteriovenösen Gefäßgeräuschen

Die Unterscheidung zwischen einem arteriellen Gefäßgeräusch einerseits und einem arteriovenösen bzw. venösen Gefäßgeräusch andererseits gelingt in der Regel leicht. Wesentlichstes Differenzierungsmerkmal ist die Geräuschdauer bzw. die Geräuschprojektion in die Kontraktionsphasen des Herzens (vgl. Abb. 17). Die große Mehrzahl arterieller Geräusche fällt in die Systole. Nur ausnahmsweise überdauern sie den zweiten Herzton und werden dann zu einem kontinuierlichen Geräusch. Arteriovenöse oder venöse Geräusche dagegen sind fast stets kontinuierliche Geräusche, nicht selten mit akustischem Schwerpunkt während der Diastole (insbesondere venöse Geräusche). Sie beschränken sich nur ausnahmsweise auf die Systole.

Soweit es sich um kontinuierliche Geräusche handelt, wird ihre Differentialdiagnose auf S. 163 ff. erörtert. Rein systolische Geräusche auf dem Boden einer arteriovenösen Verbindung sind selten und gehen praktisch stets auf einen hämodynamisch und klinisch unbedeutenden Kurzschluß zurück. Eine Unterscheidung dieser Geräusche von rein arteriellen Gefäßgeräuschen ist akustisch nicht möglich. Bei entsprechendem klinischem Verdacht (Anamnese!) kann – nicht in allen Fällen – die gezielte Angiographie weiterhelfen.

Venöse Gefäßgeräusche, die sich lediglich auf eine Phase der Herzrevolution erstrecken, sind noch weitaus seltener. Sie werden nahezu ausschließlich bei angeborenen oder erworbenen Vitien mit erhöhtem rechtsseitigen Vorhofdruck beobachtet, bevorzugt bei Trikuspidalklappenfehlern. Entscheidend für die Annahme venöser Geräusche hat damit das Vorhandensein eines entsprechenden Herzbefundes zu sein. Da diese Geräusche retrograd fortgeleitet werden, haben sie ein gemeinsames Merkmal: Leichte Kompression der Venen bringt das Geräusch distal von der Kompressionsstelle zum Verschwinden.

Bei Trikuspidalinsuffizienz kann es zu sehr kurzen, fast ton- bzw. pistolenschußartigen Geräuschen in Abhängigkeit vom refluxbedingten Druckanstieg in den thoraxnahen Venen kommen[1]. Gelegentlich können auch über varikös erweiterten Beinvenen ein systolisches Geräusch und ein systolischer Puls gehört, gefühlt oder gesehen werden.

Bei Sinusrhythmus und erhöhtem rechtsseitigem Vorhofdruck (verstärkte a-Welle) – z. B. Trikuspidalstenose – lassen sich gelegentlich 0,1–0,16 sec nach Beginn der P-Zacke und in direkter Beziehung zur a-Welle über thoraxnahen Venen kurze präsystolische Geräusche oder Töne nachweisen, die über dem Präkordium selbst fehlen können[2].

---

[1] HULTGREN, H. N.: Amer. J. Cardiol. *10*, 667 (1962)
[2] DOCK, W.: Amer. J. Med. *1956*, 853

4. Differentialdiagnose arterieller Gefäßgeräusche im Bereich des Thorax

Wesentlicher Hinweis auf die extrakardiale bzw. vaskuläre Genese eines systolischen Geräusches im Bereiche des Brustkorbes ist eine Lokalisation des Geräusches oder seines p. m. außerhalb der perkussorischen oder röntgenologischen Herzsilhouette. Bei unmittelbar juxtakardial gelegenen Geräuschen kann die Unterscheidung schwierig, unter Umständen unmöglich werden. Man achte genauestens auf die Ausbreitungsrichtung: Stärkere oder raschere Intensitätsabschwächung nach medial als nach lateral spricht im Zweifelsfall für Gefäßgeräusch. Ursache vaskulärer Geräusche sind entweder Veränderungen, die sich als stärkeres Strömungshindernis auswirken (abrupte Gefäßknickungen als anatomische Spielart ohne oder mit geringer hämodynamischer Bedeutung), proliferativ-infiltrative oder ulzeröse Vorgänge mit und ohne Sekundärthrombosen, Stenosen durch vaskuläre oder extravaskuläre Prozesse oder abnorme Gefäßerweiterungen (Kollateralgefäße, Gefäßektasien, Aneurysmen). Auf Grund des akustischen Befundes kann man sich nicht auf eine bestimmte Ursache festlegen. Er stellt lediglich einen Hinweis auf einen vaskulären Prozeß dar, dessen Artdiagnose besonders das p. m. des Geräusches und die gesamte Symptomatik zu berücksichtigen hat. An folgende Möglichkeiten ist zu denken:

1. P. m. des Geräusches links oben parasternal oder infraklavikulär, weite Fortleitung des Geräusches möglich, vor allem nach oben, links oben und dorsal.

   Ductus Botalli apertus. Ein rein systolisches Geräusch stellt bei dieser Anomalie einen atypischen Befund dar. Er kommt vor bei sehr kleinem oder großem Ductus, bei gleichzeitiger pulmonaler Hypertonie oder bei einer Endarteriitis im Ductusbereich.

   Aortenbogensyndrom (Takayashu-Syndrom). Besondere Kennzeichen: Blutdruck und Puls an den unteren Gliedmaßen normal oder erhöht, an den oberen Gliedmaßen oder an einem Arm, am Hals oder in der Art. carotis niedrig oder schwach. Fast stets wird über Kopfschmerz, Schwindel, Sehstörungen bis zur Erblindung (z. B. in Form der Claudicatio ophthalmica) und Schwäche bzw. Parästhesien in einem oder beiden Armen geklagt.

   Aortenbogenanomalien (z. B. Pseudokoarktation, Dysphagia lusoria u. a.). Meist handelt es sich um angeborene Anomalien ohne besondere oder gravierende klinische Bedeutung.

2. P. m. des Geräusches im Bereich des Aortenbogens, Fortleitung gewöhnlich zum Hals, seltener zu den Armen.

   Aortenbogensyndrom. Siehe unter 1

   Aortenbogenanomalien. Siehe unter 1

   Ductus Botalli apertus. Siehe unter 1

   Mesaortitis, Aortensklerose erheblicheren Grades, Aortenaneurysma.
   Besondere Kennzeichen: Das Geräusch ist meist am besten rechts oben parasternal oder über dem oberen Sternum zu hören. Der Aortenklappenschlußton pflegt laut zu sein. Geräusche im Sinne einer relativen Aorteninsuffizienz sind möglich. Gelegent-

lich läßt sich mit gleichem p. m. ein Schwirren palpieren. Besondere Aufmerksamkeit hat dem Röntgenbefund, den serologischen Reaktionen oder dem Vorliegen eines Morbus Bechterew zu gelten.

3. P. m. des Geräusches im Bereich der vorderen oberen lateralen Thoraxpartien, Fortleitung zu den Armen.

Art. subclavia-Geräusch.
Als funktionelles Geräusch meist doppelseitig bei Kindern oder Jugendlichen.
Als organisches Geräusch meist einseitig bei Arteriitis, Arteriosklerose, Halsrippe, Skalenus-Syndrom, Subclavian-steale-Syndrom, Pleurakuppenschwiele.
Besondere Merkmale: Drehen des Armes nach hinten oben oder des Kopfes nach der Gegenseite verstärkt das Geräusch, ruft unter Umständen subjektive und objektive Symptome in der betroffenen Gliedmaße hervor und verstärkt oder löst Pulsanomalien bzw. Seitendifferenzen des Pulses und Blutdrucks aus.

Ductus Botalli apertus. Siehe unter 1

4. P. m. des Geräusches innerhalb der Lungenfelder.

Pulmonale arteriovenöse Fistel.
Besondere Merkmale: Meist Zyanose, Teleangiektasien, im EKG überwiegen häufig rechtsventrikuläre Potentiale, röntgenologisch können singulär oder multipel mehr oder weniger rundliche und scharf begrenzte pulmonale Verschattungen mit Zugehörigkeit zu vaskulären Strukturen auffallen.

Periphere Pulmonalstenose.
Rein systolische Geräusche sind bei dieser Anomalie häufiger als kontinuierliche Geräusche. Meist sind zusätzliche Fehlbildungen vorhanden, die in wesentlichem Maße Einfluß auf Symptomatik und Verlauf nehmen. Bei unkomplizierten Fällen »Rechts-EKG".

Kollateralgefäßgeräusche (in erster Linie bei mit Mischungszyanose einhergehenden Pulmonalatresien, schweren Fallotschen Tetra- und Pentalogien, Trikuspidalatresien, Truncus arteriosus communis; seltener bei Aortenisthmusstenose).
Besondere Merkmale: Bei den zyanotischen Vitien liegt ein schweres Krankheitsbild mit einer bis zur Geburt zurückdatierenden Symptomatik vor. Fast stets bestehen gleichzeitig präkardial eindrucksvolle Geräusche.
Kollateralgefäßgeräusche bei Aortenisthmusstenose sind gewöhnlich nur unscheinbar und lassen sich mit dem Stethoskop »wegdrücken«. Sie sind wesentlich häufiger dorsal als ventral lokalisiert.

5. P. m. des Geräusches links hinten oben paravertebral.

Aortenisthmusstenose. Über dem Herzen finden sich meist zusätzliche, wenn auch uncharakteristische Schallerscheinungen (z. B. systolisches Intervallgeräusch, seltener diastolisches Sofortgeräusch, frühsystolischer Klick). Das dorsale Geräusch ist gegenüber gleichzeitigen ventralen Geräuschen verspätet und kann nach unten fortgeleitet werden. Besondere Merkmale: Puls- und Blutdruckdifferenz zwischen oberen und

unteren Gliedmaßen. »Links-EKG«, Rechtsschenkelblöcke sind jedoch nicht ungewöhnlich. Im Röntgenbild kommen eine dilatierte Aorta ascendens, mehrbogige
Begrenzung der linken oberen Gefäßkontur und Rippenusuren zur Darstellung.

Pulmonale arteriovenöse Fistel. Siehe unter 4.

Periphere Pulmonalstenose. Siehe unter 4.

Kollateralgefäßgeräusche. Siehe unter 4.

6. P. m. des Geräusches paravertebral im Bereich des mittleren Rückens, Fortleitung
gelegentlich nach unten.
Atypische Aortenisthmusstenose
(Lokalisation: untere Aorta thoracica). Siehe unter 5. Im Gegensatz zur Aortenisthmusstenose typischer Lokalisation fehlen Rippenusuren und Kollateralgefäßgeräusche im Thoraxbereich.

5. Differentialdiagnose arterieller Gefäßgeräusche mit Lokalisation oder p. m. außerhalb des Thorax

Wie im Abschnitt 4 dieses Kapitels ausgeführt, ist eine akustische Differenzierung der
Ursachen eines organischen Gefäßgeräusches nicht möglich. Trotz dieser Einschränkung
verleihen zwei Besonderheiten den Gefäßgeräuschen ihren diagnostischen Wert:

Ihr Vorhandensein weist in den meisten Fällen einen organischen Gefäßprozeß aus,

ihre Lokalisation markiert die befallene Arterie bzw. das betroffene Strom- und Ver-
sorgungsgebiet.

1. Gefäßgeräusche im Bereich des Kopfes und Halses

Seitliche Stirn- und Schläfengegend: Art. temporalis. *Arteriitis temporalis.* Subjektiv
wird über Schläfenkopfschmerz, der mitunter lageabhängig ist, geklagt. Sehstörungen
bis zur Amaurose oder bis zu korrespondierenden Gesichtsfeldausfällen werden ungemein häufig beobachtet. Die Art. temporalis ist ein- oder doppelseitig als geschlän-
geltes, verhärtetes oder thrombosiertes Gefäß sicht- und fühlbar.
Anämie. Bei hochgradigen Anämien kann gelegentlich im Temporalisbereich ein
Strömungsgeräusch gehört werden. Die bei der Arteriitis temporalis beschriebenen
Symptome fehlen unter dieser Bedingung.

Oberhalb der Augen: Art. carotis interna.
Kommunikation zwischen Arterie und Sinus cavernosus. Ein pulsierender Exophthal-
mus hat als Leitsymptom zu gelten. Das Geräusch verschwindet bei Kompression der
Art. carotis communis.
Anämie. Siehe oben.

Vordere seitliche Halsregion: Art. carotis communis.
Funktionell. Besonders bei Jugendlichen relativ häufig zu beobachten.

Arteriosklerose oder Arteriitis. Je älter ein Mensch ist, um so wahrscheinlicher wird eine organische und um so unwahrscheinlicher eine funktionelle Genese eines Karotisgeräusches.

Drüsentumoren. Geräusche als Folge einer Gefäßkompression durch vergrößerte Drüsen oder anderweitige Geschwülste sind bei Beachtung der meist mehr oder weniger gut palpablen Tumoren relativ leicht richtig interpretierbar.

Scalenus-Syndrom. Die Patienten klagen meist über Schwäche, Parästhesien oder Schmerzen im gleichseitigen Arm. Halsrippe?

Subclavian-steal-Syndrom. Symptome einer Minderdurchblutung eines Armes kombinieren sich mit zerebralen Störungen.

Mittlerer unterer Hals: Art. thyreoidea.

Hyperthyreose. Das Geräusch wird meist von einem gut fühlbaren Schwirren begleitet. Es ist häufiger kontinuierlich als systolisch und beschränkt sich gelegentlich nur auf einzelne Schilddrüsenanteile oder Strumaknoten.

2. Gefäßgeräusche im Bereich der oberen Gliedmaßen

Achsel- oder Innenseite des Oberarms: Art. axillaris oder Art. brachialis.

Arteriosklerose, Arteriitis. Siehe unter 1. Das Geräusch kann schon hörbar sein, ohne daß wesentliche subjektive Beschwerden bestehen.

Axilläre Lymphknoten. Siehe unter 1.

Subclavian-steal-Syndrom. Siehe unter 1.

Schulterluxation. Für die richtige Deutung des Geräusches ist die Anamnese entscheidend.

3. Gefäßgeräusche im Bereiche des Leibes

In der Mittellinie des Bauches oder relativ dicht paramedian: *Aorta abdominalis*.

Aortensklerose, Aortitis. Gefäßgeräusche werden besonders dort beobachtet, wo durch plaques oder parietale Thromben umschriebene Lichtungseinengungen erzeugt werden. Häufig besteht gleichzeitig eine Abschwächung der Pulse an sämtlichen Palpationsstellen der unteren Gliedmaßen.

Aneurysma. Meist findet sich das Geräusch in der Nachbarschaft eines spindelförmigen kolbigen oder ballonförmigen Tumors, der pulsieren kann, aber nicht muß. Bei diagnostischen Zweifeln kann Aortographie versucht werden.

Atypische »Isthmusstenose«. Das Geräusch ist häufig nicht nur ventral, sondern auch dorsal, hier mitunter sogar deutlicher oder allein, hörbar. Bei atypischer Isthmusstenose wie bei anderen Ursachen einer Einengung der Aorta abdominalis resultiert, wenn die Enge oberhalb des Abgangs der Art. renalis lokalisiert ist, in der Regel eine arterielle Hypertonie. Engen unterhalb des Abgangs der Art. renalis führen zu Claudicatio intermittens, und zwar häufiger beid- als einseitig. Der Blutdruck an den unteren Gliedmaßen ist gegenüber der oberen Körperhälfte meist erniedrigt.

Kompression von außen. Bei genetisch unklaren Gefäßgeräuschen fahnde man nach Tumoren, die ihren Ausgangspunkt von sämtlichen intra- und retroperitonealen Organen nehmen können.

Ober- und Mittelbauch, medial oder lateral: Art. mesenterica.

Arteriosklerose. Bei älteren Menschen weisen neben dem Geräusch auf eine Stenosierung arterieller Mesenterialgefäße: Postprandiale Schmerzen oder Übelkeit (Angina intestinalis), unter Umständen zum Rücken ausstrahlend, Blähungen, Völlegefühl, verbunden mit progredientem Gewichtsverlust bis zur Kachexie.

Kompression von außen: Siehe unter 3.

Paraumbilikal: Art. renalis.

Nierenarterienstenose durch Arteriosklerose, Arteriitis, Fehlbildungen, Kompression oder Einengung der aortalen Mündung. Das Geräusch ist meist konstant, aber von wechselnder Lautstärke. Wichtiges Symptom: Hypertonie ohne Hinweise auf eine Minderdurchblutung an den unteren Gliedmaßen. Besonders bei Hypertonien Jugendlicher oder jüngerer Erwachsener vergesse man nicht die Möglichkeit einer Nierenarterienstenose und schließe sie durch entsprechende Untersuchungen aus!

Unterbauch: Art. iliaca.

Arteriosklerose, Arteriitis. Siehe unter 3.

Reitende Thromben (Bifurkation). Im Vordergrund der klinischen Symptomatik stehen Symptome einer Mangeldurchblutung eines oder beider Beine. Pulse der Art. femoralis nicht oder abgeschwächt fühlbar (»hoher Verschluß«).

Kompression von außen durch Tumoren im kleinen Becken. Bei Gefäßgeräuschen im Unterbauch oder an den Beinen sollte niemals eine rektale und gynäkologische Untersuchung unterbleiben.

4. Gefäßgeräusche an den unteren Gliedmaßen

Leistengegend: Art. femoralis.

Arteriosklerose, Arteriitis: Siehe unter 3.

Lymphknotentumoren. Der Palpationsbefund ist für die Geräuschdeutung von ausschlaggebendem Wert.

Aorteninsuffizienz (große Blutdruckamplitude). Durch gelinden Druck des auf die Art. femoralis aufgesetzten Stethoskops wird bei schwerer Aorteninsuffizienz ein systolisch-diastolisches Doppelgeräusch (Duroziezsches Geräusch) erzeugt. Wird das Stethoskop ohne Druck aufgesetzt, hört man lediglich zwei Töne (Traubescher Doppelton).

Kniekehle: Art. poplitea.

Arteriosklerose, Arteriitis.

Pulse in der Kniekehle und am Fuß nicht oder vermindert, an der Art. femoralis dagegen meist gut oder annähernd normal zu fühlen (tiefer Verschluß). Im übrigen siehe unter 3.

6. Akustische Befunde im Zusammenhang mit dem graviden Uterus

Über dem oder in der Umgebung des Uterus können während der Schwangerschaft Töne und Geräusche gehört und registriert werden, die entweder vom mütterlichen oder vom kindlichen Kreislauf stammen. Eine Unterscheidung ist insofern einfach, als die unterschiedliche Frequenz des mütterlichen und embryonalen Herzschlags koordinierte Schallerscheinungen allein auf Grund ihrer Häufigkeit trennen läßt. Gegebenenfalls beseitigen das synchron registrierte EKG und Phonokardiogramm alle Zweifel.

Mütterliche Töne und Geräusche:

Kurze, meist relativ hochfrequente und pulssynchrone Töne = Arterientöne;

Systolische oder kontinuierliche Gefäßgeräusche, am besten über den lateralen Partien der Gebärmutter, links stärker als rechts. Sie können etwa ab 6. Lunarmonat auftreten und gehen auf Wirbelbildung entweder in den großen Gefäßen, die am Rande des Uterus verlaufen, oder in den Plazentargefäßen zurück.

Kindliche Töne und Geräusche:

Ab 5. Monat können die normalen kindlichen Herztöne wahrgenommen werden. Mit geeigneten Mikrophonen läßt sich nicht selten auch über der Gebärmutter ein dritter und/oder vierter Herzton, der nie zu hören ist, registrieren.

Fetale Herzgeräusche sind, selbst bei Vorliegen kongenitaler kardialer Fehlbildungen, so gut wie niemals hörbar.

XXII. Die Bedeutung von Amylnitrit für die Differentialdiagnose kardiovaskulärer Geräusche

Versuche, durch Einsatz kreislaufaktiver pharmakologischer Substanzen mit unterschiedlichem Effekt auf großen und kleinen Kreislauf Geräusche verschiedener Genese und Lokalisation künstlich zu verändern und die jeweilige Reaktion der Differentialdiagnose dienstbar zu machen, liegen nahe. Geprüft wurde eine ganze Reihe von Pharmaka (z. B. Amylnitrit, Phenylephrin, Noradrenalin, Methoxamin, Serotonin), bewährt hat sich, nicht zuletzt wegen der Einfachheit und Ungefährlichkeit seiner Anwendung (Inhalation), im wesentlichen nur das Amylnitrit.

Über eine plötzliche Vasodilatation bewirkt Amylnitrit eine abrupte Senkung des peripheren Strömungswiderstandes im großen Kreislauf mit Abfall des Schlagvolumens und Verkürzung der sinistroventrikulären Austreibungs- und diastolischen Füllungszeit, gefolgt von einer Frequenzzunahme. Der kleine Kreislauf reagiert nicht in gleicher, zumindest nicht in so ausgesprochener Weise. Als Folge einer passageren Zunahme des venösen Rückstroms resultieren vorübergehend ein erhöhtes dextroventrikuläres Schlagvolumen und eine geringe Steigerung des Drucks in der Art. pulmonalis[1]. Das Ungleichgewicht zwischen großem und kleinem Kreislauf erreicht sein Maximum etwa 30 sec post inhalationem und hält 20–30 sec an. Nur die während dieser Zeit zu beobachtenden Geräuschänderungen sind diagnostisch von Belang.

Der skizzierte Kreislaufeffekt einer Amylnitritinhalation macht verständlich, daß Strömungs- und Rückflußgeräusche einerseits, Geräusche des linken und rechten Herzens andererseits in ihrer Stärke und Dauer unterschiedlich beeinflußt werden. Tabelle 12 orientiert über die Reaktionen einzelner Geräusche.

Bei kombinierten Vitien verhält sich jede Komponente so, als läge ein isolierter Klappenfehler vor[2].

---

[1] BOUSVAROS, G. A.: Amer. Heart. J. 63, 101 (1962) – PERLOFF, J. K., J. CALVIN, A. C. DE LEON u. P. BOWEN: Amer. Heart. J. 66, 460 (1963)

[2] RAUTENBURG, H. W. u. K. MENNER: Arch. Kreislforsch. 47, 73 (1965)

Tabelle 12   Reaktionen kardialer Geräusche und Töne auf die Inhalation von Amylnitrit

systolische Geräusche

Mitralinsuffizienz (einschl. spätsyst. Geräusch)	Geräusch wird leiser und/oder kürzer, dritter Herzton kann verschwinden
Trikuspidalinsuffizienz	Geräusch wird lauter und/oder länger
Aortenklappenstenose	Geräusch bleibt unverändert oder wird lauter und/oder länger. Aortenklappenschlußton wird leiser
subvalvuläre muskuläre Aortenstenose	Geräusch wird eindrucksvoll lauter und/oder länger
organische Pulmonalstenose	Geräusch wird lauter und/oder länger
relative Pulmonalstenose bei Links-Rechts-Shunt	Geräusch wird leiser und/oder kürzer, bei sehr großem Ventrikelseptumdefekt soll aber auch Geräuschzunahme möglich sein [1]
Pulmonalstenose + Ventrikelseptumdefekt	Geräusch wird leiser und/oder kürzer
relative Pulmonalstenose bei Eisenmenger-Reaktion	Geräusch wird lauter und/oder länger
Fallotsche Tetra- und Pentalogie	Geräusch wird leiser und/oder kürzer
akzidentelles Geräusch	Geräusch bleibt unverändert oder wird lauter und/oder länger

diastolische Geräusche

organische Mitralstenose	Geräusch wird lauter und/oder länger, bzw. kann überhaupt erst auftreten
relative Mitralstenose	Geräusch wird leiser und/oder kürzer
Trikuspidalstenose	Geräusch wird lauter und/oder länger
Aorteninsuffizienz	Geräusch wird leiser und/oder kürzer
Austin-Flint-Geräusch	Geräusch wird leiser und/oder kürzer
Pulmonalinsuffizienz	Geräusch wird lauter und/oder länger

Mitralöffnungston

Mitralstenose	Der Ton wird lauter oder tritt überhaupt erst in Erscheinung, sein Intervall zum zweiten Herzton wird kürzer

---

[1] VOGELPOEL, L., V. SCHRIRE, W. BECK, N. NELLEN u. A. SWANEPOEL: Amer. Heart J. 64, 169 (1962)

Der Nutzen der Amylnitritreaktion – von Wert ist allein der positive Ausfall: Zunahme oder Abschwächung des Geräusches – liegt in der *Differenzierung:*

Zunahme des Geräusches	*Abnahme des Geräusches*
Trikuspidalinsuffizienz	Mitralinsuffizienz
organische Mitralstenose	relative Mitralstenose
präsystolisches Geräusch der Mitral- stenose	Austin-Flint-Geräusch
Aortenstenose	Mitralinsuffizienz
akzidentelles Geräusch	Mitralinsuffizienz
Pulmonalinsuffizienz	Aorteninsuffizienz
organische Pulmonalstenose	relative Pulmonalstenose bei Links- Rechts-Shunt
organische Pulmonalstenose	Ventrikelseptumdefekt
organische Pulmonalstenose	azyanotische Fallotsche Tetra- oder Pentalogie
Eisenmenger-Reaktion	zyanotische Fallotsche Tetra- oder Pentalogie

XXIII. Synopsis der akustischen Befunde der wichtigsten erworbenen und angeborenen Angiokardiopathien

Abschließend seien die verstreut in den vorausgegangenen Kapiteln besprochenen einzelnen Schallerscheinungen synoptisch so zusammengefaßt, wie sie, obligat oder fakultativ, bei den wichtigsten erworbenen und kongenitalen Herzklappenfehlern und Herzgefäßmißbildungen sich dem Ohr darbieten oder vom Mikrophon erfaßt werden. Für die Reihenfolge war die Absicht einer Gegenüberstellung ähnlicher oder analoger akustischer Befunde ausschlaggebender als die tatsächliche oder relative Häufigkeit und klinische Bedeutung der einzelnen Vitien und Anomalien.

Mitralstenose

fakultativ:

Diastolisches Intervallgeräusch mit p. m. im Spitzenbereich, umschrieben oder weiter, insbesondere nach lateral fortgeleitet, hervorgerufen durch den diastolischen atrioventrikulären Blutstrom durch die stenosierte Klappe

Präsystolisches Crescendo-Geräusch, hervorgerufen durch den Blutstrom durch die stenosierte Klappe im Zusammenhang mit der Vorhofkontraktion

Mitralöffnungston, hervorgerufen durch die Öffnung der stenosierten und in ihrer Beweglichkeit gehemmten Mitralklappe

Lautstärkezunahme des ersten Herztones, wahrscheinlich hervorgerufen durch eine größere Schwingungsfähigkeit der stenosierten und damit starreren Mitralklappen beim Klappenschluß

Verspätung des ersten Herztons, hervorgerufen durch verspäteten Klappenschluß bzw. Verlängerung der Umformung des linken Ventrikels aus der ovoiden in die sphäroide Form am Anfang der Systole

Kurzes systolisches Begleitgeräusch, nur in einem Teil der Fälle hervorgerufen durch einen irrelevanten mitralen Rückfluß

Zu diesen Symptomen der Mitralstenose können sich die akustischen Erscheinungen einer *pulmonalen* Hypertonie gesellen:

Systolisches Crescendo-Decrescendo-Geräusch über der Art. pulmonalis, hervorgerufen durch eine relative Pulmonalstenose

Akzentuation des Pulmonalklappenschlußtons, hervorgerufen durch Erhöhung des diastolischen Pulmonalarteriendrucks

diastolisches Sofortgeräusch über der Art. pulmonalis, hervorgerufen durch eine relative Pulmonalinsuffizienz bei pulmonaler Hypertonie

Dextroventrikulärer protodiastolischer Galopp, hervorgerufen durch ein vergrößertes protodiastolisches ventrikuläres Füllungsvolumen mit oder ohne Beeinträchtigung der Muskelkontraktilität und des Muskeltonus

Dextroatrialer präsystolischer Galopp, hervorgerufen durch einen erhöhten enddiastolischen Ventrikeldruck bei pulmonaler Hypertonie oder Rechtsherzinsuffizienz

Systolisches Sofortgeräusch mit p. m. über der Trikuspidalis, hervorgerufen durch eine relative Trikuspidalinsuffizienz bei Dilatation des rechten Herzens

Trikuspidalstenose

fakultativ:

Diastolisches Intervallgeräusch mit p. m. über dem unteren Sternum, links unten parasternal oder lateral davon, hervorgerufen durch den diastolischen atrioventrikulären Blutstrom durch die stenosierte Klappe

Präsystolisches, vom folgenden ersten Herzton abgesetztes *Crescendo-Decrescendo-Geräusch,* hervorgerufen durch den Blutstrom durch die stenosierte Klappe im Zusammenhang mit der Vorhofkontraktion

Trikuspidalöffnungston, hervorgerufen durch die Öffnung der stenosierten und in ihrer Beweglichkeit gehemmten Trikuspidalklappe

Ungespaltener zweiter Herzton, hervorgerufen durch Koinzidenz des Aortenklappenschlußtons mit dem abgeschwächten Pulmonalklappenschlußton als Folge einer Verkürzung der rechtsseitigen Systolendauer

Aorteninsuffizienz

obligat:

Diastolisches Sofortgeräusch mit p. m. am mittleren linken Sternalrand, hervorgerufen durch den aortoventrikulären Rückfluß

Systolisches Intervallgeräusch über der Basis, hervorgerufen durch Klappenveränderungen, die in die systolische ventrikuloaortale Strömung »ragen«, und/oder durch das um das Pendelvolumen vergrößerte systolische Durchflußvolumen

fakultativ:

Frühsystolischer Klick, hervorgerufen durch Schwingungen der Aortenwand infolge eines erhöhten systolischen Auswurfvolumens und/oder organischer Veränderungen der Aorta ascendens

Diastolisches Intervallgeräusch (meist präsystolisch) über der Spitze = Austin-Flint-Geräusch

Abschwächung des ersten Herztons, hervorgerufen durch einen vorzeitigen Mitralklappenschluß bei Erhöhung des linksventrikulären enddiastolischen Drucks

Abschwächung des zweiten Herztons, hervorgerufen durch mangelhaften oder fehlenden Aortenklappenschluß

Sinistroventrikulärer protodiastolischer Galopp, hervorgerufen durch ein vergrößertes linksventrikuläres Füllungsvolumen

Sinistroatrialer präsystolischer Galopp, hervorgerufen durch einen erhöhten enddiastolischen linksventrikulären Druck mit konsekutiver Drucksteigerung im linken Vorhof

Systolisches Sofortgeräusch mit p.m. über der Spitze, hervorgerufen durch eine relative Mitralinsuffizienz bei erheblicher Dilatation des linken Ventrikels (Mitralisation)

Pulmonalinsuffizienz

obligat:

Diastolisches Sofortgeräusch über der Art. pulmonalis, hervorgerufen durch einen pulmoventrikulären Rückfluß, gelegentlich kann ein kurzes Intervall vorhanden oder vorgetäuscht sein

Systolisches Intervallgeräusch mit p. m. über der Art. pulmonalis, hervorgerufen durch Klappenveränderungen und/oder das um das Pendelvolumen vergrößerte pulmonale systolische Durchflußvolumen

fakultativ:

Frühsystolischer Klick, hervorgerufen durch Schwingungen der Pulmonalarterienwand infolge eines erhöhten systolischen dextroventrikulären Auswurfvolumens und/oder organischer Veränderungen des Stammes der Art. pulmonalis

Weite Spaltung des zweiten Herztones, hervorgerufen durch Verspätung des Pulmonalklappenschlusses (der Pulmonalklappenschlußton ist hierbei meist abgeschwächt)

Dextroventrikulärer protodiastolischer Galopp, hervorgerufen durch ein vergrößertes ventrikuläres Füllungsvolumen

Dextroatrialer präsystolischer Galopp, hervorgerufen durch einen erhöhten enddiastolischen rechtsventrikulären Druck mit konsekutiver Drucksteigerung im rechten Vorhof

Systolisches Sofortgeräusch, hervorgerufen durch eine relative Trikuspidalinsuffizienz bei dilatiertem rechtem Ventrikel (bei diesen Fällen einer Pulmonalinsuffizienz wird eine weite Spaltung des zweiten Herztons vermißt)

Mitralinsuffizienz

obligat:

Systolisches Sofortgeräusch mit p.m. im Spitzenbereich, umschrieben oder weiter, insbesondere nach lateral fortgeleitet, hervorgerufen durch den mitralen systolischen ventrikuloatrialen Blutrückfluß

fakultativ:

Abschwächung des ersten Herztons, hervorgerufen durch Schwingungsunfähigkeit oder Substanzverlust der Mitralklappen

Weite Spaltung des zweiten Herztons, hervorgerufen durch einen vorzeitigen Abbruch der sinistroventrikulären Systole als Folge eines bilateralen (ortho- und retrograd) Blutabstroms

Dritter Herzton, hervorgerufen durch eine Volumenbe- und/oder -überlastung des linken Ventrikels

Protodiastolisches Durchflußgeräusch, hervorgerufen durch das um das Pendelvolumen vermehrte mitrale Durchflußvolumen während der raschen Füllungsphase des linken Ventrikels

Zu diesen Symptomen können sich die akustischen Erscheinungen einer pulmonalen Hypertonie gesellen (s. S. 185)

Trikuspidalinsuffizienz

obligat:

Systolisches Sofortgeräusch mit p.m. über dem unteren Sternum, am linken unteren Sternalrand oder links lateral davon, umschrieben oder in meist geringerem Umfang nach links, rechts oder beiden Seiten fortgeleitet und gelegentlich während oder am Ende der Inspiration verstärkt, hervorgerufen durch den trikuspidalen systolischen ventrikuloatrialen Blutrückfluß

fakultativ:

Dritter Herzton, hervorgerufen durch eine Volumenbe- und/oder -überlastung des rechten Ventrikels

Enge, fehlende oder paradoxe Spaltung des zweiten Herztons, hervorgerufen durch einen vorzeitigen Abbruch der dextroventrikulären Systole als Folge eines bilateralen Blutabstroms

Protodiastolisches Durchflußgeräusch, hervorgerufen durch das um das Pendelvolumen vermehrte trikuspidale Durchflußvolumen während der raschen Füllungsphase des rechten Ventrikels

Aortenstenose

obligat:

Systolisches Intervallgeräusch mit p. m. rechts oben parasternal und Fortleitung zum Hals und Jugulum, hervorgerufen durch die Passage des sinistroventrikulären Schlagvolumens durch die stenosierte Aortenklappe

fakultativ:

Abschwächung des ersten Herztons, hervorgerufen durch verzögerten Druckanstieg

Frühsystolischer Klick (Aortenöffnungs- oder -dehnungston), hervorgerufen durch Schwingungen der stenotisch veränderten Klappen oder Dehnung des poststenotisch dilatierten Aortenbereiches

Abschwächung des Aortenklappenschlußtones, hervorgerufen durch verminderte Schwingungsfähigkeit stenosiert-starrer Aortenklappen

Enge, aufgehobene oder paradoxe Spaltung des zweiten Herztons bei erhaltener respiratorischer Verschieblichkeit, hervorgerufen durch eine Verlängerung der linksventrikulären Systolendauer

Vorhofton, hervorgerufen durch eine Drucksteigerung im linken Vorhof als Folge einer Erhöhung des sinistroventrikulären enddiastolischen Drucks

Diastolisches Sofortgeräusch mit p. m. am mittleren linken Sternalrand, hervorgerufen durch eine Schlußunfähigkeit der stenosierten und dadurch in ihrer Bewegungsfähigkeit gehemmten Klappen

Systolisches Sofortgeräusch mit p. m. über der Spitze, hervorgerufen durch eine relative Mitralinsuffizienz bei erheblicher Dilatation des linken Ventrikels (Mitralisation)

Aortenisthmusstenose

obligat:

Uncharakteristischer Auskultationsbefund über dem Präkordium

Dorsales systolisches oder kontinuierliches Intervallgeräusch mit p. m. medial oder oberhalb der linken Scapula und einem gegenüber gleichzeitigen präkordialen Geräuschen verspäteten Geräuschmaximum und -ende, hervorgerufen durch den Blutstrom im Bereich der Gefäßstenose

fakultativ:

Frühsystolischer aortaler Klick, hervorgerufen durch Dehnung des unter erhöhtem Druck stehenden stenotischen Aortenabschnitts

Leise und weiche *systolische oder kontinuierliche Geräusche* mit unterschiedlichem p. m., häufig im Bereich gut pulsierender Thoraxwandgefäße und mit dem Stethoskop unterdrückbar, hervorgerufen durch vermehrte Strömung in erweiterten Gefäßen eines Umgehungskreislaufes zwischen prä- und poststenotischer Aorta (Kollateralgefäßgeräusch)

Protodiastolischer oder präsystolischer Galopp, hervorgerufen durch Druckbelastung des linken Ventrikels

Diastolisches Sofortgeräusch mit p. m. über der Ausflußbahn und am linken Sternalrand, hervorgerufen durch eine relative Aorteninsuffizienz als Folge einer Hypertonie im prästenotischen Aortenabschnitt oder durch eine organische Aorteninsuffizienz bei Aorta bicuspida

Systolisches Sofortgeräusch mit p. m. über der Spitze, hervorgerufen durch eine relative Mitralinsuffizienz bei erheblicher Dilatation des linken Ventrikels (Mitralisation)

Pulmonalstenose

obligat:

Systolisches Intervallgeräusch mit p. m. links oben parasternal und unterschiedlicher, häufig radiärer Fortleitung, hervorgerufen durch die Passage des dextroventrikulären Schlagvolumens durch die stenosierte Pulmonalklappe

fakultativ:

Abschwächung des Pulmonalklappenschlußtones, hervorgerufen durch verminderte Schwingungsfähigkeit der stenosierten Pulmonalklappe und herabgesetzten diastolischen Druck in der Art. pulmonalis

Weite Spaltung des zweiten Herztons, hervorgerufen durch eine Verlängerung der rechtsseitigen Systolendauer

Frühsystolischer Klick (Pulmonalklappenöffnungston), hervorgerufen durch Schwingungen der verhärteten stenotischen Pulmonalklappen

Vorhofton, hervorgerufen durch eine Drucksteigerung im rechten Vorhof als Folge einer Erhöhung des dextroventrikulären enddiastolischen Drucks

Diastolisches Sofortgeräusch mit p. m. am oberen linken Sternalrand (selten), hervorgerufen durch eine Schlußunfähigkeit der in ihrer Bewegungsfähigkeit gehemmten stenosierten Pulmonalklappen oder durch fehlende oder in ihrer Zahl abnorme Klappen (insbesondere bei subvalvulärer Pulmonalstenose)

Systolisches Sofortgeräusch mit p. m. über dem unteren Sternum, am linken unteren Sternalrand oder links lateral davon, hervorgerufen durch eine relative Trikuspidalinsuffizienz bei erheblicher Dilatation des rechten Ventrikels

Vorhofseptumdefekt

obligat:

Systolisches Intervallgeräusch mit p. m. am linken oberen Sternalrand, hervorgerufen durch ein großes pulmonales Durchflußvolumen

Verbreiterte Spaltung des zweiten Herztons, hervorgerufen durch eine Verlängerung der dextroventrikulären Austreibungszeit

Intensitätszunahme des Pulmonalklappenschlußtones, hervorgerufen durch einen verstärkten Pulmonalklappenschluß als Folge einer Volumenbelastung des kleinen Kreislaufs

fakultativ:

Fixierte Spaltung des zweiten Herztons, hervorgerufen durch eine Nivellierung des pulmonalen Durchflußvolumens, indem die respiratorischen Volumenschwankungen durch gegensätzliche Schwankungen des Shuntvolumens ausgeglichen werden

Pulmonaler frühsystolischer Klick, hervorgerufen durch eine vermehrte Dehnung des Pulmonalisstammes (Pulmonaldehnungston)

Dritter Herzton, hervorgerufen durch Volumenbelastung des rechten Ventrikels

Diastolisches Intervallgeräusch mit p. m. über Herzmitte oder am unteren linken Sternalrand, hervorgerufen durch eine relative Trikuspidalstenose als Folge eines vergrößerten trikuspidalen Durchflußvolumens

Diastolisches Sofortgeräusch mit p. m. am oberen linken Sternalrand, hervorgerufen durch eine relative Pulmonalinsuffizienz als Folge einer Pulmonalisdilatation bei erhöhtem Durchflußvolumen

Systolisches Sofortgeräusch mit p. m. über Herzmitte oder am linken unteren Sternalrand, hervorgerufen durch eine relative Trikuspidalinsuffizienz als Folge einer Dilatation des rechten Ventrikels bei Volumenbe- oder -überlastung

Fallotsche Tetra- und Pentalogie

obligat:

Systolisches Intervall-, seltener Sofortgeräusch mit p. m. am oberen oder mittleren linken Sternalrand, hervorgerufen durch eine valvuläre und/oder infundibuläre Pulmonalstenose (bei höchstgradiger Pulmonalstenose oder Pulmonalatresie pflegt ein Geräusch zu fehlen)

fakultativ:

Spaltung des zweiten Herztons mit Abschwächung des Pulmonalklappenschlußtons, hervorgerufen durch den verspäteten Schluß einer nur gering veränderten bzw. stenosierten Pulmonalklappe bei relativ hohem diastolischem Pulmonalarteriendruck

Frühsystolischer aortaler Klick, hervorgerufen durch verstärkte Dehnung der klappennahen Aortenabschnitte als Folge eines großen Rechts-Links-Shunts

Diastolisches Sofortgeräusch mit p. m. über der Basis, hervorgerufen durch eine Beeinträchtigung des Aortenklappenschlusses durch den subaortalen Septumdefekt oder durch eine zusätzliche Pulmonalklappenfehlbildung

Kontinuierliches Geräusch mit p. m. über den lateralen oder hinteren, seltener vorderen Thoraxpartien, hervorgerufen durch Kollateralgefäßdurchblutung

Vorhofton, hervorgerufen durch dextroatriale Drucksteigerung

Ventrikelseptumdefekt

obligat:

Lautes, fauchendes, mitunter brüllendes und als Distanzgeräusch wahrnehmbares *systolisches Sofortgeräusch*, im typischen Fall von holosystolischer Dauer, mit p. m. über Herzmitte und weiter Fortleitung, hervorgerufen durch Strömung im Defektbereich

fakultativ:

Weite Spaltung des zweiten Herztons bei erhaltener respiratorischer Verschieblichkeit des Spaltungsintervalls, hervorgerufen durch eine Verlängerung der dextroventrikulären Systole als Folge eines vergrößerten Auswurfvolumens

Dritter Herzton, hervorgerufen durch eine Volumenbe- oder -überlastung des rechten Ventrikels

Protodiastolisches Durchflußgeräusch, hervorgerufen durch das um das Shuntvolumen vermehrte mitrale Durchflußvolumen während der raschen Füllungsphase des linken Ventrikels
Anstelle des systolischen Sofortgeräusches *systolisches Intervallgeräusch*, hervorgerufen durch Strömung im Defektbereich

Zu diesen Symptomen des Ventrikelseptumdefektes können sich die akustischen Erscheinungen einer pulmonalen Hypertonie (Eisenmenger-Reaktion) gesellen (S. 185).

Ductus Botalli apertus

fakultativ:

Kontinuierliches Geräusch mit p. m. links oben infraklavikulär, meist deutlich nach unten, oben und hinten fortgeleitet, hervorgerufen durch den kontinuierlichen Shunt zwischen großem und kleinem Kreislauf über den Ductus Botalli

Frühsystolischer Klick, hervorgerufen durch Dehnung der durch das Shuntvolumen stärker gefüllten Art. pulmonalis

Sinistrokardialer dritter Herzton, hervorgerufen durch Volumenbelastung und/oder -überlastung des linken Ventrikels

Diastolisches Intervallgeräusch mit p. m. im Spitzenbereich, hervorgerufen durch eine relative Mitralstenose als Folge des um das Shuntvolumen vermehrten mitralen Durchflußvolumens

Systolisches Intervallgeräusch mit p. m. über der Aorta, hervorgerufen durch eine relative Aortenstenose als Folge des um das Shuntvolumen vermehrten aortalen Durchflußvolumens

Wirbelstromtöne (eddy sounds) mit p. m. über der Art. pulmonalis, hochfrequente Töne, die im Plural 0,16 sec vor bis 0,12 sec nach dem zweiten Herzton auftreten, hervorgerufen durch turbulente Strömung beim Aufeinanderprall des Shuntvolumens und des rechtsventrikulären Schlagvolumens

Dieser Abschnitt kann nicht abgeschlossen werden, ohne daß kurz der kombinierten Klappenfehler und komplexen angeborenen Anomalien gedacht wird. Es existieren relativ verläßliche Zahlen über ihre Häufigkeit. Hier sei lediglich festgestellt, daß sie, soweit die Kombination verschiedene Klappen betrifft (z. B. Mitralstenose + Aorteninsuffizienz), häufiger, soweit die Kombination eine Klappe betrifft (z. B. Mitralstenose + Mitralinsuffizienz), seltener vorkommen, als sie diagnostiziert werden. Der erste Umstand erklärt sich daraus, daß, wurde erst einmal ein Klappenfehler erkannt, weiteren, insbesondere diskreteren Schallerscheinungen nicht mehr die ihnen gebührende Beachtung geschenkt wird. Die zweite Beobachtung beruht auf einer immer wieder feststellbaren Scheu, sich bezüglich der Art bzw. hämodynamischen Auswirkung eines Klappenfehlers verbindlich festzulegen.

So verständlich eine derartige diagnostische Zurückhaltung und mangelhafte Würdigung einzelner Schallerscheinungen bei nicht oder schwer überschaubaren komplexen kongenitalen Fehlbildungen ist, so sehr muß, nicht zuletzt auch im Hinblick auf die zu ergreifenden oder möglichen therapeutischen Maßnahmen, eine detaillierte Analyse kombinierter erworbener Klappenfehler angestrebt und verlangt werden. Sie begegnen uns als Stenosen und Insuffizienzen einer oder mehrerer Klappen. Wie sich die strukturellen Klappenveränderungen kombinieren, so mischen und superponieren sich die für die einzelnen Klappenveränderungen charakteristischen Schallerscheinungen, meist unter Beibehaltung ihrer besonderen Merkmale und ihres p.m. Dort freilich, wo verschiedene Klappenveränderungen hinsichtlich ihres Einflusses auf bestimmte Töne interferieren (z. B. erster Herzton in Abhängigkeit von einer Mitralstenose oder Mitralinsuffizienz), setzt sich die hämodynamisch dominierende Komponente akustisch gestaltend durch. Derartige Einflüsse wirken sich fast ausnahmslos nicht auf die für die Klappenfehler pathognomonischen Geräusche, sondern auf normale oder akzessorische Herztöne aus. Eine bedeutsame Ausnahme kann hier allerdings die Aorteninsuffizienz (vgl. S. 133) machen.

Wie erwähnt, entstehen diagnostische Schwierigkeiten bei kombinierten Vitien vor allem dadurch, daß unter dem Eindruck eines für einen bestimmten Klappenfehler typischen akustischen Befundes Töne oder Geräusche, die mit dem angenommenen Vitium nicht recht in Einklang zu bringen sind, überhört, falsch interpretiert oder bei der diagnostischen Analyse der wahrgenommenen akustischen Phänomene nicht ausreichend berücksichtigt werden. Hinzu kommt, daß gleichen Vitien des linken und rechten Herzens analoge Schallerscheinungen zugeordnet sind (vgl. S. 92, 139), deren p. m. und Fortleitungsrichtung nicht klar voneinander getrennt sein müssen, sondern sich in mehr oder weniger erkennbarer Weise überlagern können. Kombinierte Klappenfehler wird man deshalb nur dann bezüglich ihrer Einzelkomponenten richtig differenzieren, wenn man bei der Auskultation oder Schallregistrierung peinlich auf unterschiedliche Geräuschmaxima, -fortleitung und Klangcharakter achtet und zusätzliche, zum angenommenen Vitium nicht passende Töne oder Geräusche entsprechend würdigt oder nicht vernachlässigt. Darüber hinaus gilt es, den akustischen Befund mit dem gesamten klinischen Erscheinungsbild zu konfrontieren. Läßt sich der klinische Befund nicht mit der im allgemeinen üblichen Symptomatik des angenommenen Klappenfehlers vereinbaren, muß allein schon dadurch der Verdacht auf zusätzliche Klappenfehler geweckt, diese Möglichkeit zumindest aber ausgeschlossen werden.

Ist erst einmal die Diagnose eines kombinierten Klappenfehlers gestellt, sollte stets versucht werden, aus dem als Gradmesser für die Schwere bei den einzelnen Vitien genannten Kriterien die hämodynamische Wertigkeit der einzelnen Komponenten zu analysieren oder zumindest abzuschätzen. Der akustische Befund vermag hier wesentliche Hilfe zu leisten.

Schwierig kann sich die Beurteilung auch dann gestalten, wenn auf Grund des akustischen Befundes ein kombiniertes Vitium diagnostiziert wurde, das klinische Bild aber nur einer Komponente der vermuteten Kombination entspricht. In solchen Fällen kann, da einzelne Komponenten hämodynamisch irrelevant sein können, nicht ohne weiteres die Diagnose eines kombinierten Vitiums zugunsten des Klappenfehlers, der mit dem klinischen Bild übereinstimmt, fallengelassen werden. Das gilt insbesondere für das Zusammentreffen von Insuffizienz und Stenose an einer Klappe. Solange der akustische Befund eindeutig für einen kombinierten Fehler spricht, ist an dessen Diagnose festzuhalten. Zweideutige und unklare Befunde aber sollten als solche gekennzeichnet und nicht als Bausteine für die Diagnose verwendet werden.

Dem, der diese Regeln beachtet und der über ein einigermaßen geschultes Ohr verfügt, werden sich Auskultation und Phonokardiographie als ein Kernstück der kardiologischen Diagnostik und Differentialdiagnostik erweisen und bewähren.

Sachregister

Prof. Dr. med. H. Reindell, Freiburg, und Mitarbeiter

Herz, Kreislaufkrankheiten und Sport

Eine klinische Betrachtung über Leistungssteigerung, Leistungsschwäche und Prophylaxe des Kreislaufs

1960. 300 Seiten mit 142 Abbildungen in über 200 Einzeldarstellungen und 39 Tabellen

Doz. Dr. med. H. Roskamm, Freiburg, und Mitarbeiter

Körperliche Aktivität und Herz- und Kreislauferkrankungen

Prophylaxe, Therapie und Rehabilitation

1966. 180 Seiten mit 45 Abbildungen

Prof. Dr. med. W. Hollmann, Köln

Höchst- und Dauerleistungsfähigkeit des Sportlers

Spiroergometrische Beurteilung und Untersuchungsergebnisse von männlichen und weiblichen Personen des 1. bis 8. Lebensjahrzehnts

1963. 128 Seiten mit 46 Abbildungen und 30 Tabellen

Prof. Dr. med. W. Eickhoff, Duisburg

Die Schilddrüse

Morphologie, Funktion und Klinik

1965. 232 Seiten mit 87 Abbildungen

Dr. med. J. Ostadal

Biopsie und Punktion

Technik und diagnostische Bedeutung

1966. 219 Seiten mit 114 zum Teil farbigen Abbildungen

Der operierte Kranke

Die Nachsorge in der Praxis

Unter Mitwirkung zahlreicher Ärzte herausgegeben von Prof. Dr. med. H.-E. Grewe, Osnabrück, und Dr. med. B. Sachsse, Hösel

Etwa 700 Seiten mit ca. 100 Abbildungen und zahlreichen Tabellen

Im Verlag Johann Ambrosius Barth · München

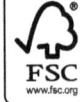

MIX
Papier aus verantwortungsvollen Quellen
Paper from responsible sources
FSC® C105338

If you have any concerns about our products,
you can contact us on
ProductSafety@springernature.com

In case Publisher is established outside the EU,
the EU authorized representative is:
Springer Nature Customer Service Center GmbH
Europaplatz 3, 69115 Heidelberg, Germany

Printed by Libri Plureos GmbH
in Hamburg, Germany